Dieses Buch ist uns allen gewidmet –
auf dass wir stetig weiter wachsen,
uns verändern und in unserer Kraft
sind, ohne uns dafür rechtfertigen
zu müssen.

DK

Keine Angst vor der Geburt!

Entdecke deine Kraft, vertraue deinem Körper – für eine selbstbestimmte Geburt

Texte und Illustrationen von Emma Armstrong

INHALT

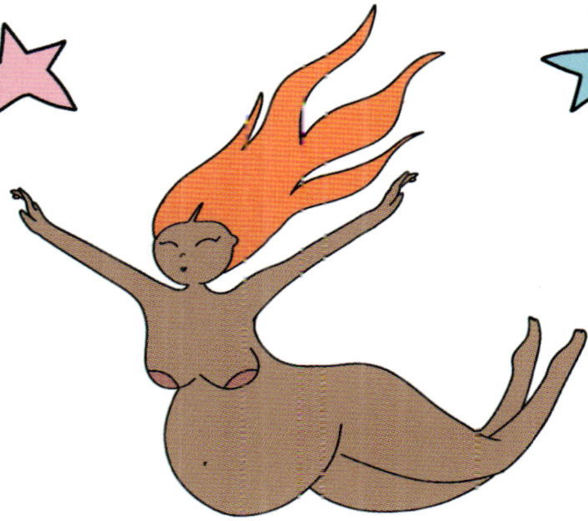

Ich bin Emma Armstrong

Deine beste Freundin für die Geburt und Superheldin-Mama wie du

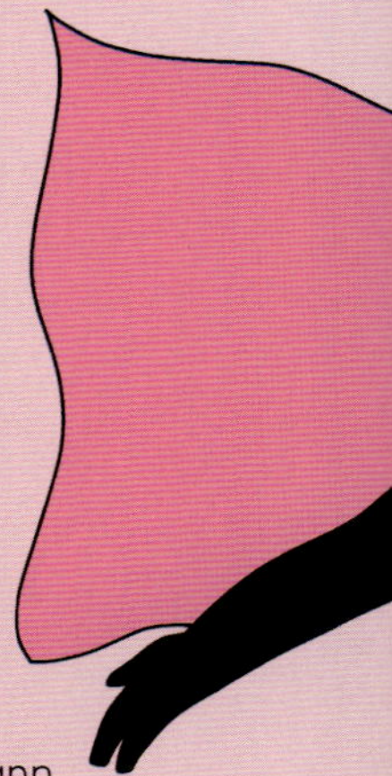

Hallo, ich bin Emma Armstrong, Mutter von zwei wunderbaren Jungs, Influencerin zum Thema Geburt, Doula und Hypnobirthing-Praktikerin. Ich arbeite seit etwa fünf Jahren als Geburtshelferin, nachdem ich während meiner ersten Schwangerschaft meine Mutter durch Krebs verlor. Ganz mieses Timing, Mama! Zufällig bin ich auch Illustratorin und jetzt wohl auch Autorin. Ich fluche viel, komme morgens nicht immer dazu, mir das Gesicht zu waschen, und habe mit Windeln, Spielzeug und Wäschebergen jede Menge um die Ohren. Passenderweise bin ich besessen von den Themen Geburt, Frauen und Frauenpower und kann langweilige, komplexe Wissenschaft in kleinen Happen lustig, mitreißend und schmackhaft präsentieren. In Kursen habe ich Hunderte von Frauen und Paaren unterrichtet und weltweit Geburten persönlich und virtuell begleitet. Mein Bestseller-Kurs und meine Lernkarten haben über 40 000 Menschen geholfen, und meine Community von 160 000 Followern wächst stetig weiter!

Ich habe schon einiges mitgemacht – von Körperdysmorphie über Ängste und Depression bis hin zu Verlust, Trauer und Wut. All dies wurzelt in Angst. Angst hat eine niederfrequente Schwingung und erzeugt eine negative Energie, die einschränkende Glaubenssätze hervorbringt und für alternative Sichtweisen blind macht. So verpassen wir im Grunde ALLE guten Dinge.

Deine einschränkenden Überzeugungen, entstanden durch frühere Erfahrungen oder Konditionierungen, verhindern, dass

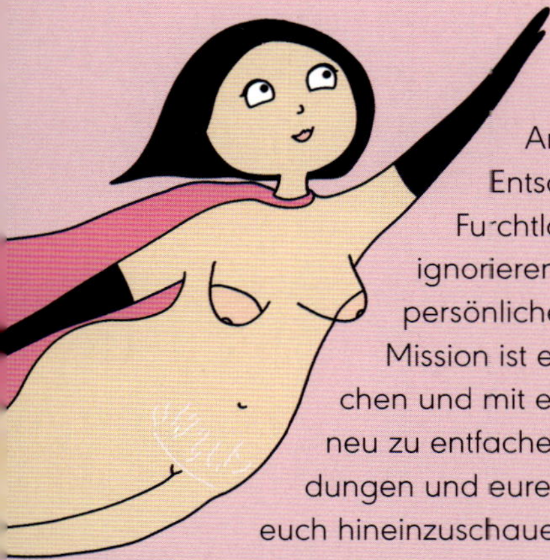

du dein volles Potenzial entfaltest. Deine Kraft liegt darin, der Angst mit Mitgefühl, Selbstliebe und Entschlossenheit entgegenzutreten.

Furchtlos zu sein heißt nicht, die Angst zu ignorieren, sondern sie zu meistern und für persönliches Wachstum zu nutzen. Meine Mission ist es, möglichst viele von euch zu erreichen und mit einem kleinen Funken euer Feuer neu zu entfachen. Mich interessieren eure Entscheidungen und eure Autonomie; ich will euch helfen, in euch hineinzuschauen und aus euren Flammen als die furchtlose Göttin aufzusteigen, die ihr tief im Inneren seid. Deshalb dieses Buch. Ich will ehrlich sein. Zum Thema Geburt gibt es jede Menge Meinungen, Ideen und Blödsinn – all dies erzeugt ANGST. Ich verabscheue langatmige Aufsätze, 500-seitige Lehrbücher oder Nachbarinnen, die mir erklären, wie man eine Wassermelone kackt. Okay, das war jetzt sarkastisch. Mich interessieren deine Ängste, deine einschränkenden Glaubenssätze und deine angeborene Fähigkeit zu gebären. Furcht verursacht jede Menge Probleme – neben Ängsten, Depressionen und Unglauben an sich selbst auch Verspannungen und Schmerzen. Dieses Buch will dich sanft zu dir selbst zurückführen, sodass du deine Ängste loslässt, zu dir und deiner Kraft findest und deinem Körper bei der Geburt vollkommen vertraust.

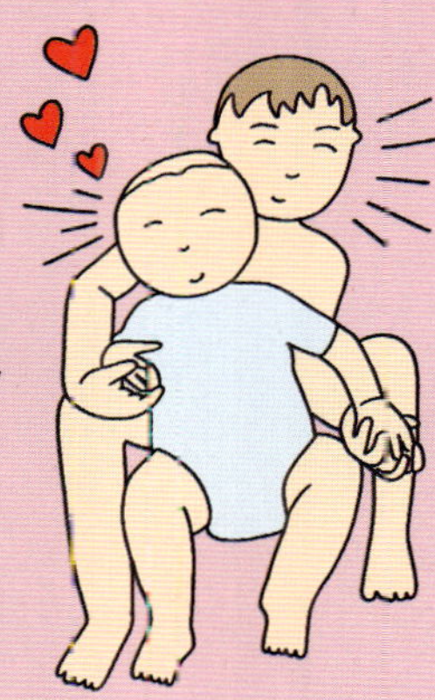

Sieh mich als deine Geburtsfreundin an, die dir Tricks, Tipps und Kniffe an die Hand gibt, mit denen du über deine Geburt bestimmst wie eine Königin.

Die Reise

So wird sie ablaufen. Bist du bereit?

KÖRPER

Die Intuition und die kraftvolle Autonomie des Körpers zulassen und mit ihm zusammenarbeiten, um eine schöne Geburt zu erleben.

GEHIRN

Den Ängsten ins Auge blicken, sich selbst akzeptieren und das Gehirn umprogrammieren, um sich optimal auf das Geburtserlebnis einzulassen.

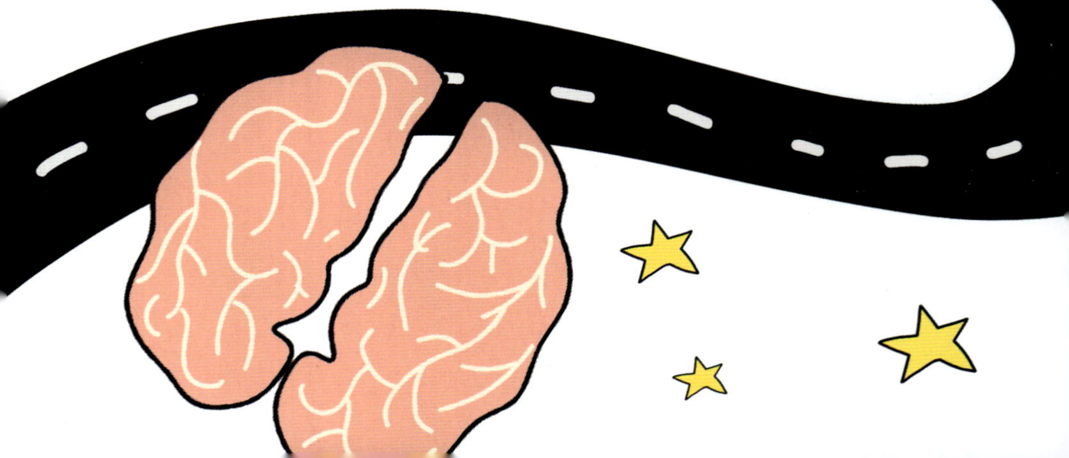

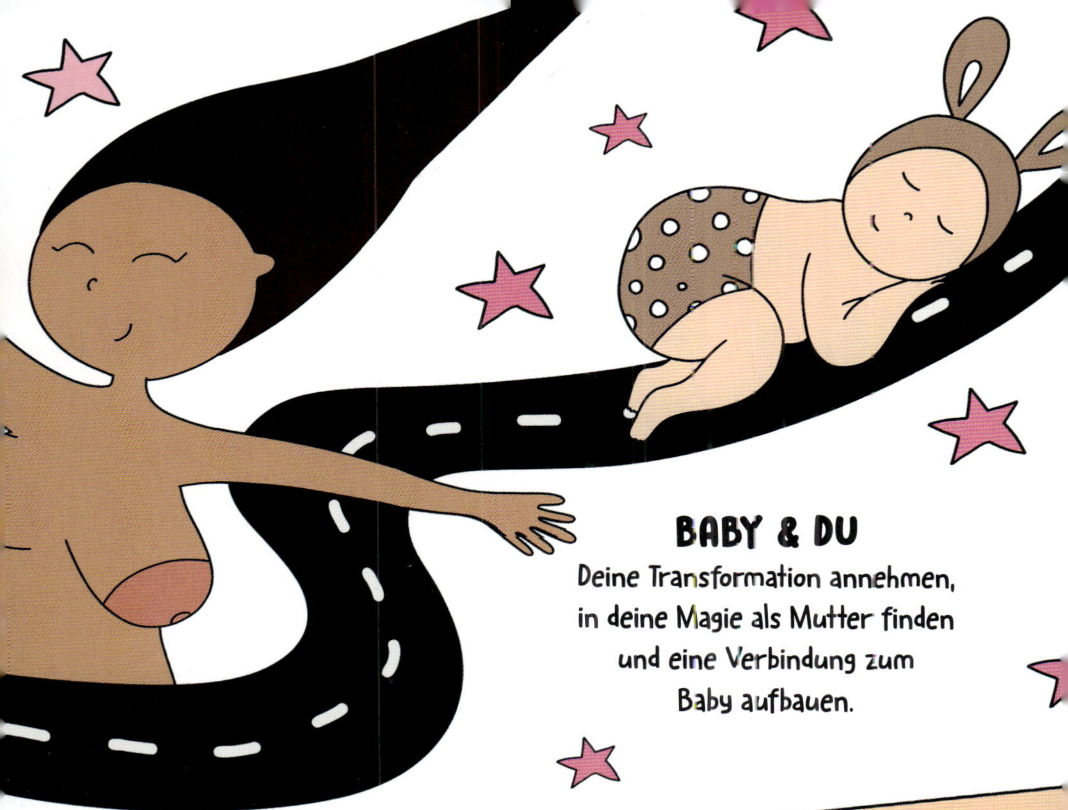

BABY & DU

Deine Transformation annehmen, in deine Magie als Mutter finden und eine Verbindung zum Baby aufbauen.

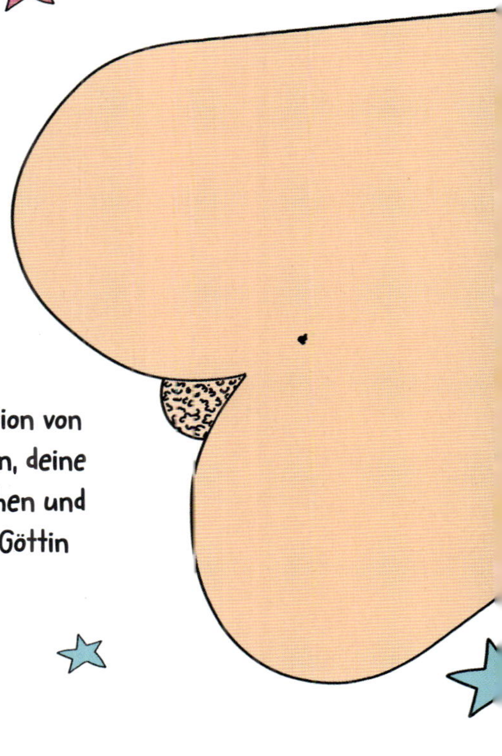

GEBURT

Deine individuelle Vision von der Geburt entwickeln, deine Möglichkeiten verstehen und wie eine furchtlose Göttin gebären.

GEHIRN

Das Gehirn für die Geburt umprogrammieren

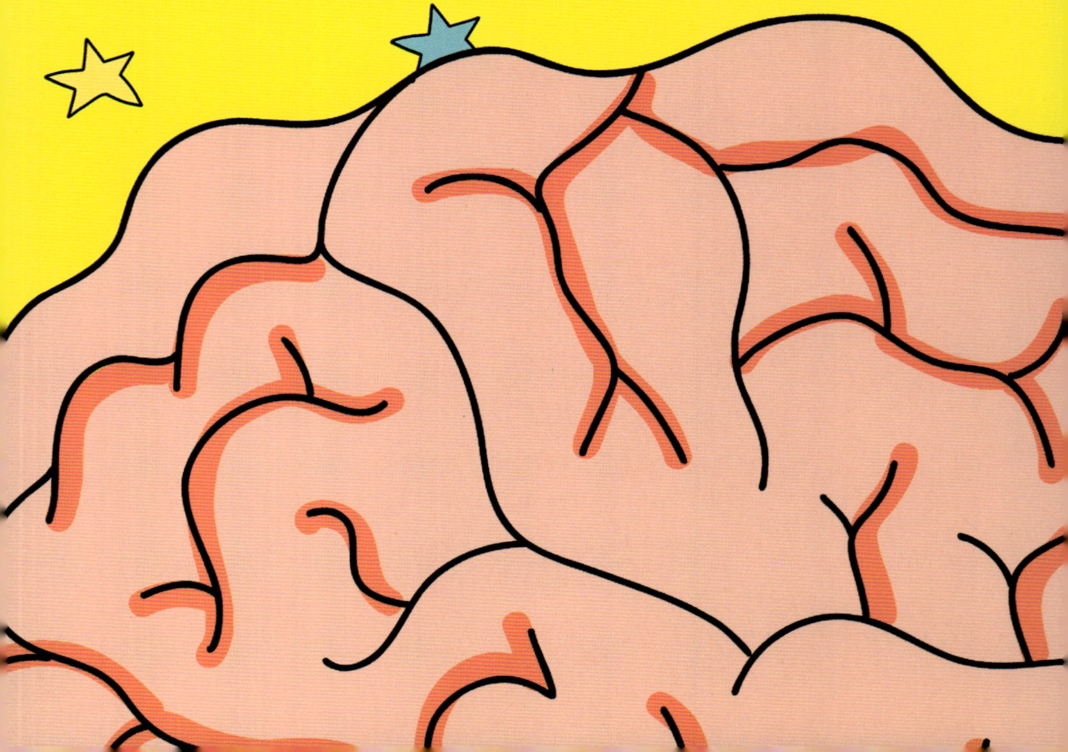

Zu lange wurden Frauen darauf konditioniert, sich ihres Körpers und ihrer Sexualität zu schämen. Doch genauso wie das Gehirn können wir auch die Geburt umprogrammieren.

Die Rolle des Gehirns wird oft vernachlässigt, dabei sollte es im Mittelpunkt stehen.

Deine früheren und heutigen Erfahrungen prägen dein Selbstbild und deine Sicht auf das Leben. Sie bestimmen jeden Moment deines Erlebens.

Wie du programmiert bist

Lebenslange Konditionierung hat dazu geführt, dass dein Gehirn alle möglichen Gefühle hat! Wie wurde es so, und was bedeutet das?

Kaum bist du auf die Welt gekommen, schaltet dein Gehirn in den Schwamm-Modus und saugt begierig jedes noch so kleine Stückchen Information und Erfahrung auf, das ihm über den Weg läuft. Aber es nimmt nicht nur passiv alles auf. O nein! Eifrig knüpft es ein komplexes Netz von Überzeugungen, Werten und Denkmustern, die bestimmen, wie du von nun an dich, andere und die ganze Welt siehst.

Deine Familiendynamik, kulturelle und gesellschaftliche Normen, Bildungssysteme und die allmächtigen Medien – sie alle geben mit klebrigen Fingern auf deiner Tastatur

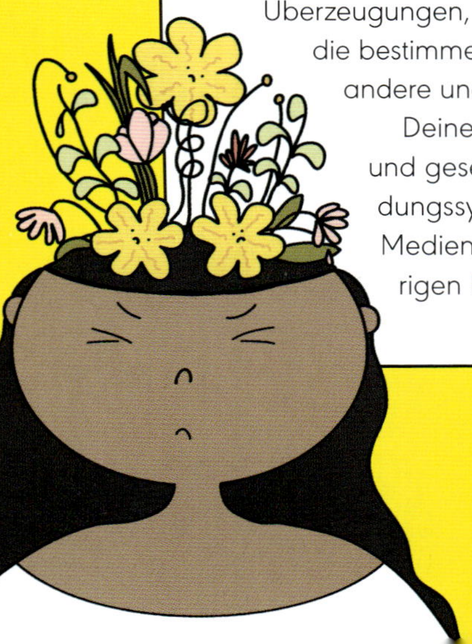

ein, wie ihrer Meinung nach dein Geburtsnarrativ aussehen sollte. Und, Junge, sie tun nichts lieber, als jede Menge Mist, Angst und einschränkende Glaubenssätze zu verbreiten. Überlege mal. Deine Familie legt mit gut gemeinten, aber manchmal fragwürdigen Ratschlägen die ersten Bausteine für dein Glaubenssystem. Wenn du dich dann in die weite Welt hinauswagst, triffst du auf Personen, von denen jede ihren Senf zu deiner Programmierung beisteuert. Nicht zu vergessen das Bildungssystem mit seiner großspurigen Vermittlung von Wissen und Normen. Es sagt: »So sind die Regeln, friss oder stirb!«

Natürlich sind auch die Interaktionen mit Freunden und Gleichaltrigen sehr mächtig, deren Gedanken, Werte und Eigenheiten sich in deinem beeinflussbaren Geist verankern. Die Konditionierung deines Glaubenssystems erfolgt nicht absichtlich oder bewusst, sondern allmählich als kumulativer Effekt wiederholter Erfahrungen und Botschaften. Mit der Zeit verankern sich diese Überzeugungen tief in unserem Unterbewusstsein und prägen unser Selbstbild, unser Selbstvertrauen, unsere Entscheidungen und unsere Lebenseinstellung.

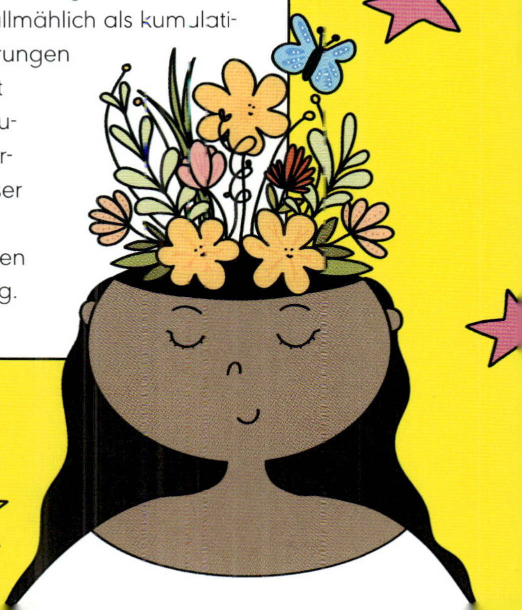

Meine Geschichte

In meiner Kindheit verwandelte sich das Ballett von einem schönen Hobby zu einer ernsten Sache. Unser fröhlicher Wetteifer wich erbitterten Konkurrenzkämpfen. Meine Mutter, meine größte Unterstützerin, feuerte mich an, »mein Bestes zu geben«, setzte mich dabei jedoch dem Druck aus, einem vermeintlichen Schönheitsideal zu entsprechen. Ich stand auf der Bühne mit einem Lächeln, bei dem mein Kiefer schmerzte, mit Make-up, das mein wahres Gesicht verdeckte, und mit Haaren, die so straff zum Dutt gebunden waren, dass es an Folter grenzte. Kein Witz: Mir kamen die Tränen, als mir die Haare nach hinten gebürstet wurden, aber der Wille zur Perfektion ließ kein Klagen zu.

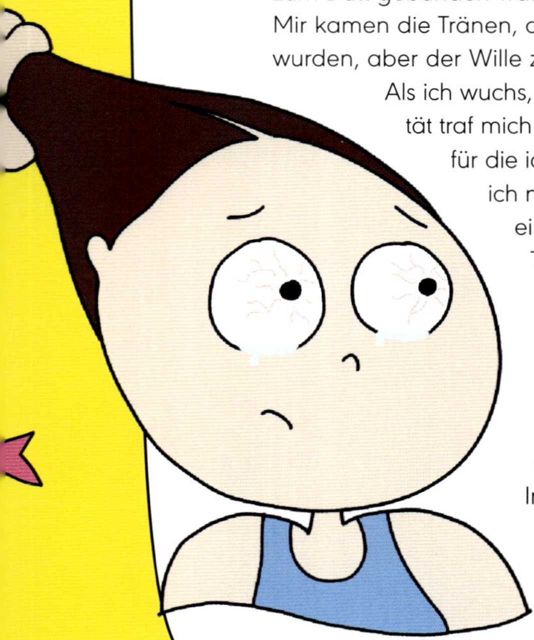

Als ich wuchs, veränderte sich mein Körper – die Pubertät traf mich mit voller Wucht. Ich bekam große Brüste, für die ich mich schämte, und Achselhaare, die ich nicht rasieren durfte. Mein Körper war eine Landschaft aus neuen, unbekannten Terrains. Mit zehn Jahren musste ich auf Spitze tanzen, meine Zehen bluteten und schmerzten. Doch der Schmerz wurde uns als Übergangsritus verkauft – als Zeichen, dass wir unsere Körper »trainierten«, um die Perfektion einer Ballerina zu erreichen, so wie man ein hochwertiges Instrument stimmt.

In diesen Jahren vor meiner Teenagerzeit schlich sich die Körper-

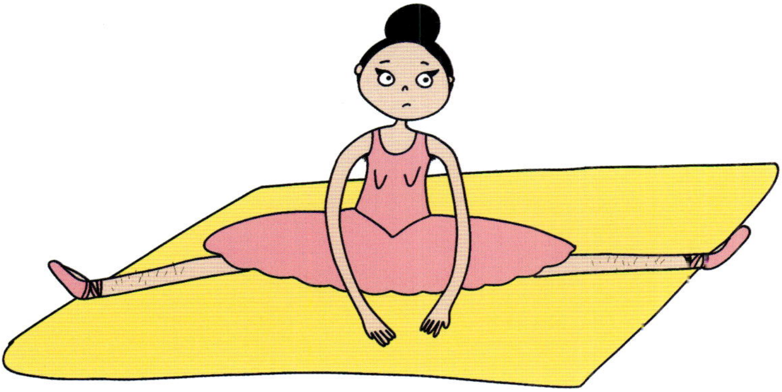

dysmorphie ein, ein Monster, das an meinem Selbstwertgefühl nagte. Mein Gehirn war auf das verzerrte Bild der »perfekten« Ballerina programmiert. Mein Körper sollte wie ein Schmuckstück sein, das zur Schau gestellt wird, tadellos funktioniert und wenig Platz einnimmt. Die Dysmorphie zehrte an mir, ließ mich rebellieren und führte mich auf einen dunklen Pfad mit Ängsten, Depressionen, Alkohol- und Drogenmissbrauch und toxischen Beziehungen zu Männern und Frauen. Die Beziehung zu mir selbst war dabei vielleicht die schädlichste. Doch 2017 änderte sich etwas. Selbstloses Tun, ohne mich als »etwas oder jemand« beweisen zu wollen, bewirkte eine Veränderung in mir. Ich begann, Tagebuch zu führen und in mich zu gehen, um meinen Selbstwert zu erkennen. Allmählich fand ich zu mir.

Meine Körperdysmorphie war ein Monster, das sich von meinem Selbstwertgefühl ernährte.

Selbstakzeptanz

Stell dir vor, du liebst dein einzigartiges Selbst und vertraust ihm! Das ist der erste Schritt zu Vertrauen in deinen Körper, die Geburt und deine Entscheidungen.

Deine Erfahrungen haben dein Selbstbild und deine Sicht auf das Leben geprägt. Deine unterbewusste Konditionierung hat während der Geburt das Sagen. Wie du dich wahrnimmst und was du glaubst, ist also entscheidend! Hier kommt dieses Buch ins Spiel.

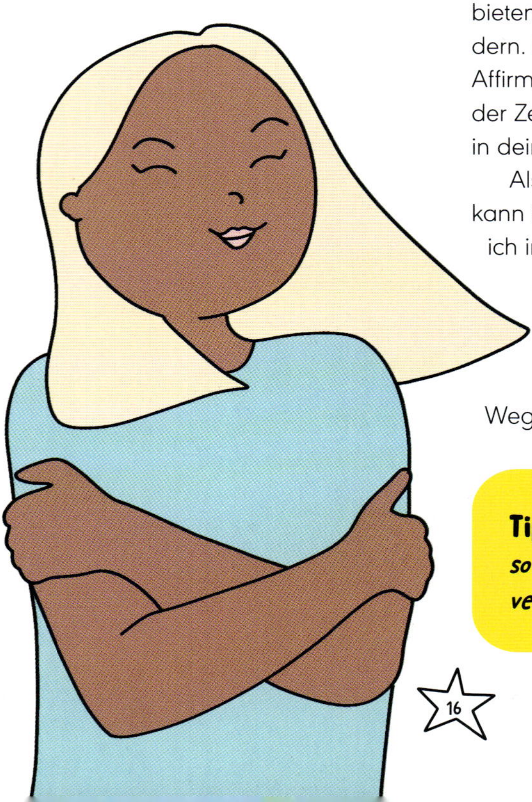

Der Weg zur Selbstliebe ist hart, vor allem wenn du emotional und erschöpft bist, weil dein Körper sich verändert. Aber in kleinen Schritten dein unglaubliches Selbst wertschätzen zu lernen, ein Baby heranwachsen zu lassen und ihm Geborgenheit zu bieten, wird alles zum Besseren verändern. Ein guter Beginn sind TÄGLICHE Affirmationen. Lies sie dir laut vor. Mit der Zeit werden sich diese Botschaften in dein Unterbewusstsein einprägen.

Als erfolgreiche Mittdreißigerin kann ich rückblickend sagen, dass ich in meine Haut hineingewachsen bin, mich mit all meinen Fehlern akzeptiert und mit meiner Vergangenheit Frieden geschlossen habe. Aber der Weg hierher war nicht einfach.

Tipp: *Sage dir täglich: Ich bin schön, so wie ich bin. Mein einzigartiges Selbst verdient Liebe, Vertrauen und Glück.*

MEINE GEBURT

»Nachdem ich mich vorbereitet hatte, war die Angst vor der Geburt verschwunden. So oder so, das Baby muss raus, es kann ja schlecht drinbleiben!«

Warum komme ich nicht darüber hinweg?

Ein emotionales Trauma ist eine starke psychische Reaktion im Gehirn, wenn etwas oder jemand unser Gefühl von Sicherheit und Wohlbefinden bedroht.

Stell dir dein Gehirn als riesigen Wald voller verschlungener Wege und versteckter Pfade vor. Jeder Weg steht für eine bestimmte Phase deines Lebens, für Erfahrungen, die sich von der Kindheit bis zum Erwachsenenalter in dein Gedächtnis eingeprägt haben. Auf einigen Wegen haben vielleicht Dornensträucher, umgestürzte Bäume und unerwartete Hindernisse ihre Spuren hinterlassen. Es ist wichtig, dass du auf deinem Weg durch Schwangerschaft und Geburt über die Pfade nachdenkst, die du gegangen bist. Sind einige von Selbstzweifeln oder negativen Glaubenssätzen überwuchert? Oder von Ängsten und Stress durchzogen? An welchen emotionalen Traumata hältst du fest? Lass uns sehen, ob wir einige Pfade durch Selbsterkundung erhellen können. Indem du die Vergangenheit erforschst und das beschissene emotionale

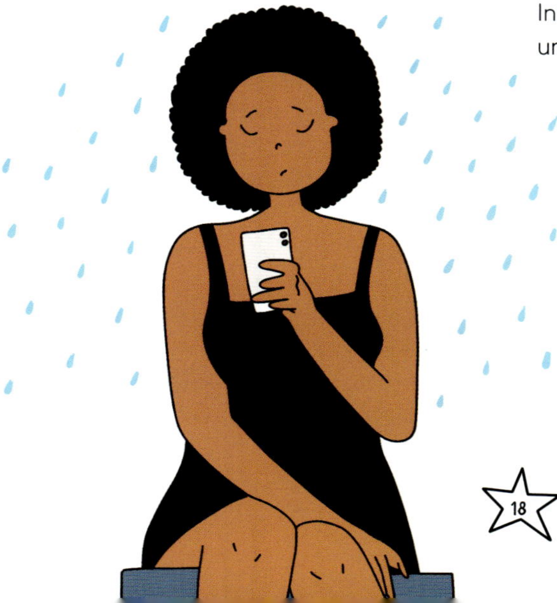

DENK DRAN

Traumata äußern sich bei jedem Menschen anders. Unsere Erfahrungen, unsere Widerstandsfähigkeit und die Unterstützung, die wir bekommen, beeinflussen, wie wir damit umgehen. Wichtig ist, ein Trauma zu erkennen und bei Bedarf Hilfe zu suchen.

Gestrüpp wegräumst, schaffst du neue Wege, die dir Wachstum, Widerstandsfähigkeit und Selbstakzeptanz ermöglichen, die deinem wahren Ich entsprechen und dich die Unwägbarkeiten der Geburt vertrauensvoll und souverän meistern lassen. Du entscheidest, wohin du gehen und was du loslassen willst. Durch bewusste Pflege deiner emotionalen Landschaft kannst du deinen Wald von Erfahrungen in ein Heiligtum der Selbstliebe und des persönlichen Wachstums verwandeln. Lass uns in die Tiefen dieses Waldes vordringen. Entdecke Verborgenes, das dein Selbstverständnis prägt, entwirre den Mist, der dir nicht mehr dient, und lass los. Nutze die unglaubliche Heilkraft der Selbstreflexion, der Vergebung und des Selbstmitgefühls, und erschaffe dir ein neues Narrativ für ein authentischeres, erfüllteres Ich!

Was passiert in meinem Gehirn?

Ein Trauma kann die Struktur des Gehirns verändern und Regionen beeinflussen, die an der Denkweise, der Entscheidungsfindung, den Emotionen, dem Gedächtnis und der Stressreaktion beteiligt sind:

Präfrontaler Cortex

Ein Trauma kann diesen wichtigen Bereich schrumpfen lassen. Dies kann zu Problemen bei der Steuerung von Emotionen, der Stressbewältigung und der Entscheidungsfindung führen. Siehe S. 26.

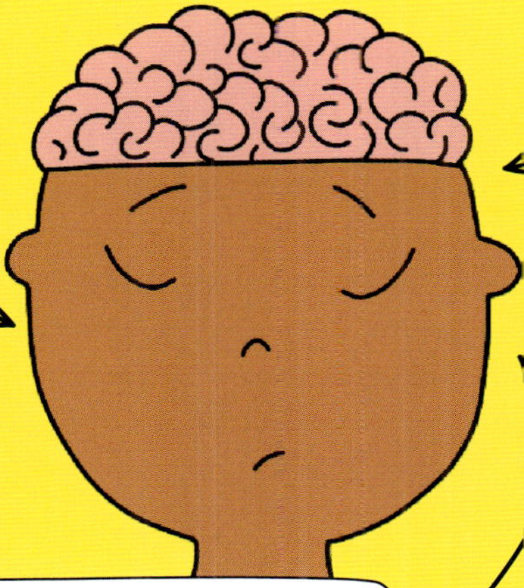

Amygdala

Das emotionale Zentrum des Gehirns kann nach einem Trauma überaktiv sein. Erhöhte Sensibilität für Angst und Stress kann zu Übererregung und ständiger Wachsamkeit führen.

Hippocampus

Die Bibliothek des Gehirns. Wichtig für Gedächtnis und Lernen, kann infolge eines Traumas schrumpfen und zu Gedächtnisproblemen und schlechter Verarbeitung von traumatischen Erfahrungen führen.

DIE EFT-KLOPFTECHNIK UND ATEMARBEIT KÖNNEN DIR SEHR GUT HELFEN.

Entdecke deine spielerische Seite mit Entspannungs-Triggern (S. 44).

Kind

Erinnerst du dich noch an die Zeit, als Fingerfarben das Größte waren? Die Kindheit mit all ihren Wundern und Launen bestimmt, zu wem wir heranwachsen. Unsere Eltern oder Bezugspersonen wollen zwar meist nur unser Bestes, aber sie tragen oft schwer an eigenem Gepäck. Ihre ungelösten Traumata können uns unbewusst beeinflussen und unser Verhalten und unsere Selbstwahrnehmung prägen. Eine schwere Kindheit mit Vernachlässigung, familiären Turbulenzen oder sogar Missbrauch kann das Selbstwertgefühl und die emotionale Stärke beeinträchtigen.

Keine Angst, wenn das auf dich zutrifft! Der erste Schritt zur Heilung ist, zu verstehen, wie die Nöte deiner Kindheit und die Probleme deiner Eltern dich beeinflusst haben und wie du das heilen kannst.

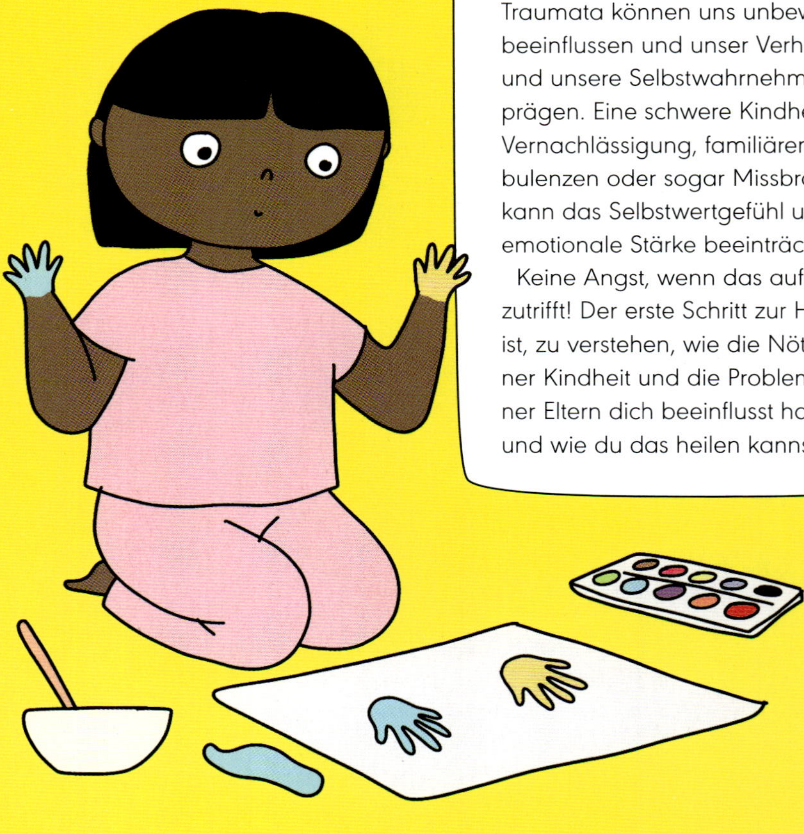

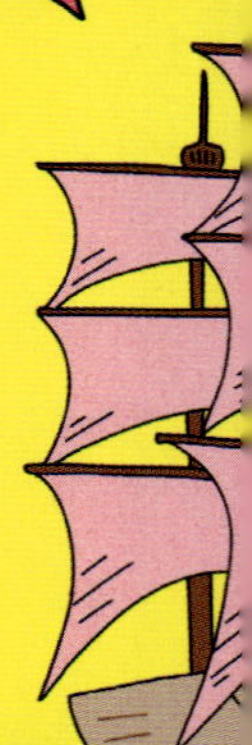

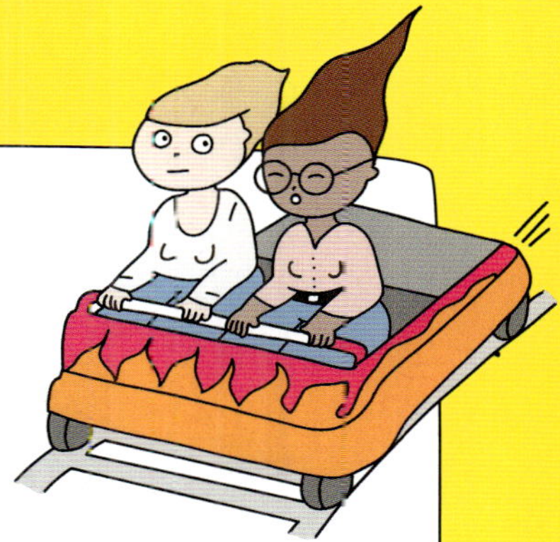

Teenager

In der wilden und oft verwirrenden Welt der Heranwachsenden ist jeder Tag eine neue Fahrt auf der Achterbahn des Lebens. In dieser verrückten Phase ringt man nicht nur mit körperlichen Veränderungen und Hormonschüben, sondern auch mit seiner Identität und seinem Selbstbild. Wir testen unsere Grenzen aus, gehen Beziehungen ein und treffen Entscheidungen, die unsere Gefühlswelt prägen. Beziehungen können wie ein Spiel mit hohem Einsatz sein, und Freundschaften, Familiendynamiken oder die erste Liebe hinterlassen oft bleibende Eindrücke. Sie können unsere Erwartungen an künftige Beziehungen prägen und unser Selbstwertgefühl sowie unsere emotionalen Muster beeinflussen. Eine toxische Freundschaft oder eine schmerzhafte Trennung können bleibende Ängste hervorrufen.

Erwachsen

Und dann ist man erwachsen oder »sollte es sein«. Oft tragen wir als junge Erwachsene plötzlich alle Lasten der Welt: Ein Auf und Ab mit Beziehungen, Freunden, erworbenen Traumata und Prägungen. Jede Welle, ob ein winziges Kräuseln oder ein kolossaler Tsunami, hinterlässt Spuren. Sie bestimmt unseren Weg und wie wir dem Abenteuer Geburt entgegensehen. Und doch zieht sich Hoffnung durch unser Leben. Als Reisende auf dem Meer des Lebens sind wir den Wellen nicht hilflos ausgeliefert. Wir können unsere Erfahrungen verstehen, unseren Kurs bestimmen, den Stürmen trotzen und aus ihnen als die unverwüstlichen Draufgängerinnen hervorgehen, die wir sind, indem wir belastende Erlebnisse in harmlose neutrale Erinnerungen verwandeln.

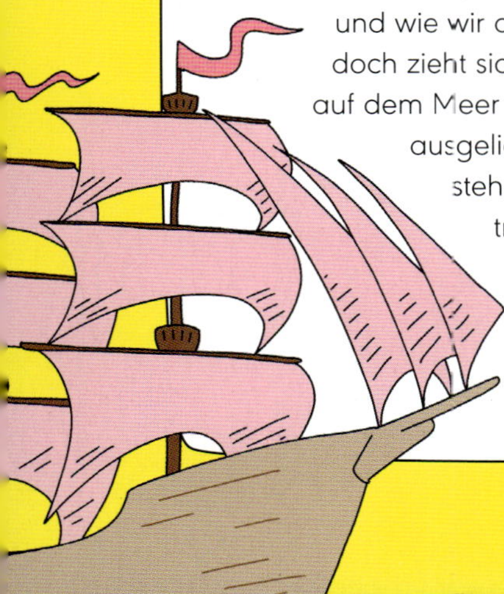

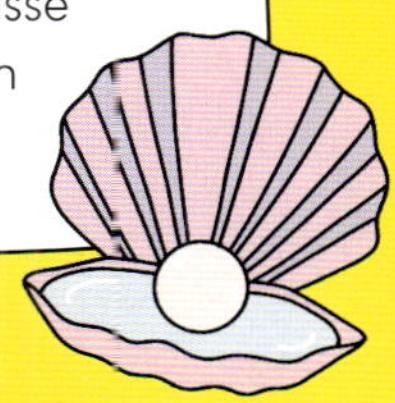

Wer bist du wirklich?

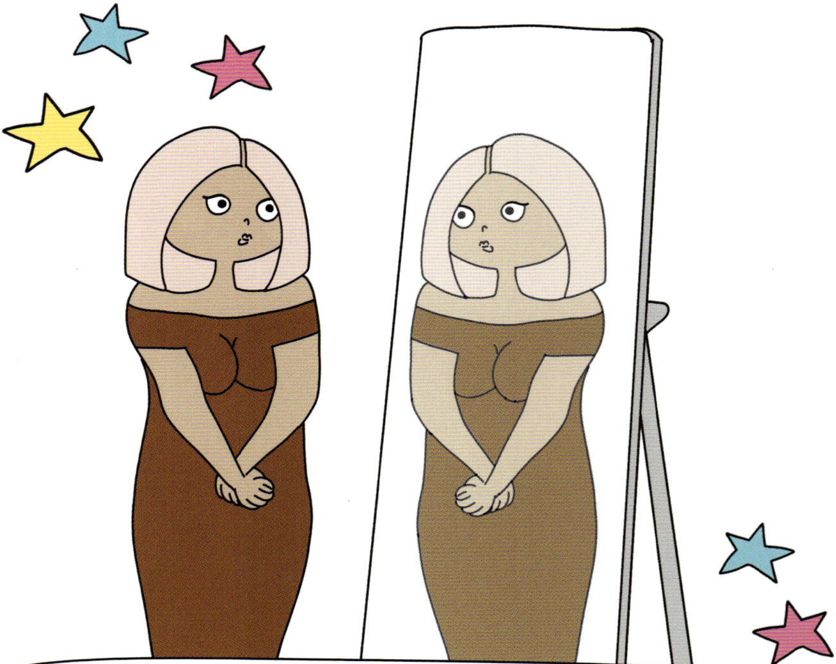

Stell dir vor: Du schaust in den Spiegel und fragst dich: »Wer zum Teufel bin ich?« Diese Frage erfordert Mut, Neugier und eine gehörige Portion Dreistigkeit, um durch die äußeren Schichten zu deinem Kern vorzudringen. Die Sache ist die: Wenn du dein wahres Ich erkennen willst, geht es nicht darum, ob du in irgendeine vorgegebene Form passt oder bestimmte Erwartungen erfüllst.
Es geht darum, deine Macken und dein einzigartiges Wesen anzunehmen, deine Masken abzulegen, jeden Winkel deiner Seele zu erforschen, tief in deine Emotionen einzutauchen und die knallharte Draufgängerin in dir freizulassen.

Tritt aus dem Schatten! Lies auf S. 32, wie du dein Gehirn umprogrammierst.

Woher weißt du, dass du dein WAHRES Ich gefunden hast?

Du weißt, dass du dein wahres Ich gefunden hast, wenn du dein Leben nach deinen Vorstellungen lebst, ohne Bestätigung oder Anerkennung von anderen zu brauchen. Wenn du deine Wünsche und Träume verwirklichst, auch wenn sie anderen unkonventionell erscheinen. Wenn du nach deinen Werten lebst und deinen Prinzipien treu bleibst, auch wenn die Welt dich vom Kurs abbringen will. Hast du dein wahres Ich entdeckt, verspürst du tiefen inneren Frieden und Selbstakzeptanz. Umgib dich mit Menschen, die dich bestärken und unterstützen. Suche dir Gleichgesinnte, die dein wahres Wesen sehen und lieben.

Keine Panik, wenn du noch nicht so weit bist! Es dauert, an diesen Punkt zu kommen. Das Beste daran ist, dass sich dein WAHRES Ich ständig weiterentwickelt. Sich selbst zu entdecken ist eine Reise, bei der es darum geht, Veränderungen anzunehmen, aus Fehlern zu lernen, die Magie des Augenblicks zu erkennen und den chaotischen, wunderbaren Prozess des Werdens anzunehmen.

Wenn du dein WAHRES Ich entdeckst, verspürst du tiefen inneren Frieden und Selbstakzeptanz.

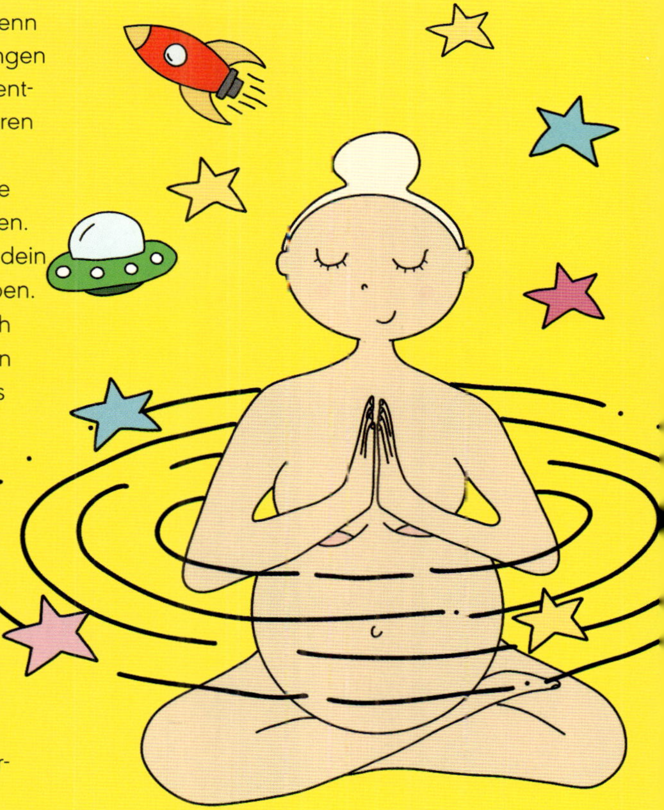

Selbstakzeptanz in Beziehungen

Hier sind einige Beispiele dafür, wie man Selbstakzeptanz in einer Beziehung erkennt.

Dein wahres Ich in Beziehungen

Hast du schon einmal einen Orgasmus vorgetäuscht oder einem Partner zuliebe nicht ehrlich über deine Lust gesprochen? Das kommt häufiger vor, als du vielleicht denkst. Viele täuschen Befriedigung vor, um ihre Partner zu schützen, verlieren dabei aber ein Stück von sich selbst. Lassen wir die Maske fallen und erlauben Ehrlichkeit und Selbstakzeptanz. Hier ein kleiner Denkanstoß für Schüchterne: Während der Wehen und der Geburt ist es wichtig, dass du deine Wünsche äußerst. Übe, aufrichtig zu sein, um dir die Geburt zu erleichtern.

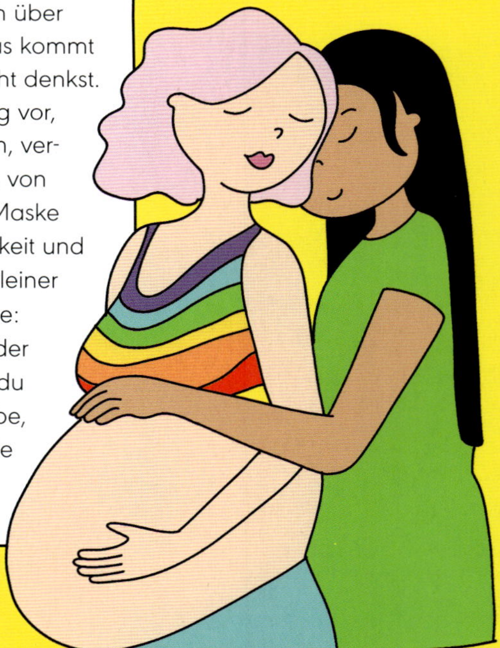

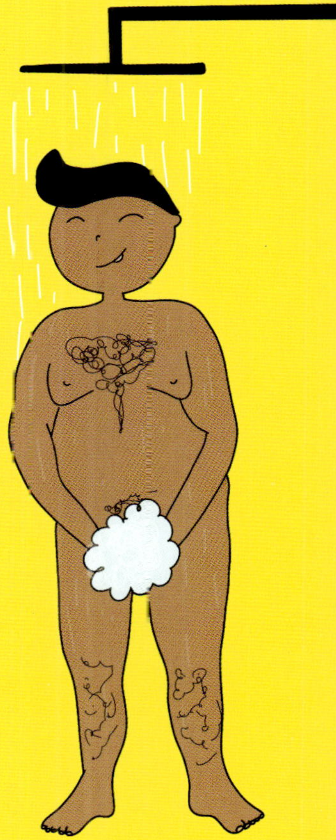

Schamgrenzen überwinden

Lass uns über Intimzeugs sprechen, wie in Anwesenheit des Partners aufs Klo zu gehen oder zu furzen. Wenn dir der Gedanke, vor dem Partner zu rülpsen oder mit ihm über Kacke zu reden, peinlich ist, frage dich einmal, warum. Falls du dich nie zu Derartigem überwinden könntest, solltest du überlegen, wie du im Geburtszimmer sicherstellen kannst, keine »Schreckmomente« zu erleben, die dein Gehirn heißlaufen lassen!

Das Lustprinzip

Masturbation ist oft mit Schuldgefühlen und Scham behaftet. Aber man muss sich dafür NICHT SCHÄMEN! Sie ist ein natürlicher Teil unserer Sexualität, der uns stark macht. Wie fühlst du dich dabei? Dreh die Sache um und betrachte sie als Feier deines Körpers und deiner Wünsche. Sie ermöglicht dir, deinen Körper zu verstehen und zu erfahren, wie du Lust erleben kannst. Sie lässt uns in unsere Kraft kommen, unsere Intimzone verstehen und körperlich autonom sein.

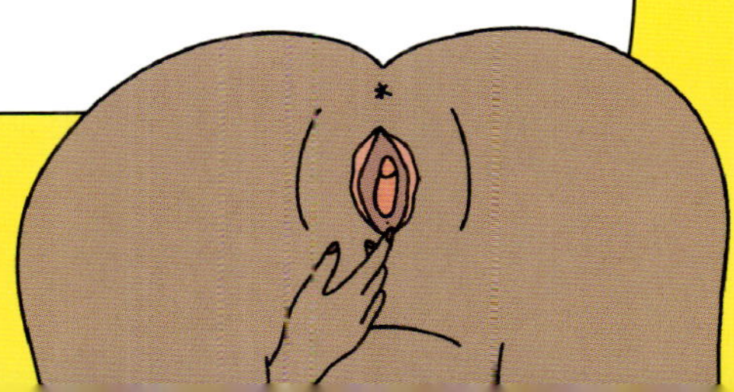

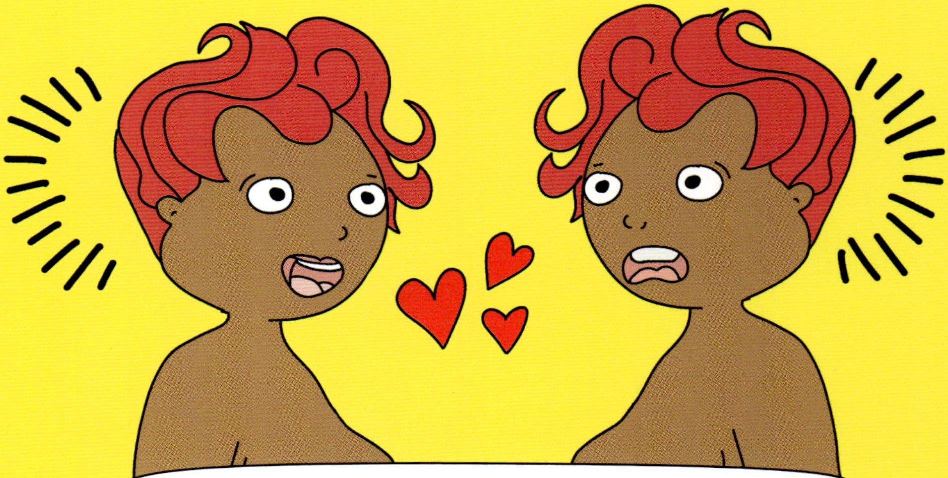

Gutes Körpergefühl = Vertrauen in die Geburt

Dies ist der springende Punkt. Im Geburtszimmer wird es dir während der Wehen vermutlich egal sein, ob du nackt bist oder nicht, aber wenn du dich in deinem Körper unwohl fühlst - ob mit oder ohne Kleidung - bist du bei der Geburt vielleicht unnötig angespannt und gestresst. Je mehr du an deiner Selbstakzeptanz, der Liebe zu deinem Körper und offener Kommunikation arbeitest, desto eher wirst du dich bei der Geburt gut fühlen.

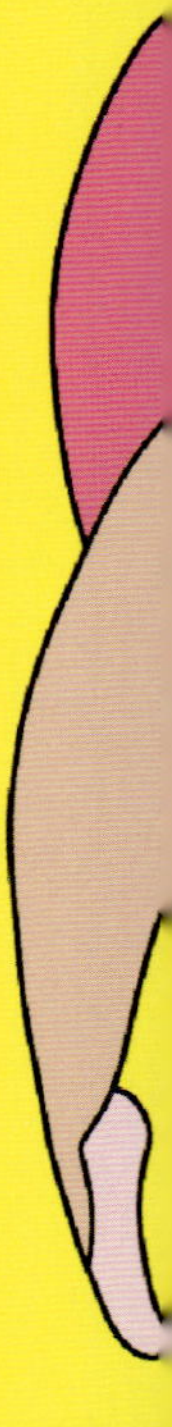

Nimm das Erlebnis der Geburt als Beweis für deine Kraft, dein Selbstvertrauen und deine Selbstakzeptanz.

Du hast die Kontrolle

Eine Geburt kann ein unglaubliches Erlebnis sein, das uns unsere Kraft vor Augen führt. Am Anfang steht die Stärkung unseres Selbstvertrauens und unserer Selbstakzeptanz. Lass uns also alle gesellschaftlichen Erwartungen über Bord werfen, uns lieben und alles Unbehagen ablegen. Du hast jeden Grund, deinen Körper, deine Entscheidungen und deine Stärke zu feiern. Nimm das Erlebnis der Geburt als Beweis für deine Kraft und dein Selbstvertrauen. Denn: Du bist die Kapitänin auf deinem Schiff, und deine Geburt kann so kraftvoll und schön sein, wie du sie gestaltest. Du schaffst das!

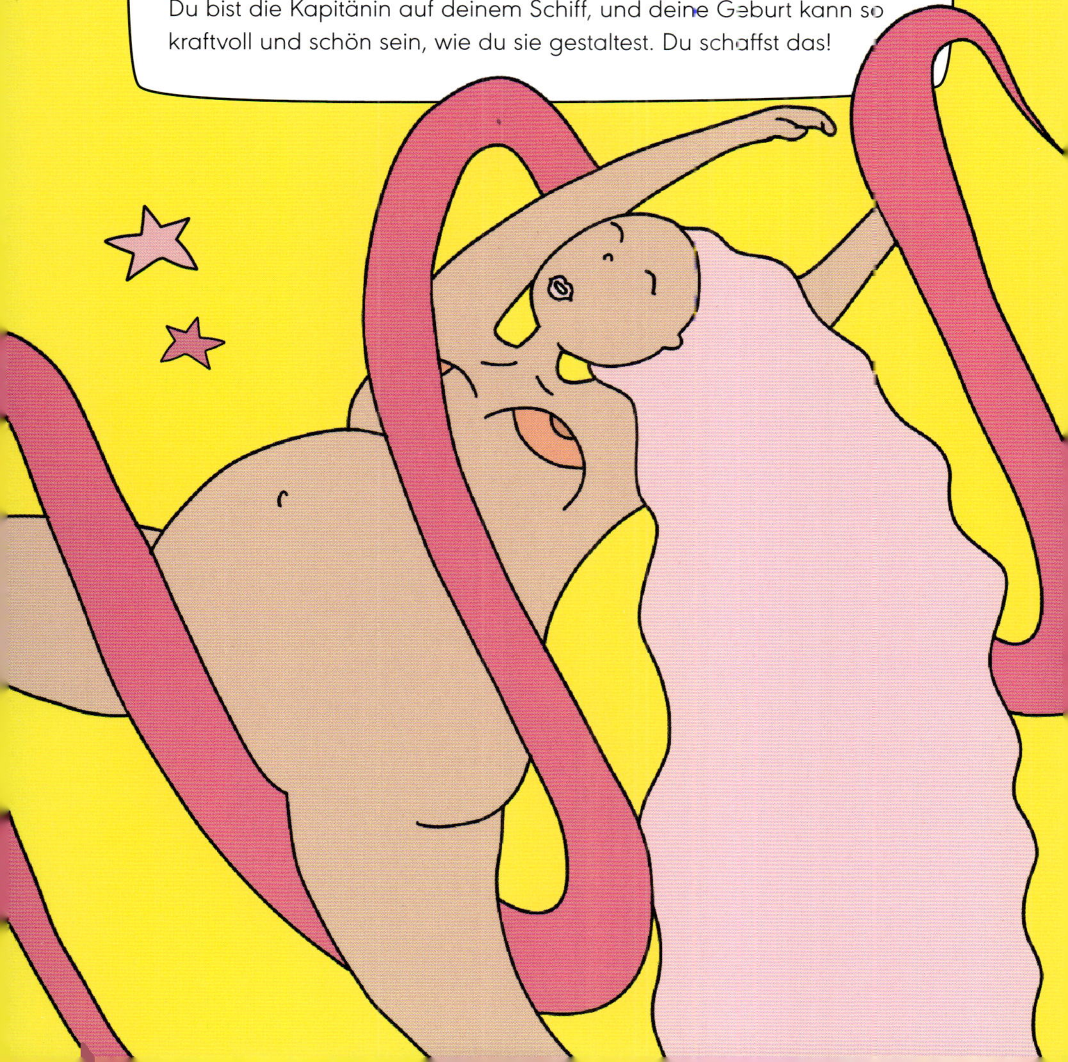

Gehirn und Körper

Willkommen im umwerfenden Reich der Geist-Körper-Verbindung, deren Magie aus einer Reihe von Signalen, Veränderungen und verdammt guten Gesprächen besteht. Mach dich bereit für eine Reise durch die neuronalen Schnellstraßen des Gehirns und auf den hormonellen Achterbahnen des Körpers, deren Kurven und Auf und Abs Schwangerschaft und Geburt prägen.

1 Präfrontaler Cortex

Der präfrontale Cortex, das »denkende Gehirn«, ist für Entscheidungen, Planung und Problemlösung zuständig. Er ist aktiv, wenn du während der Geburt Optionen abwägst und begründet entscheidest.

DIESE GEHIRNBEREICHE SIND AN DER »KAMPF-ODER-FLUCHT«-REAKTION DER MUTTER BETEILIGT, DIE IHREN NACHWUCHS SCHÜTZT.

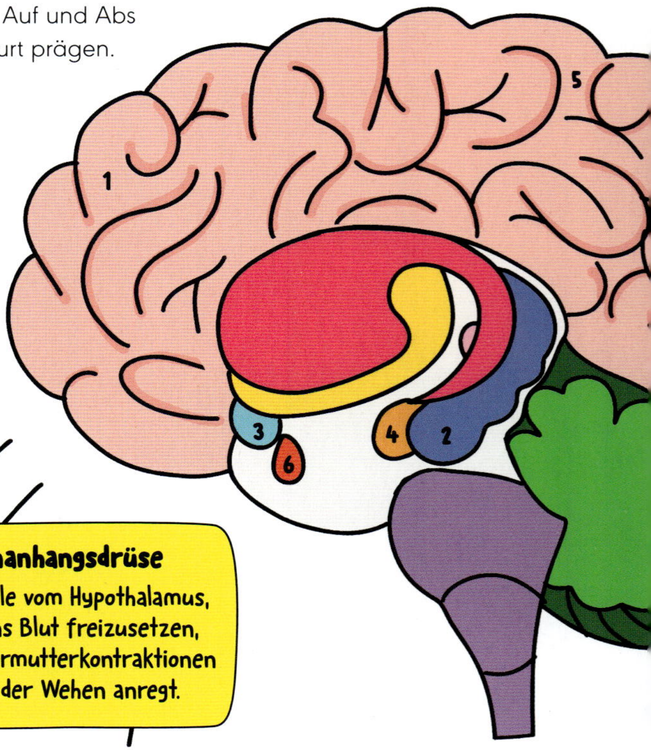

6 Hirnanhangsdrüse

Erhält Signale vom Hypothalamus, Oxytocin ins Blut freizusetzen, was die Gebärmutterkontraktionen während der Wehen anregt.

2 Hippocampus

Speichert und aktiviert als Gedächtniszentrum unsere Erfahrungen. Er verwebt die Fäden unserer Erinnerungen und ermöglicht uns, während der Geburt auf gute Erinnerungen zurückzugreifen. Er kann auch neue neutrale und positive Konditionierungen für die Geburt anlegen.

3 Hypothalamus

Produziert das Hormon Oxytocin, das die Wehen einleitet und die Geburt vorantreibt. Oxytocin fördert auch die Bindung zwischen Mutter und Kind.

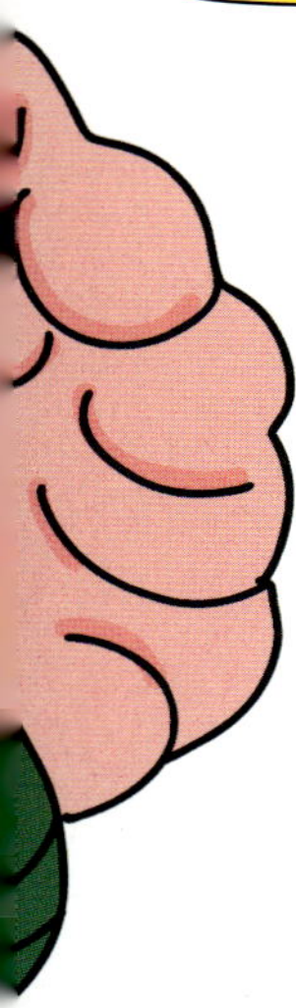

4 Amygdala

Verarbeitet Emotionen und aktiviert die »Kampf-oder-Flucht«-Reaktion. Beruhigungstechniken und Beistand bei der Geburt können die Amygdala in Schach halten.

5 Sensorischer Cortex

Der sensorische Cortex verarbeitet Sinnessignale aus dem Körper, darunter Schmerzsignale. Er interpretiert die Empfindungen von Gebärmutter, Gebärmutterhals und Geburtskanal und trägt so dazu bei, wie die Wehen erlebt werden.

Dein wunderbares Nervensystem

Zwei Zweige des Nervensystems steuern die körperlichen Vorgänge, die ganz von selbst erfolgen, wie Herzschlag, Verdauung und Atmung. Diese Zweige halten sich gegenseitig in Schach. Der Sympathikus aktiviert die »Kampf-, Flucht-, Erstarren«-Reaktion. Beim Parasympathikus dreht sich alles um Ruhe und Verdauung – er hilft dir, deine Herzfrequenz zu verlangsamen. Während der Geburt ist es besonders wichtig, dass diese Zweige im Gleichgewicht sind. Fühlst du dich gut aufgehoben, unterstützt und entspannt, übernimmt der Parasympathikus die Führung und bewirkt die Ausschüttung von Oxytocin. Das fördert eine reibungslose Geburt. Fühlst du dich ängstlich, wird der Sympathikus dominant und verursacht Stress.

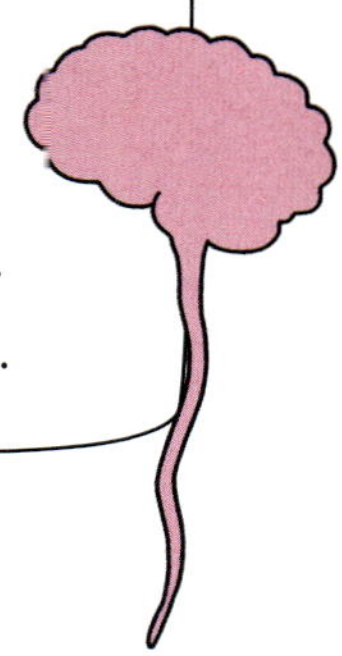

Schmerz und Gehirn

Angst beeinflusst, wie wir Schmerzen empfinden und wie unser Körper auf sie reagiert. Aber wenn wir sie verstehen, umdeuten und annehmen, können wir eine schöne, sogar schmerzfreie Geburt erleben!

Was ich über Selbstakzeptanz und beruhigende Hormone gesagt habe, klang wie ein Traum, stimmt's? Aber was ist mit dem Schmerz, höre ich dich rufen. Fürchte dich nicht, meine wunderbare Göttin! Wir sprechen hier nicht von Schmerzen mit Gefahr, sondern von Schmerzen mit Sinn. Der Schmerz spielt eine wichtige Rolle bei der Steuerung des Körpers während des komplizierten Balletts der Geburt. Er ist kein Bösewicht, sondern ein Bote, der deinem Gehirn wichtige Hinweise gibt und es dazu anregt, Oxytocin auszuschütten, das die Geburt vorantreibt und glückbringende Endorphine ansteigen lässt. Er schützt dich sogar und signalisiert dir, wann du aufhören musst zu pressen oder deine Position ändern musst, um nicht zu reißen.

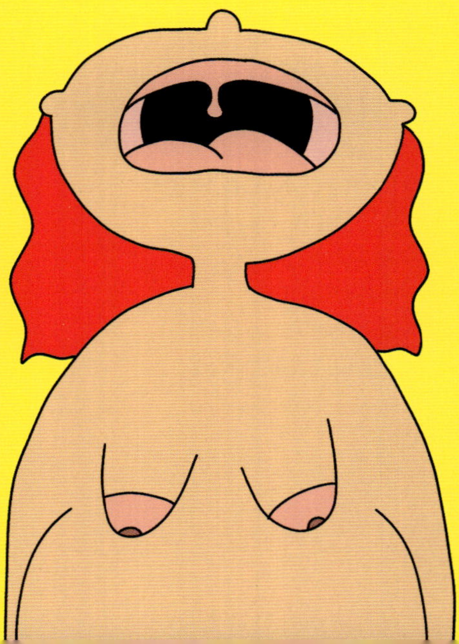

Wichtig ist zu verstehen, dass Schmerzen nicht in den Muskeln oder Nerven erzeugt werden, sondern in der Schaltzentrale selbst – dem Gehirn. Bevor du jetzt eine Augenbraue hochziehst, sei versichert, dass dein Schmerz dadurch nicht weniger real ist. Dein Gehirn ist der Künstler, der das Schmerzempfinden deines Körpers genauestens ausmalt. Wie jedes Meisterwerk ist auch der Schmerz durch

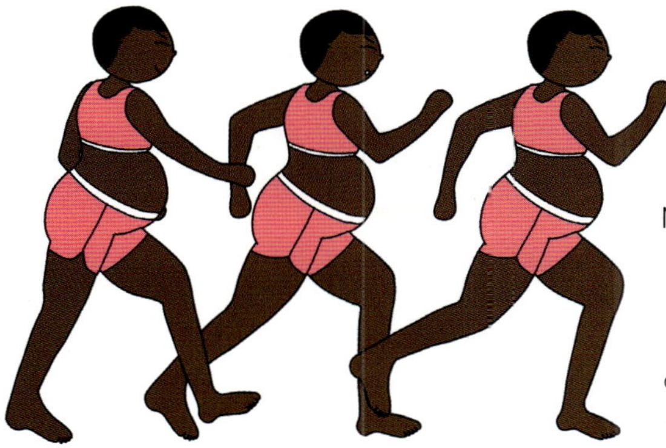

verschiedenste Faktoren beeinflusst, insbesondere Emotionen. Gefühle verändern den Körper: Denke nur daran, wie sich deine Muskeln bei Angst oder Wut anspannen. Dasselbe passiert während der Wehen. Die Angst vor dem Unbekannten, vor etwas potenziell Intensivem und Überwältigendem, kann uns auf einen verschlungenen Pfad mit verlängerten Wehen, größeren Schmerzen und Traumata führen. Das Wissen, wie Geist und Körper zusammenwirken, gibt uns Macht. Bekommen wir unsere Ängste in den Griff, können wir unsere Schmerzwahrnehmung beeinflussen und eventuell das Geburtserlebnis verändern.

Die Wehen sind ein Marathon

Stell dir vor, du läufst bei einem Marathon auf die Ziellinie zu. Bei jedem Schritt spannen sich deine Beinmuskeln an und treiben dich vorwärts. Das ist wie deine Gebärmutter während der Wehen: ein Kraftwerk von Muskeln, die zusammenarbeiten, um dein Baby auf die Welt zu bringen. Genauso wie du beim Laufen trotz Müdigkeit und Schmerz durchhältst, stehst du auch die starken Wehen durch. Genau wie beim Laufen arbeiten deine Muskeln hart und ermüden, aber du machst weiter, weil du tief im Inneren weißt, dass das in Ordnung ist. Du vertraust darauf, dass dein Körper die Herausforderung meistert, weil du weißt, dass der Schmerz ein notwendiger Teil der Reise ist. So wie ein Läufer mit Entschlossenheit und einem Ziel vor Augen Kilometer um Kilometer durchhält, hältst du bei jeder Wehe durch, weil sie dich deinem wunderbaren Baby näherbringt. Jede Wehe ist ein Schritt nach vorn, ein Zeichen dafür, dass dein Körper seine unglaubliche Arbeit verrichtet, um neues Leben zu gebären. Und genau wie beim Laufen findest du auch während der Geburt immer wieder Ruhepausen. Zwischen den Wehen kommst du zu Atem, sammelst Kraft und bereitest dich auf die nächste Welle vor. Diese Momente vergegenwärtigen dir, dass du stark bist und meisterst, was vor dir liegt.

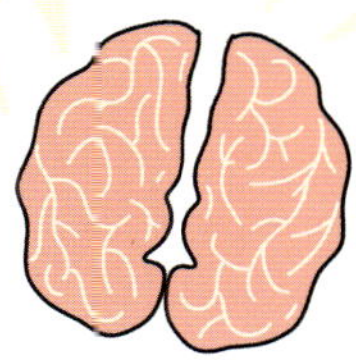

Angst zu haben ist ganz normal

Indem du deine Angst annimmst, ihr mit Neugier begegnest und sie umdefinierst, kann die Geburt ein kraftvolles, prägendes Erlebnis werden.

Angst kann ein schwieriger Begleiter sein und unser Schmerzempfinden beeinflussen. Manchmal merken wir gar nicht, dass die Angst unter der Oberfläche lauert, aber sie lässt sich anhand bestimmter Anzeichen erkennen. Eines davon ist, dass unsere Gedanken auf zu erwartende Schmerzen fixiert sind. Der Wunsch, den Schmerz »verschwinden« zu lassen, kann ungewollt die Vorstellung verstärken, dass er gefährlich ist. Wir können die Wahrnehmung von Schmerz und Angst durch unser Gehirn beeinflussen, indem wir unser Denken ändern. Anstatt uns zu wehren und den Schmerz beseitigen zu wollen, können wir lernen, ihn anzunehmen. Akzeptieren wir ihn als neutrale Erfahrung, können wir tatsächlich ändern, wie wir ihn empfinden. Vertraue auf die Weisheit deines Körpers und seine Fähigkeit, diese Transformation durch Kraft und Resilienz zu meistern.

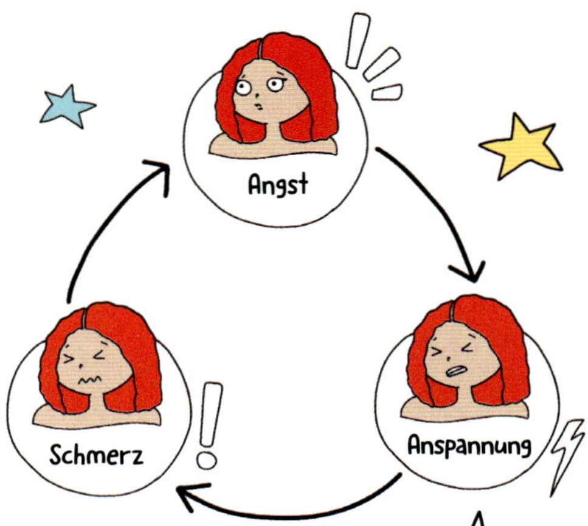

DENK DRAN

Wehenschmerzen sind an sich nicht gefährlich. Verstehen wir, dass sie ein Teil der Geburt sind, können wir unser Verhältnis zu Angst und Schmerz ändern.

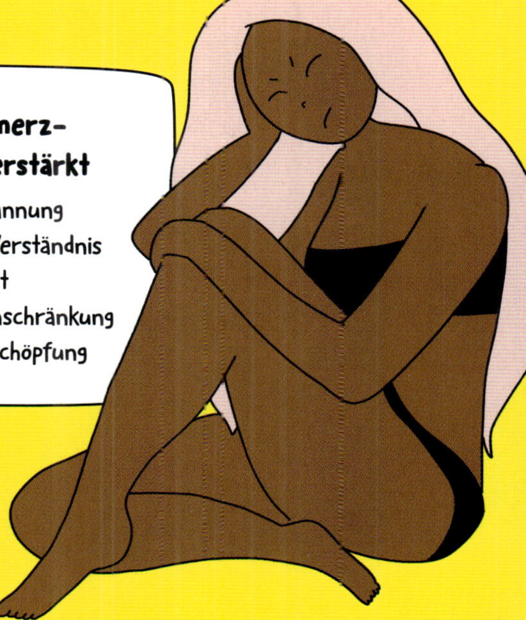

Was das Schmerzempfinden verstärkt

1. Angst = Anspannung
2. Mangelndes Verständnis
3. Kontrollverlust
4. Bewegungseinschränkung
5. Müdigkeit/Erschöpfung

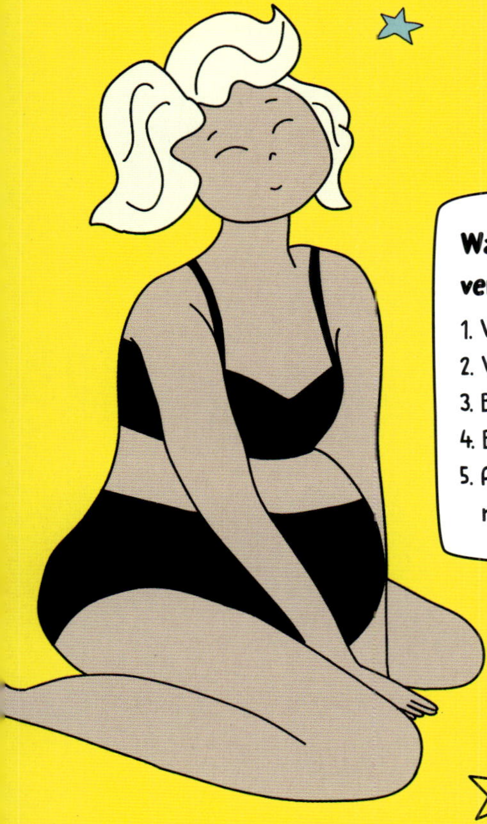

Was das Schmerzempfinden verringert

1. Vertrauen
2. Verständnis/Neudefinition
3. Beistand & Autonomie
4. Bewegung
5. Atmung + »relaxte Miene, relaxte Muschi«-Technik

Lies auf S. 92, wie du durch Gesichtsentspannung den Geburtskanal entspannen kannst.

Das Gehirn umpolen

Du fühlst, was du denkst! Hast du verstanden, dass dein Gehirn dir genau das gibt, was du willst, kannst du wenig hilfreiche Denkmuster verändern und dir eine positive Grundhaltung aneignen.

Hast du gewusst, dass dein Gehirn eine größere Diva ist als ein Popstar auf Welttournee? Von den 11 Millionen Informationen, die es sekündlich erhält, kann es nur etwa 40 verarbeiten. Wer lässt sie in den VIP-Bereich? Das retikuläre Aktivierungssystem, kurz RAS. Es ist der bullige Wachmann deines Gehirns, der die Informationsflut filtert. Das RAS liest auch deine Stimmung. Wenn deine Gedanken an die Geburt von Angst oder Wut geprägt sind, wird dir dein RAS ein Buffet mit genau diesen Gefühlen servieren, und du gerätst in ein schwindelerregendes Stresskarussell. Spielt deine mentale Playlist ständig: »Die Geburt ist beängstigend und gefährlich«, dann rate mal, was passiert. Dein Gehirn verstärkt es. Deshalb dürfen wir das Gehirn bei der Geburt nicht im Hintergrund vor sich hin dudeln lassen.

Dein Gehirn ist dein größter Fan

Egal, ob du einen Kaiserschnitt, eine Hausgeburt oder etwas anderes planst, dein Gehirn ist damit bereits einverstanden. Die Sache ist die: Das

Dein Gehirn ist so programmiert, dass es unterstützt, was du willst. Egal, ob Fakt oder Fiktion.

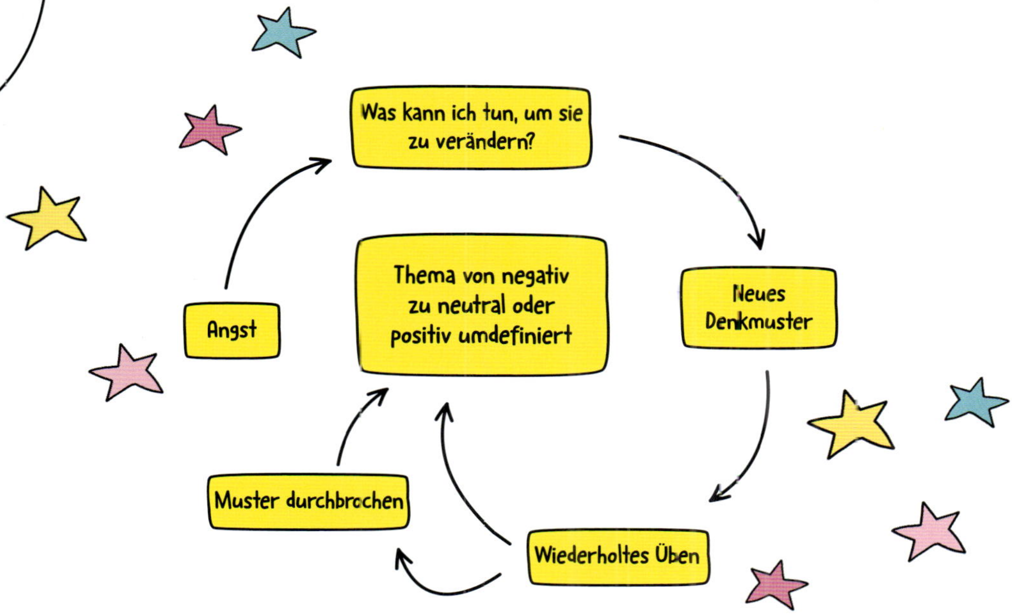

Gehirn ist so gepolt, dass es unterstützt, was du willst – wie ein Fanclub, der deine Sache befeuert, egal ob es sich um eine Tatsache oder eine Fiktion handelt. Sobald du eine Entscheidung getroffen hast, läuft dein Gehirn auf Hochtouren und sucht aktiv nach Informationen und Beweisen, um sie zu untermauern.

Dieses Phänomen wird Bestätigungsfehler genannt. Dein Gehirn selektiert Informationen und Beweise, die deine Annahmen bestätigen – wie wenn du eine getönte Brille trägst, die die Farben, die du siehst, verstärkt und den Rest ausblendet. Dein Gehirn täuscht dich nicht absichtlich. Es versucht nur, ein stimmiges Bild zu erzeugen, in das dein Denken passt. Das ist zwar sehr hilfreich, um dein Selbstvertrauen und dein Engagement zu stärken, birgt aber Fallstricke. Wenn man sich bestätigt, was man bereits weiß, verschließt man sich anderen Einsichten und der Möglichkeit, seine Sicht zu erweitern. Und wenn wir das tun, sind wir unvorbereitet und schnell traumatisiert von Dingen, die wir nicht unter Kontrolle haben. Lass uns in die faszinierende Welt der Wahrnehmung, der Erinnerung und der emotionalen Verbindungen eintauchen, um herauszufinden, wie eine Neuausrichtung unserer Perspektive uns während der Schwangerschaft, der Geburt und danach als Geheimwaffe dienen kann.

Die Macht der Perspektivänderung

Programmieren wir unser Gehirn um, befähigen wir es, Magie zu bewirken. Als Erstes bringen wir in der linken Gehirnhälfte die Amygdala zum Schweigen, sodass wir weniger negative Reaktionen oder Gedanken haben und mehr positive Emotionen durchlassen. Schauen wir uns das mal genauer an. Das Umprogrammieren ist wie eine neue Brille, durch die wir eine Situation anders sehen. Wir wechseln die Linse, durch die wir die Welt betrachten, um selbst in den schwierigsten Situationen alternative Bedeutungen, positive Aspekte und verborgene Möglichkeiten zu entdecken. Die Umprogrammierung lässt den linken präfrontalen Cortex wie eine Discokugel leuchten und flutet dein Gehirn mit positiven Neurotransmittern, als würde dein Kopf Party machen. Stell dir die Kraft dieser Transformation einmal vor. Durch Umdeuten einer negativen Erfahrung kannst du deine emotionalen Reaktionen ändern, Stress abbauen und eine positive Einstellung kultivieren – als würdest du ein Stirnrunzeln in ein Lächeln, eine Wolke in einen Regenbogen und ein Stolpern in einen Tanzschritt verwandeln: eine Superkraft, die entfesselt werden will.

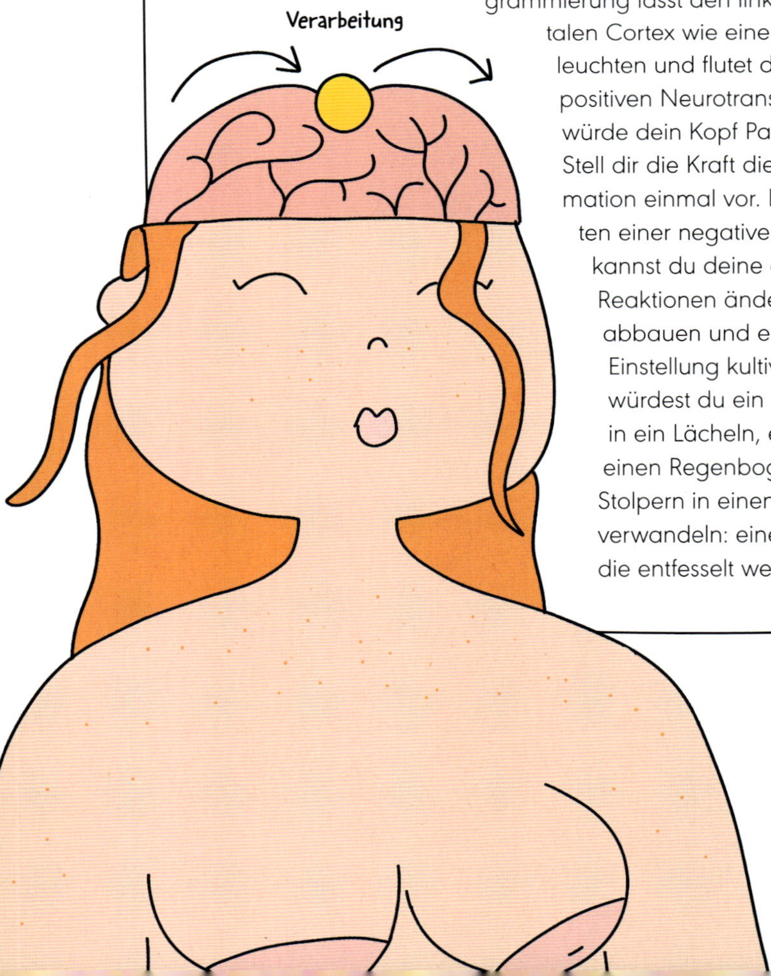

MEINE GEBURT

»Ich hatte ANGST, habe mich aber auf positive Gedanken konzentriert. Mein umprogrammiertes Gehirn hat mir Kontrolle über meine Atmung und meine Angst ermöglicht.«

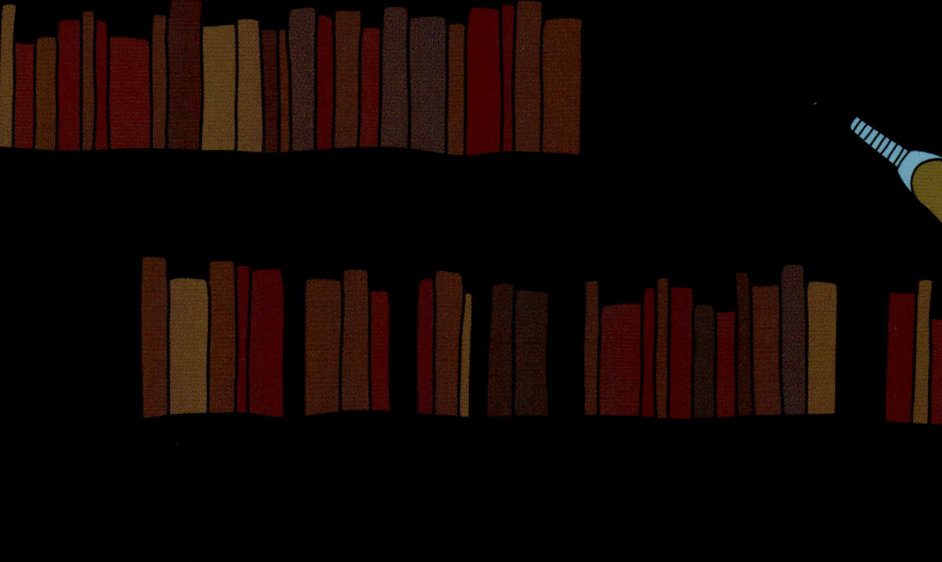

Tritt ein in die Bibliothek deines Gehirns

Komm in die verblüffende, atemberaubende Welt des Hippocampus, die Bibliothek des Gehirns, wie ich ihn liebevoll nenne. Hier findest du eine Fülle von Erinnerungen, Emotionen und Verbindungen. Er ist wie ein riesiges Archiv von Erfahrungen, die dich zu dem gemacht haben, was du heute bist. In seinem verschlungenen Neuronennetz speichert der Hippocampus Informationen über Ereignisse, Menschen, Orte und Emotionen und ruft sie ab. Wanderst du durch die Gänge dieser Bibliothek, wirst du auf Erinnerungen an freudige Momente, Erfolge und wichtige Beziehungen stoßen, die Gefühle wie Glück, Liebe und Dankbarkeit hervorrufen und dir das Schöne und Positive in deinem Leben zeigen. Daneben kannst du aber auch über schwierigere Erfahrungen stolpern. Außer positiven Momenten speichert der Hippocampus auch schmerzliche, traumatische oder beängstigende Momente, die Sorgen, Traurigkeit oder Stress hervorrufen. Diese Erinnerungen sind Teil deiner Geschichte, bestimmen aber nicht deine Zukunft. Das Erstaunliche an diesem Archiv und dem Gehirn selbst ist seine Neuroplastizität: Es lässt sich neu verdrahten und umformen, die gespeicherten Narrative lassen sich umdeuten.

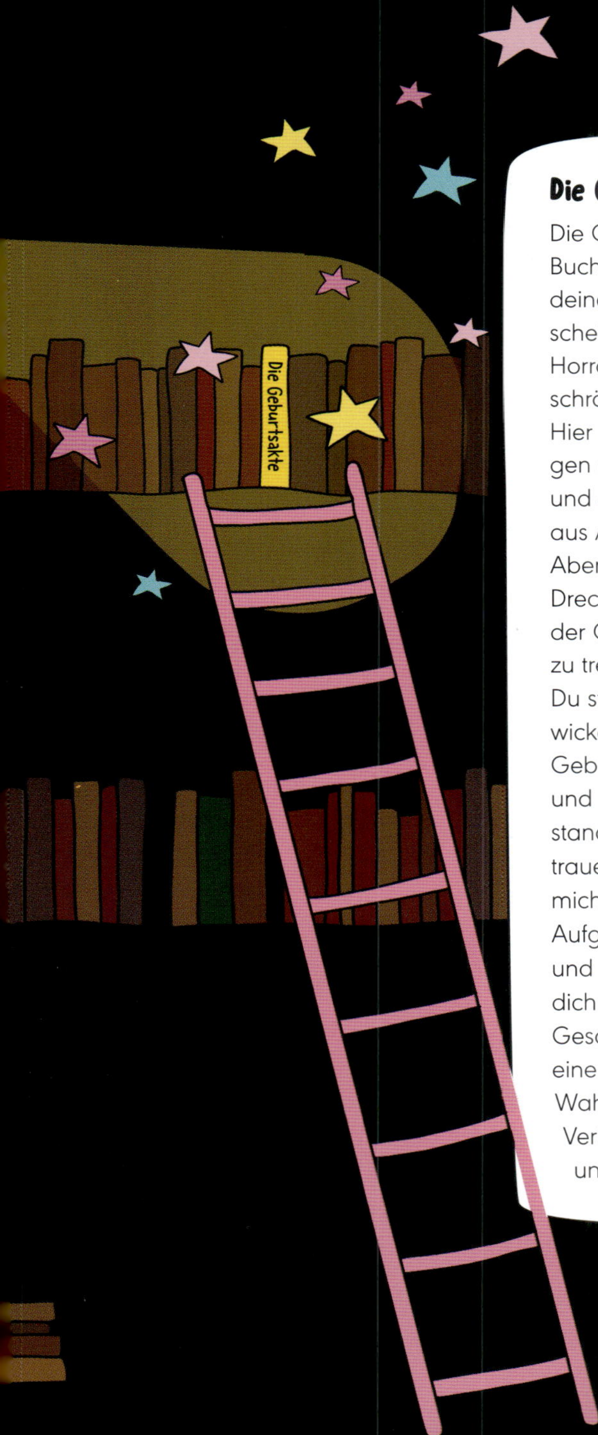

Die Geburtsakte

Die Geburtsakte ist ein altes Buch in den heiligen Hallen deiner Gehirnbibliothek. Wahrscheinlich ist es randvoll mit Horrorgeschichten und einschränkenden Glaubenssätzen. Hier kollidieren deine Erfahrungen mit dem kollektiven Narrativ und erzeugen einen Wirbelsturm aus Angst und Unsicherheit. Aber du bist nicht hier, um im Dreck zu wühlen, sondern um der Geburtsakte in den Hintern zu treten und sie umzuschreiben. Du stellst alles infrage und entwickelst eine frische Sicht auf die Geburt. Du reißt Mauern nieder und ersetzt sie durch Widerstandsfähigkeit, Stärke und Vertrauen in deinen Körper. Versteh mich richtig – das ist keine leichte Aufgabe. Sie erfordert Mut und Entschlossenheit. Du stellst dich deinen Ängsten, lässt alte Geschichten los und schreibst eine Geburtsakte, die deiner Wahrheit entspricht. Es geht um Verlernen, Umprogrammieren und Neuentdecken.

Die Geburtsakte umschreiben

Sehen wir den Dingen ins Auge, Baby ... Wir sind dabei, ernsthafte Magie zu entfesseln, um den Shitstorm zu neutralisieren und unsere Macht zu spüren. Öffnen wir die Geburtsakte und holen den Mist raus - alles, was dir zum Thema Geburt durch den Kopf geht. Wir schauen uns das Gute, das Schlechte und das Hässliche an und überlegen, wie wir alles umschreiben und neutralisieren können.

Das Gute: Überlege, was dir Positives über die Geburt, die du erlebt oder von der du gehört hast, in den Sinn kommt. Vielleicht sind es Steigerung des Selbstwertgefühls oder Gefühle wie Stärke, Liebe oder Freude. Fällt dir nichts ein, ist das in Ordnung. Dies ist kein Wettbewerb, sondern es geht darum, deine Erfahrung zu verstehen. Schreibe kraftvolle Aussagen auf, die die positiven Aspekte bekräftigen, und wiederhole sie täglich. Lass sie in dein Wesen eindringen, sich verstärken und deine unglaubliche Kraft erkennen.

BEISPIEL: »Das Gefühl meines Babys in meinem Arm.« Wie kannst du dies in Gedanken noch lebhafter machen? Schreibe deine Gefühle auf.

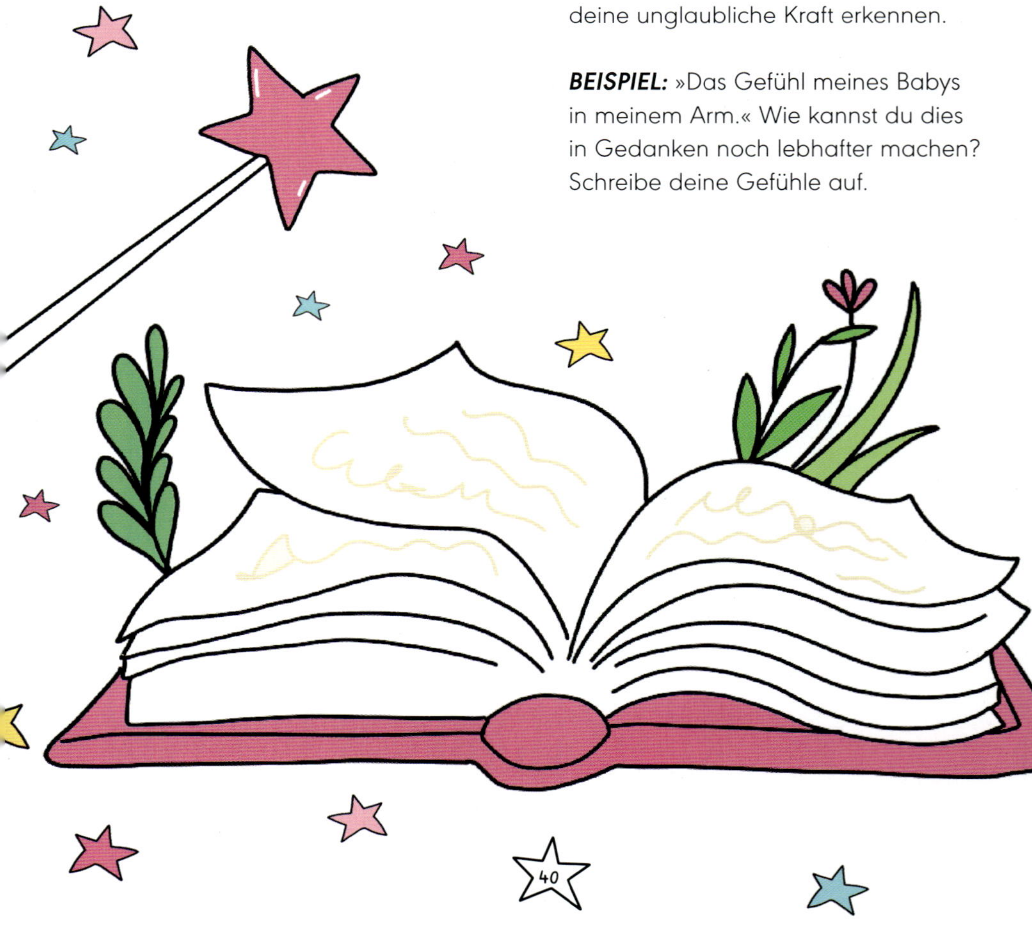

Du hast die Macht, die Kontrolle zu übernehmen und die Geburt nach deinen Wünschen zu gestalten.

Das Schlechte: Das ist das ätzende Zeug. Die Mythen, falschen Fakten und sinnlosen »Ratschläge«, die dir im Kopf herumschwirren. Wirf jetzt alle über Bord. Sie sind nutzlos, unwahr und wertlos. Hinterfrage und verwirf sie und ersetze sie durch evidenzbasierte, ermutigende Wahrheiten. Du verdienst genaue Informationen und das Vertrauen, das damit einhergeht.

BEISPIEL: »Es ist, wie eine Wassermelone zu kacken.« FALSCH. Schau auf die Fakten: Ein Damm ist nicht wie ein Po-Loch, und der Kopf eines Babys ist nicht wie eine Wassermelone.

Das Hässliche: Das sind die Dinge, die in der Geburtsakte schlummern und wirklich Chaos verursachen. Das kann ein erlittenes Trauma oder ein tief sitzender Glaube sein. Lass uns diese Ängste beleuchten und nacheinander aufschlüsseln. Nehmen wir zum Beispiel die Angst, die Kontrolle zu verlieren. Indem du dich über den Geburtsvorgang informierst, deine Wünsche und Sorgen mit deinem Geburtsteam besprichst und Entspannungstechniken einübst, kannst du die Kontrolle gewinnen. Du hast es in der Hand, deine Geburt nach deinen Vorstellungen zu gestalten.

BEISPIEL: »Ich werde hilflos sein.« Erstelle ein Netzdiagramm, in das du alle Faktoren einträgst, die diese Angst stützen. Schreibe dann Möglichkeiten auf, diese Angst zu bekämpfen.

DENK DRAN

Das ist deine Reise, und du sitzt am Steuer. Du bist auch nicht allein. Du bist stark, kompetent und hast das Zeug dazu, diese Geburt zu rocken als die Göttin, die du bist.

Hollywood erzählt Blödsinn

Wir alle lieben einen guten Blockbuster, aber wie Geburten in Filmen dargestellt werden, ist echt eine Verarschung!

Lies auf S. 103 über forciertes Pressen und warum du es vermeiden solltest.

Man hat fast den Eindruck, als hätten sich alle Regisseure Hollywoods zusammengesetzt und vereinbart: »Lasst uns die Geburt als

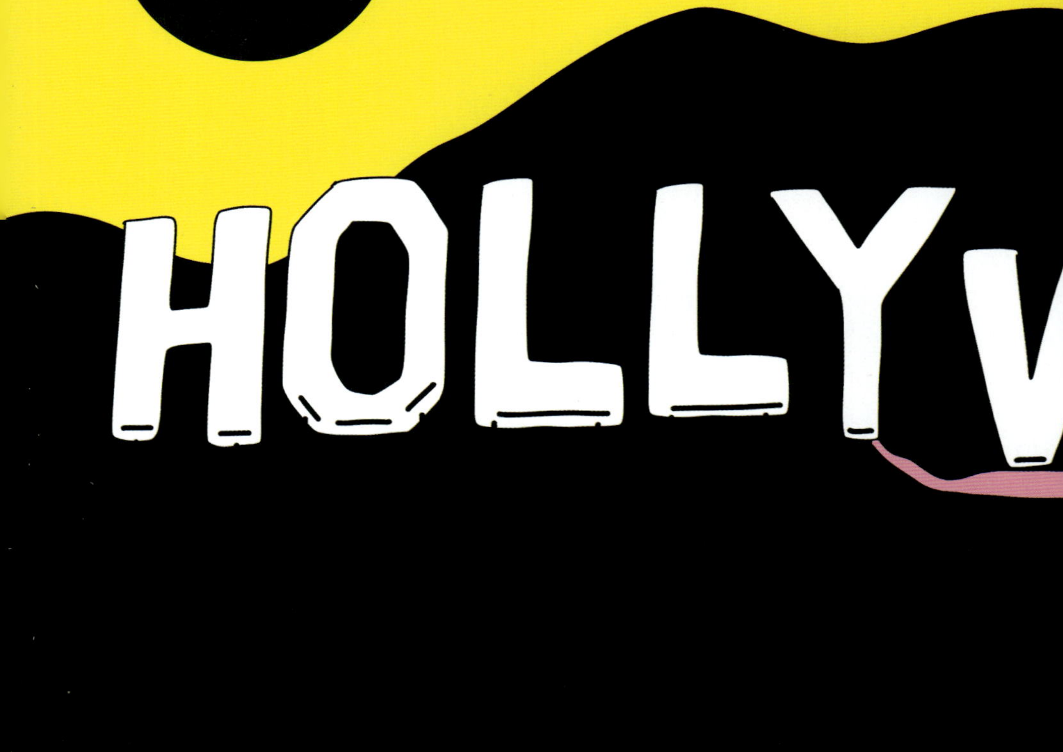

das schrecklichste und dramatischste Ereignis im Leben einer Frau darstellen!« Alle Filmgeburten scheinen schreiende Frauen, panische Partner und mit Zangen herbeieilende, besorgte Ärzte zu zeigen. Diese Szenen haben nicht nur die Vorstellung von der Geburt als einer schrecklichen Tortur tief verankert, sondern auch die Ängste vor diesem natürlichen Vorgang gefördert. Es gilt, diese Filmmythen zu entlarven und die Geburt wieder zu dem wunderbaren Ereignis zu machen, das sie ist. Denn seien wir mal ehrlich: Hollywood mag ja etwas von Unterhaltung verstehen, aber wohl kaum etwas von Geburten!

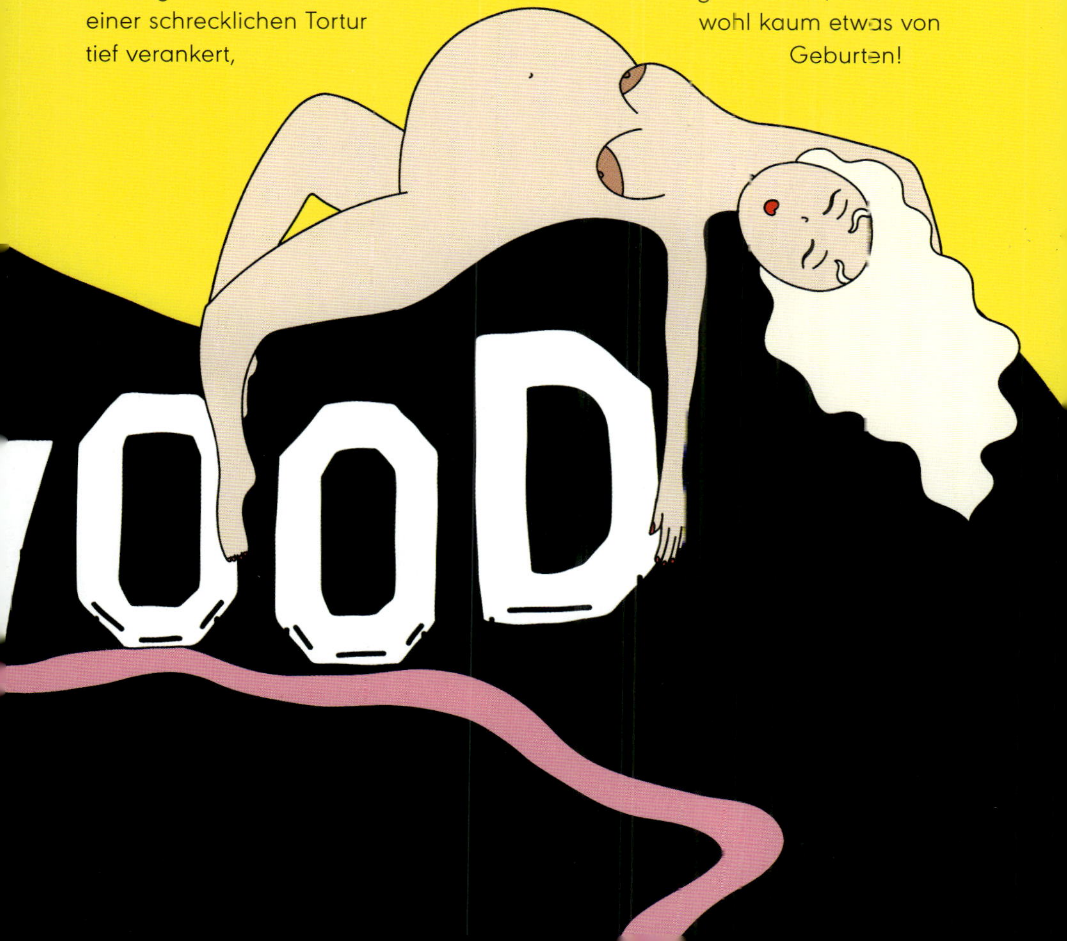

Trigger fürs Gehirn

Trigger sind Sinneseindrücke, die mit bestimmten Erfahrungen verbundene positive Erinnerungen und Emotionen auslösen. Sehen, Hören, Riechen, Schmecken und Berühren beeinflussen unser Befinden. Stell dir deine persönlichen Wohlfühl-Trigger zusammen, auf die du während der Geburt zurückgreifen kannst.

Berühren

Eine Umarmung, eine beruhigende Berührung oder die Textur eines Trostobjekts, etwa der Lieblingsdecke, kann einen ganzen Gefühlskosmos in uns auslösen. Unser Gehirn erinnert sich an die Kraft der Berührung und reagiert mit einer Flut von Wohlfühlchemikalien, durch die wir uns sicher aufgehoben, geliebt und glücklich fühlen.

1. **Ein Kissen/eine Decke**
2. **Massage**
3. **Bequeme Kleidung**
4. **Händchen halten**
5. **Liebevolle Berührung**

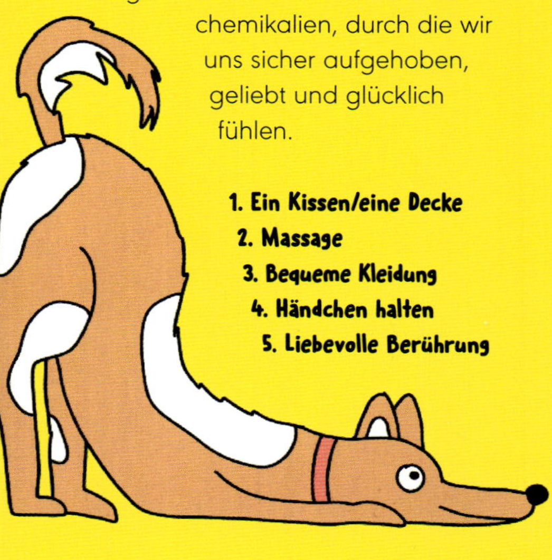

Sehen

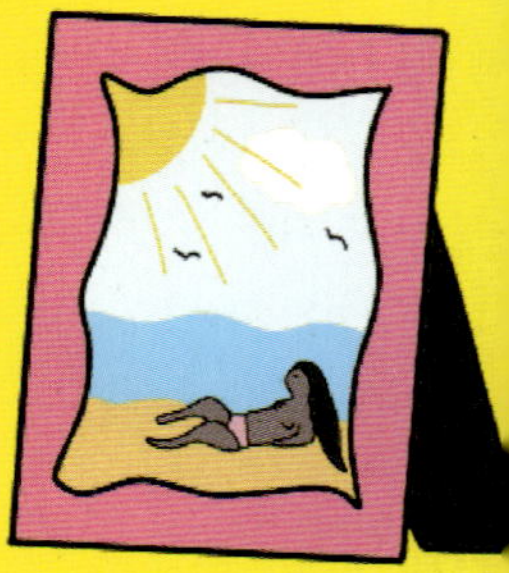

Ein Blick auf einen vertrauten Gegenstand, ein geliebtes Foto oder ein bedeutungsvolles Symbol kann dich in einen Moment zurückversetzen, der dir ein warmes, wohliges Gefühl gibt – als würdest du dein Gehirn zurückspulen und die freudigen Ereignisse noch einmal durchleben.

1. **Geliebte Fotos**
2. **Ein Visionboard**
3. **Sentimentale Dinge**
4. **Natur und Menschen**
5. **Inspirierende Bilder und Zitate**

Hören

Die vertraute Melodie eines geliebten Liedes, ein Lachen oder auch die sanften Geräusche der Natur können einen Sturm positiver Gefühle hervorrufen, als würde dein Gehirn eine Glückssymphonie dirigieren und mit der Kraft des Klangs ein erhebendes Erlebnis schaffen.

1. **Musik**
2. **Regen**
3. **Sprachnotizen**
4. **Stille**
5. **Weißes Rauschen**

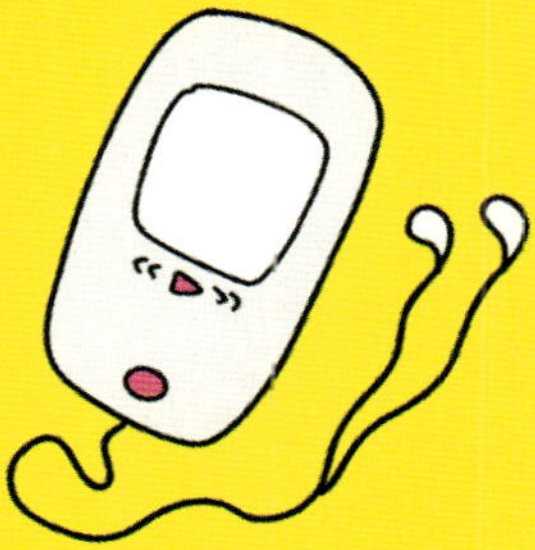

Riechen

Düfte haben die unglaubliche Fähigkeit, an allen anderen Sinnen vorbei direkt ins Gedächtnis zu gelangen, wie eine Direktverbindung zum Hippocampus, der guten alten Bibliothek deines Gehirns!

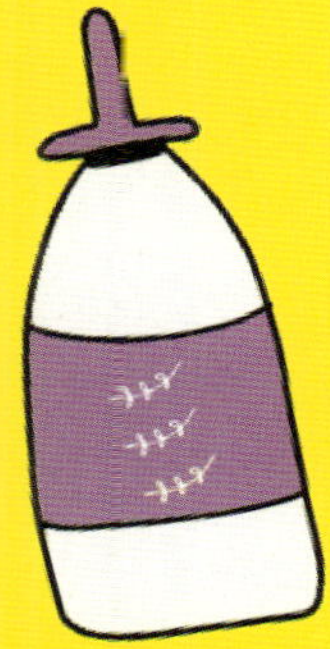

1. **Aromatherapie**
2. **Düfte aus der Natur**
3. **Tröstlich Bekanntes**
4. **Duftende Erinnerungsstücke**
5. **Parfüm**

Schmecken

Aromen, die deine Geschmacksknospen betören, der Trost einer Lieblingsspeise oder die Erinnerung an eine besondere Mahlzeit können eine Flut von angenehmen Empfindungen auslösen. Ein einziger Bissen oder Schluck kann dich in Glückseligkeit versetzen und Freude in dir entfachen.

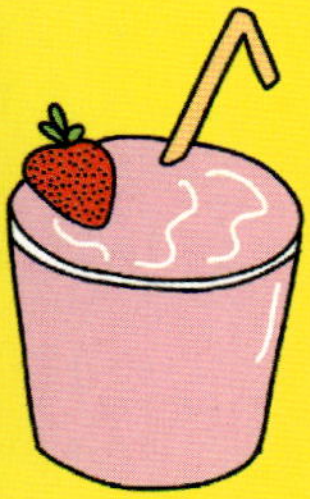

1. **Geburtstagskuchen**
2. **Vanilleeis**
3. **Selbst gekochte Suppe**
4. **Kräutertee**
5. **Dein Lieblingsessen**

Ein bedeutsames Symbol kann dich in einen Moment zurückversetzen, der dir ein warmes, kuscheliges Gefühl gibt.

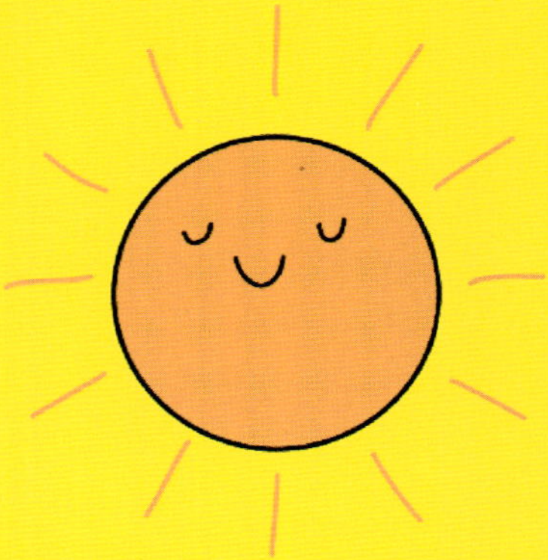

Übung macht den Meister

Indem du konsequent Übungen machst, die deine Sinne aktivieren, verstärkst du die positiven Assoziationen im Gehirn, sodass sie dir während der Geburt zur Verfügung stehen. Du trainierst quasi dein Gehirn, auf Knopfdruck Ruhe, Zuversicht und Glück zu erzeugen, wann immer du es brauchst!

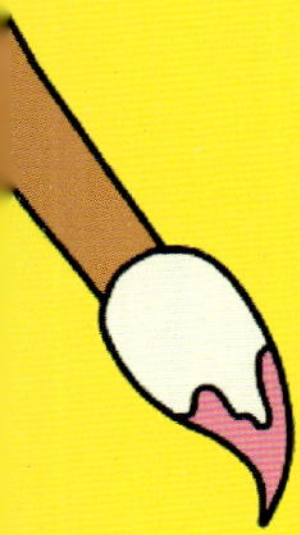

Schritt 1: Wähle deine Trigger

Überlege, was dein Herz zum Singen bringt und deinen Geist beflügelt. Vertraue deiner Intuition und folge dem, was deine Seele anspricht. Dieser Trigger dient dir als Geheimwaffe, die dir während der Geburt innere Stärke und Entspannung ermöglicht.

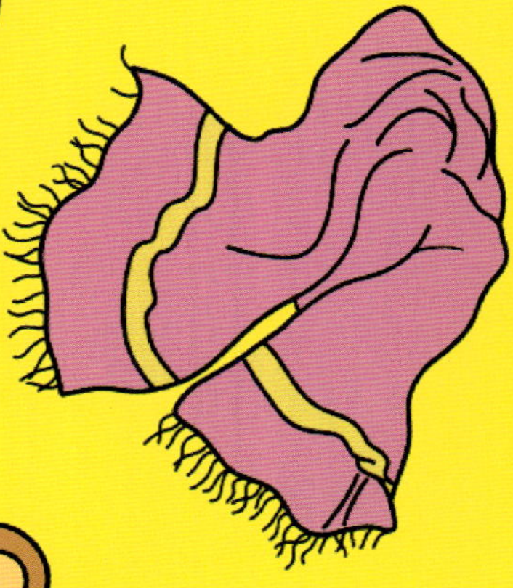

Schritt 2: Assoziiere den Trigger

Nun verbinde deinen Trigger mit einem Zustand tiefer Entspannung. Berühre oder betrachte deinen Trigger während einer Entspannungsübung oder kurz vor dem Schlafengehen, und vergegenwärtige dir die positiven Gefühle, die er auslöst. Verstärke den Trigger mit Musik!

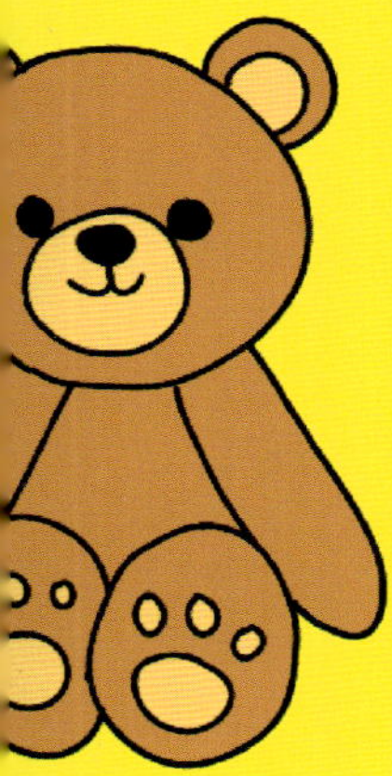

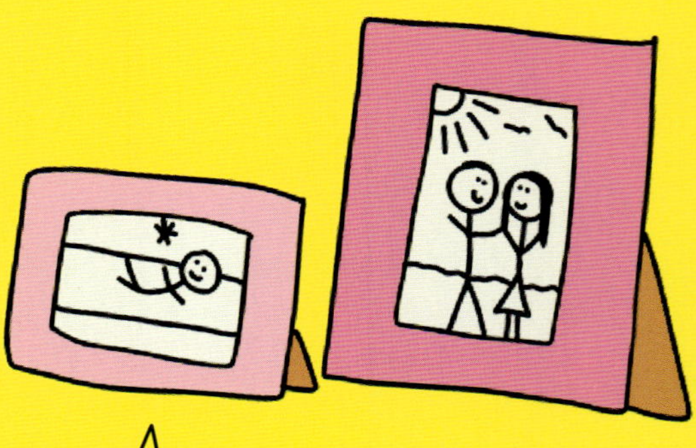

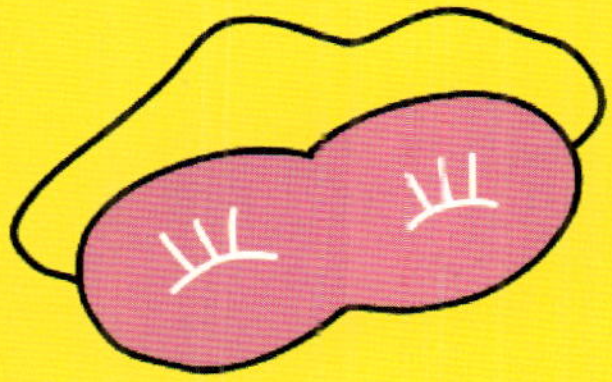

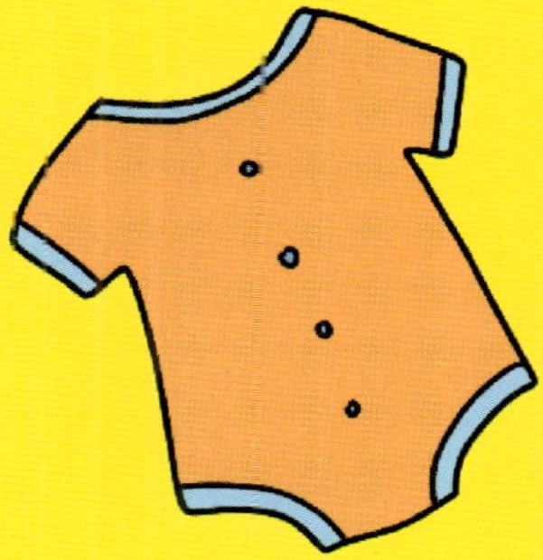

Schritt 3: Verstärken durch Wiederholung

Wiederholung ist wichtig für einen starken Trigger. Verwende deinen Trigger konsequent bei jeder Entspannungsübung. Sage den von dir gewählten Satz, höre dein Lied oder halte deinen Triggergegenstand, während du dir eine friedliche und selbstbestimmte Geburt vorstellst. Je mehr du diese Verbindung verstärkst, desto effektiver wird dein Trigger sein.

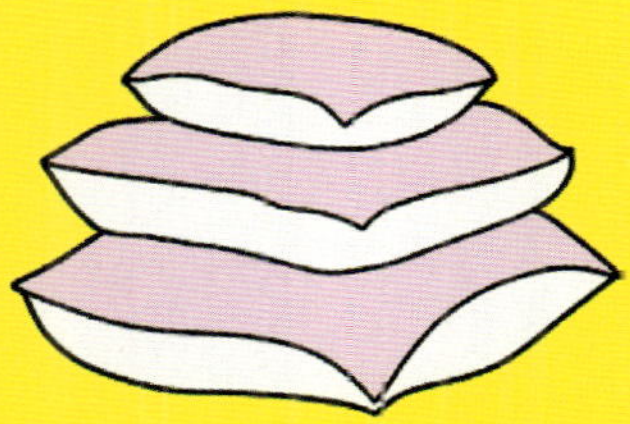

Schritt 4: Multi-sensorische Magie

Ganz im »Naked-Doula-Stil« legen wir einen Zahn zu! Aktiviere all deine Sinne, um die Leistung deines Triggers zu verstärken. Kombiniere beruhigende Bilder und Düfte, sanfte Berührungen und entspannende Klänge zu einer multisensorischen Erfahrung, die deinen Trigger intensiviert. Je mehr Sinne beteiligt sind, desto tiefer wird dein Zustand der Entspannung und der Konzentration sein.

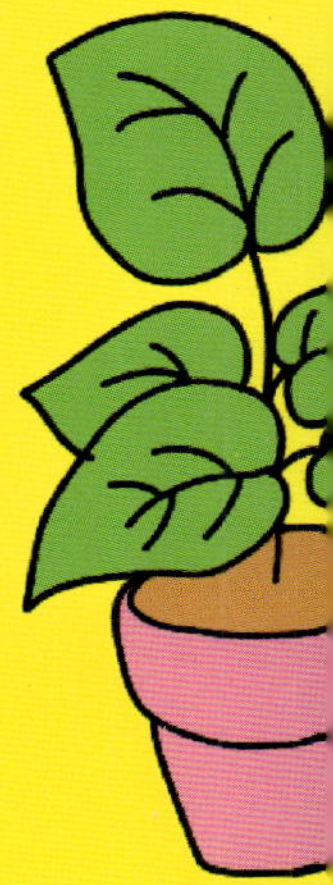

Schritt 5: Glaube an die Magie

Deine innere Einstellung ist entscheidend für die Wirksamkeit deines Triggers. Glaube von ganzem Herzen an seine Magie, die dir während der Geburt Ruhe, Trost und Kraft schenkt. Vertraue dir und sei gewiss, dass du die Fähigkeit besitzt, deine Geburt zu einem magischen Erlebnis zu machen.

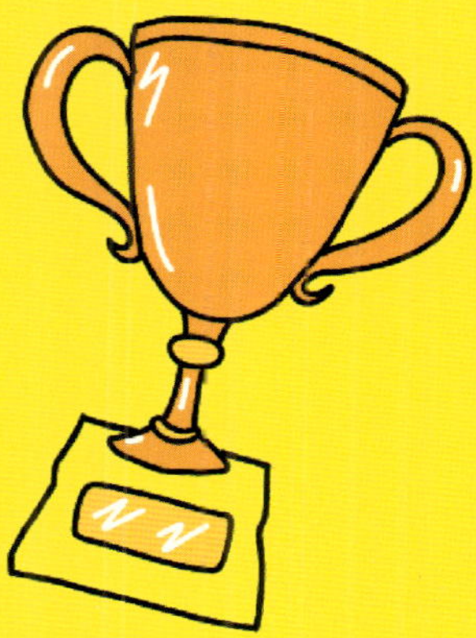

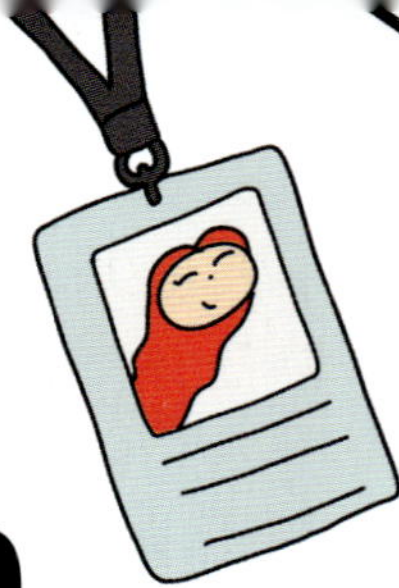

Oxytocin, die Bienenkönigin

Dieses magische Hormon wird während der Geburt ständig ausgeschüttet, von den ersten Anzeichen bis du endlich mit deinem Neugeborenen kuschelst.

Spätschwangerschaft

Man geht davon aus, dass die Lunge des Babys gegen Ende der Schwangerschaft ein Protein freisetzt, das wie ein Hormon wirkt, die Wehen auslöst und damit den Startschuss für die Geburt gibt.

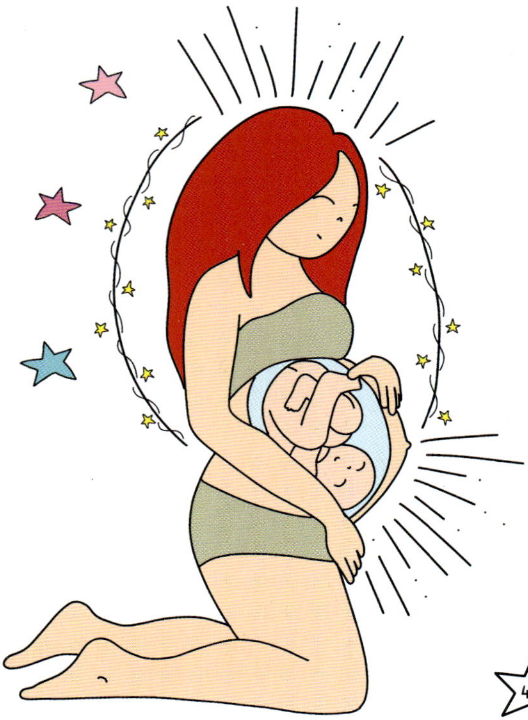

Zugleich bereitet dein Körper den großen Moment vor, wie ein Team hinter der Bühne. Progesteron, das vorzeitige Wehen verhindert, wird durch den Anstieg von Östrogen und mütterlichem Cortisol deaktiviert. Das Liebeshormon Oxytocin kann nun steigen und deine Gebärmutter für spektakuläre Wehen bereit machen.

Der Beginn der Wehen

Wenn die wunderbaren Wehen einsetzen, bleiben die Lage und die Bewegungen des Babys in deiner Gebärmutter nicht unbemerkt. Die Sinnesnerven in der Gebärmutter und dem Gebärmutterhals erfassen die Lage und senden eine Nachricht an

OXYTOCIN IST WÄHREND DER WEHEN STÄNDIG AKTIV.

dein Gehirn. Und hier geschieht das Wunder. Dein Gehirn empfängt das Signal und kurbelt die Produktion von Oxytocin an. Es ist so etwas wie ein Dirigent. Es veranlasst die Gebärmuttermuskeln, ihre rhythmischen Wellen zu starten. Endorphine setzen sich an die Nervenrezeptoren und blockieren die Schmerzsignale, sodass sich alles ganz beherrschbar anfühlt, wie eine Sinfonie, die dein Baby mit jeder Phrase seinem Auftritt näherbringt. ABER wenn etwas den Oxytocin-Fluss stört, kann sich die Geburt verlangsamen, verändern oder sogar ganz aufhören. Sprich ein Machtwort, wenn irgendwelche Maßnahmen dich stressen, um deinen Oxytocinfluss zu schützen.

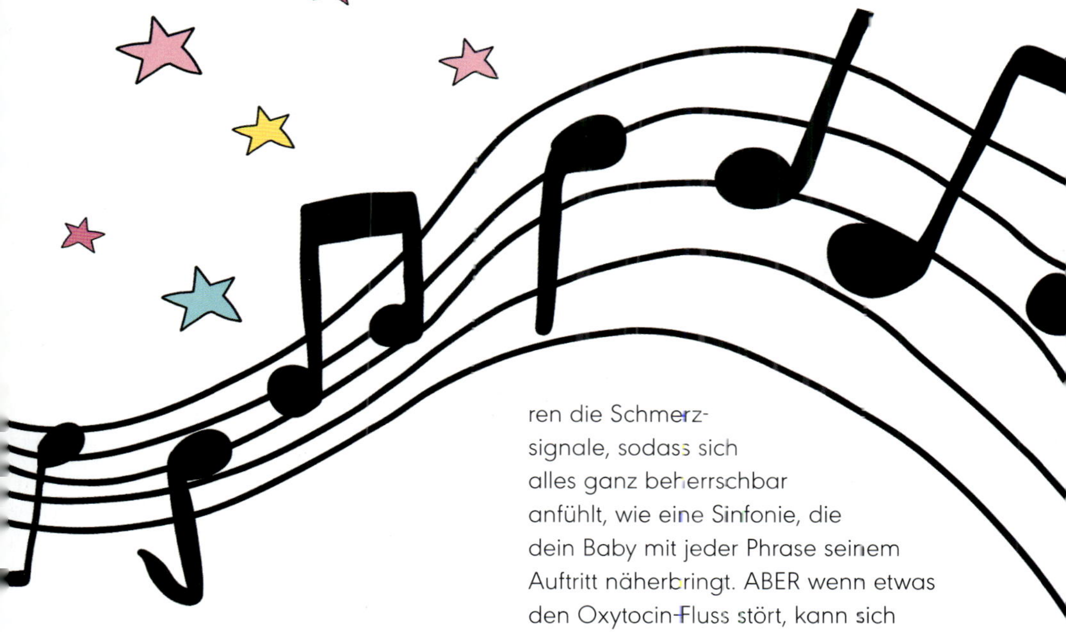

DENK DRAN

Wenn du während der Wehen immer wieder auf die Königin Oxytocin zurückgreifst, kannst du unerwünschte Eingriffe eher vermeiden.

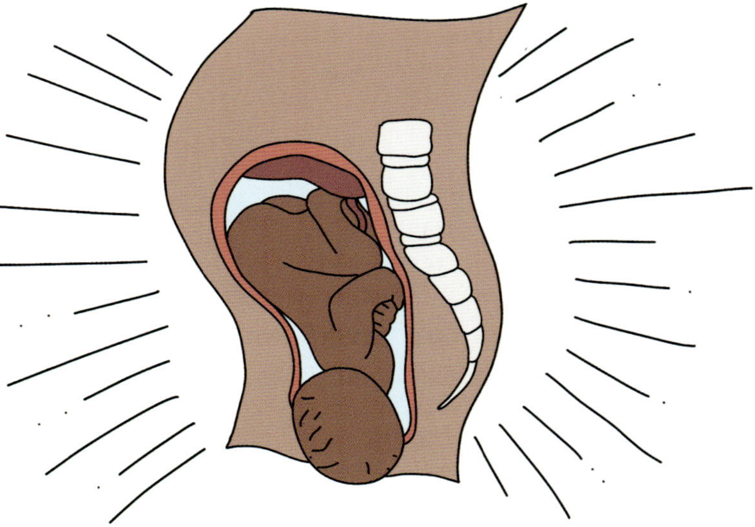

Geburt

Dein Baby tritt seine wundersame Reise durch den Geburtskanal wie ein kleiner Navigator an, der deinem Körper signalisiert, was während der Wehen zu tun ist. Stell dir vor, dass dein Baby deinem Körper bei jeder Bewegung und Positionsänderung zuflüstert: »Hey, hier lang, ein bisschen mehr nach links, ein sanfter Schubs dort« – wie eine Geheimsprache, die dich durch die letzten Phasen der Wehen führt. Aber das Abenteuer ist damit noch nicht zu Ende. Sobald dein Baby triumphierend das Licht der Welt erblickt hat, erwartet dich der magische Moment des ersten Hautkontakts, der eine Flut von Oxytocin auslöst. Damit signalisiert dieses unglaubliche Hormon der Gebärmutter: »Hey, Zeit, die Sache abzuschließen!«, sodass sie sich zusammenzieht, die Plazenta abstößt und den Blutverlust nach der Geburt verringert. Das ist ein genialer Plan der Natur, um das Wohlbefinden und die Genesung der Mutter sicherzustellen.

Hautkontakt zu deinem Baby löst eine Flut von Oxytocin aus.

Nach der Geburt

Nach der bewegenden Ankunft deines Kleinen hält eine Rückkopplungsschleife zwischen dir und deinem Baby die Magie aufrecht. Während du dein kostbares Bündel in zärtlichem Hautkontakt an dich drückst, geschieht etwas Außergewöhnliches. Oxytocin strömt erneut durch deinen Körper und verkündet: »Hey, es ist Zeit für die Milch! Lasst uns das Stillen zu einer Erfolgsgeschichte machen!« Dieses unglaubliche Hormon sorgt für den Milcheinschuss, sodass dein Kleines die nötige Nahrung erhält, und vertieft das feste Band zwischen euch. Aber die Rückkopplungsschleife endet damit nicht. Dein Baby kommuniziert mit dir auf seine ganz eigene Weise: durch sein Schreien, sein Trinkverhalten und sogar durch seine Schläfchen. Es ist, als hätte es einen Geheimcode, den nur du entschlüsseln kannst. Seine Signale, seine Bedürfnisse und sein Rhythmus beeinflussen dein Verhalten und deine Reaktionen als Elternteil. Wenn dein Baby weint, sagt es: »Hey, ich brauche dich. Tröste mich, nähre mich, liebe mich.« Und du, als die wunderbare Mutter, die du bist, reagierst instinktiv mit Zärtlichkeit und Fürsorge. Wenn du dein Baby fütterst und siehst, wie zufrieden es ist, vertieft sich die Bindung zwischen euch.

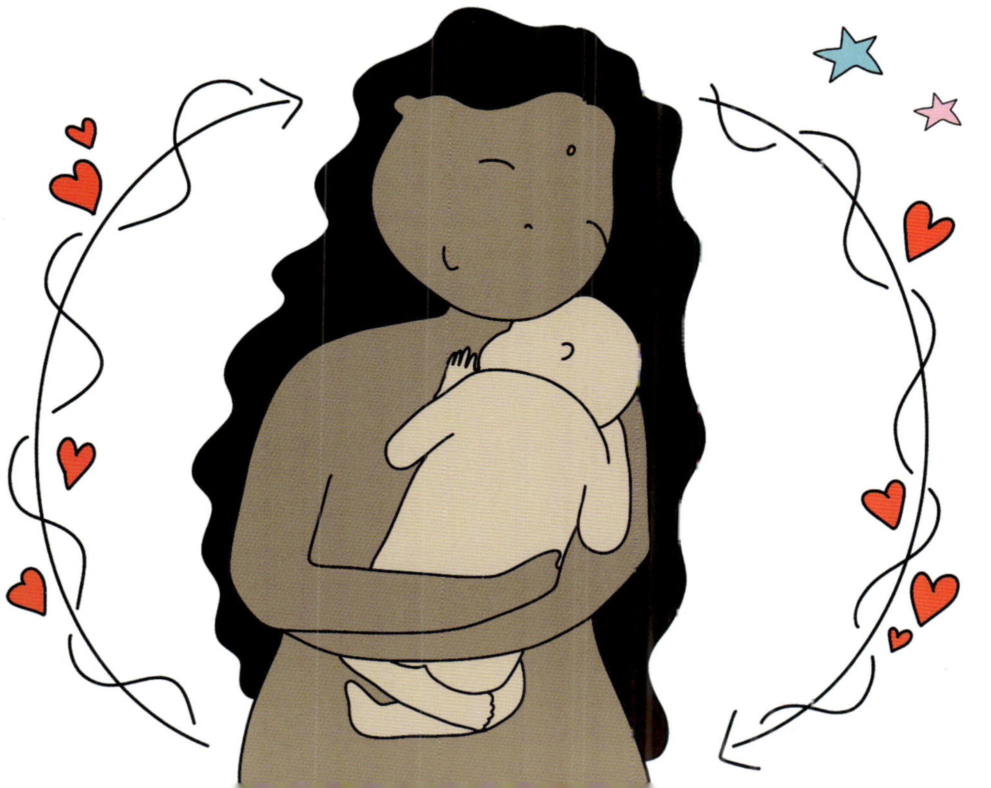

Dein persönliches Hypnobirthing

Vielleicht hast du gehört, dass Hypnobirthing eine reibungslose und angstfreie Geburt ermöglichen kann. Das tut es, muss aber auf dich zugeschnitten sein.

Eine Revolution der Geburt

Standard-Hypnobirthing ist für viele werdende Mütter ein Leuchtfeuer der Hoffnung. Es ist eine weltweit anerkannte Technik, die in verschiedenen Kulturen und Gesellschaften angewendet wird. Man wendet Atemübungen, Selbsthypnose und Entspannungstechniken an, die helfen, mit der Geburt einhergehende Beschwerden und Ängste zu bewältigen. ABER Hypnobirthing basiert auf der Annahme, dass wir alle gleich sind, und lässt persönliche Erfahrungen außer Acht. Die Methode basiert zwar auf umfassenden, wissenschaftlich fundierten Prinzipien, wirkt aber von Person zu Person anders. Das liegt vor allem daran, dass die Standardverfahren nicht mit den einzigartigen neurologischen und emotionalen Mustern jeder Person übereinstimmen. Hypnobirthing kann erlittene Traumata, persönliche Ängste

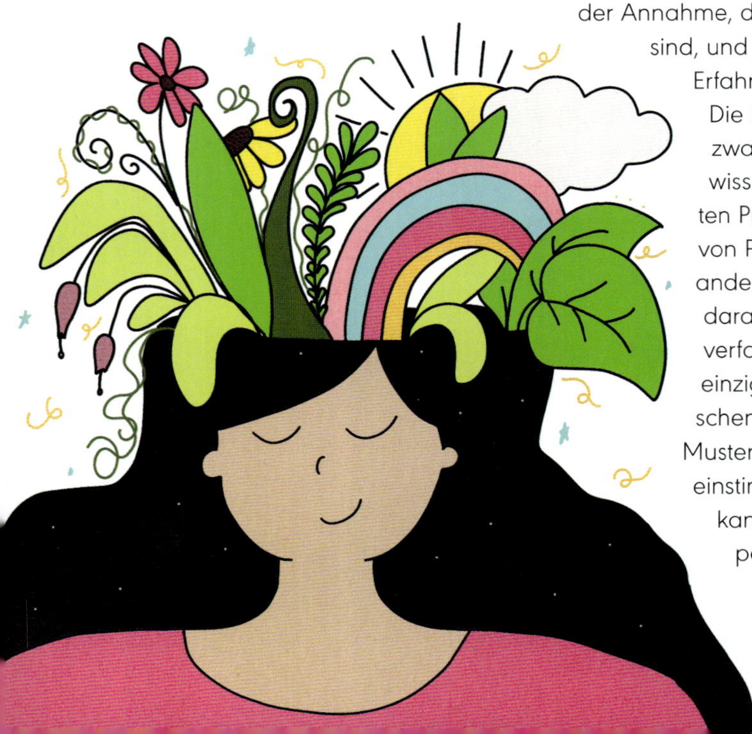

Personalisiertes Hypnobirthing stattet dich mit bewährten Techniken aus, um Beschwerden und Ängste zu bewältigen.

oder individuelle psychische Zustände, die unsere Schmerzwahrnehmung und -bewältigung wesentlich beeinflussen, unberücksichtigt lassen.

Dein einzigartiges Gehirn

Das menschliche Gehirn ist ein Meisterwerk, ein komplexes Netz aus Erfahrungen, Gefühlen und Wissen. Jeder Mensch ist anders, mit seiner persönlichen Geschichte und seinen Erfahrungen. Etablierte Denkmuster, beeinflusst von gesellschaftlichen, familiären und persönlichen Überzeugungen über die Geburt, können dein Geburtserlebnis noch komplexer machen. Daher funktioniert das Standard-Hypnobirthing nicht unbedingt für jede Frau optimal. Es kann nuancierte neurologische Landschaften nicht berücksichtigen.

Personalisiertes Hypnobirthing für die selbstbestimmte Geburt

Hier kommt das personalisierte Hypnobirthing ins Spiel. Dabei geht es darum, dir nicht nur die Standardtechniken beizubringen, sondern diese Techniken auf deine einzigartigen emotionalen und psychischen Bedürfnisse abzustimmen. Individualisiertes Hypnobirthing ist ein ganzheitlicher Ansatz, der deine persönliche Geschichte, deine innere Einstellung und deine Zukunftswünsche in die Geburt mit einbezieht. Du wirst nicht als weitere Zahl in einer Statistik, sondern als Individuum mit einzigartiger neurokognitiver Struktur behandelt. Du erhältst maßgeschneiderte Techniken, die auf deine Erfahrungen und Wahrnehmungen abgestimmt sind, damit deine Geburt für dich eine positive, dich stärkende Erfahrung wird, unabhängig von deinen früheren Erfahrungen und gegenwärtigen Ängsten.

Lies auf den nächsten Seiten, wie du dein Gehirn auf dein persönliches Geburtserlebnis vorbereitest.

Maßgeschneidertes Hypnobirthing

Es gibt im Hypnobirthing zwar allgemeine Prinzipien und Techniken, aber jeder Mensch ist einzigartig und spricht auf andere Ansätze an. Auf dich zugeschnittenes Hypnobirthing berücksichtigt deine Einzigartigkeit und bereitet dir ein Geburtserlebnis, das deinen Bedürfnissen und Wünschen entspricht.

1. Probiere verschiedene Techniken
Experimentiere mit verschiedenen Hypnobirthing-Techniken, um die für dich passenden zu finden. Probiere unterschiedliche Visualisierungen, Affirmationen und Entspannungsübungen und finde heraus, welche zu deiner Persönlichkeit und deinen Wünschen passen.

2. Individualisiere die Affirmationen
Formuliere Affirmationen, die deine Glaubenssätze und Wünsche für die Geburt widerspiegeln. Adressiere mit ihnen deine spezifischen Ängste und Bedenken und formuliere ermutigende, positive Aussagen, die dich tief im Innern ansprechen.

3. Personalisiere die Visualisierungen
Visualisierungen sind ein wirksames Instrument im Hypnobirthing. Male dir dein ideales Geburtsszenario mit allen Details aus, die für dich von Bedeutung sind. Stell dir vor, wie du dich ruhig, zuversichtlich und in Kontrolle fühlst, umgeben von Menschen, die dich unterstützen.

4. Passe die Atemtechniken an
Experimentiere mit verschiedenen Atemtechniken, um herauszufinden, welche dich tief entspannt. Richte den Atem in Tempo, Rhythmus und Dauer nach deinem Wohlbefinden aus. Du kannst die Atemarbeit auch mit Bewegungen oder Lautäußerungen kombinieren, wenn dir das natürlicher vorkommt.

5. Integriere Persönliches
Bring in deine Hypnobirthing-Technik persönliche Elemente ein, die dir Freude und Trost spenden, etwa deine Lieblingsmusik, ätherische Öle oder Düfte, die positive Emotionen wecken, oder die Anwesenheit von Dingen oder Symbolen, die dir etwas bedeuten.

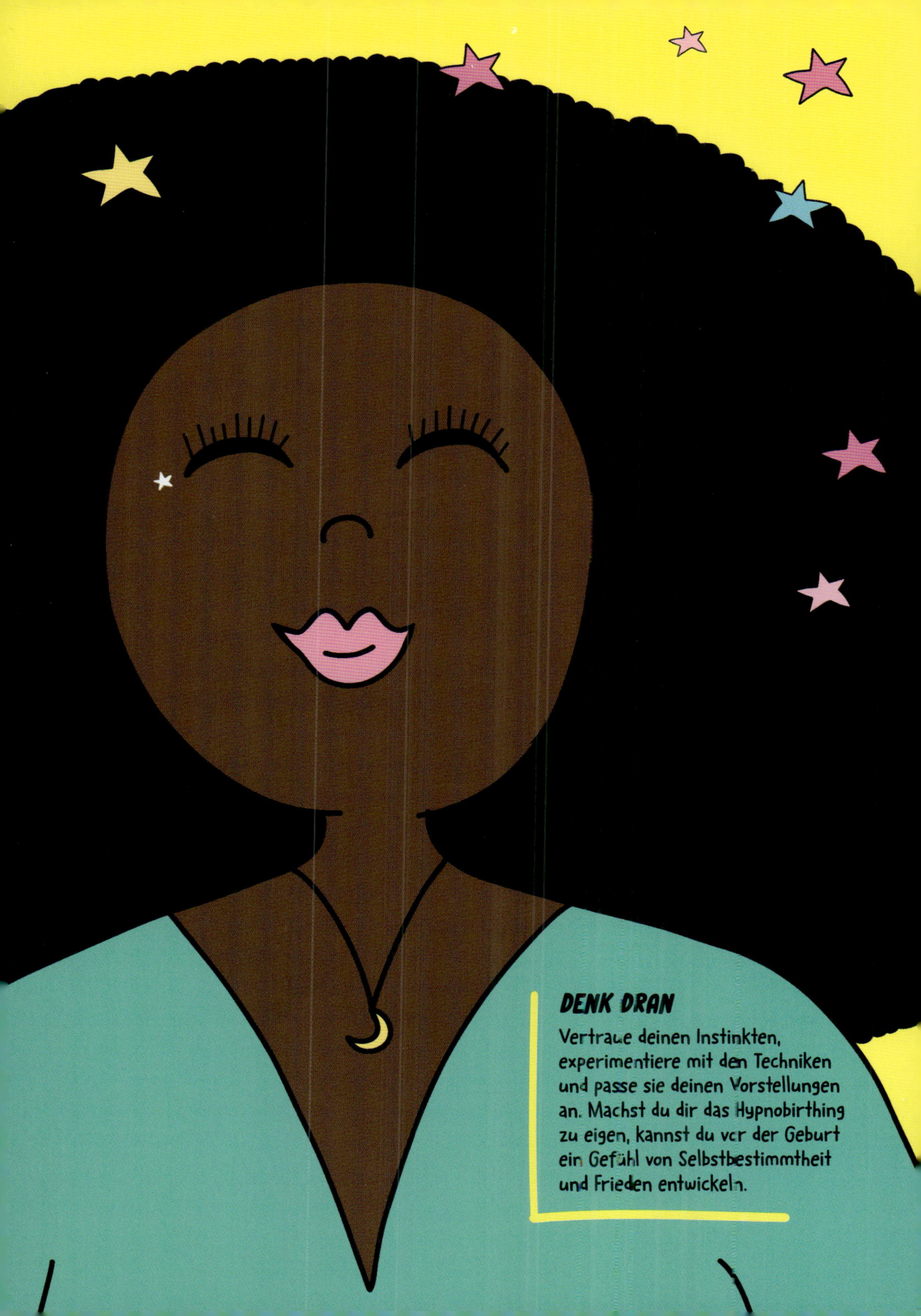

DENK DRAN

Vertraue deinen Instinkten, experimentiere mit den Techniken und passe sie deinen Vorstellungen an. Machst du dir das Hypnobirthing zu eigen, kannst du vor der Geburt ein Gefühl von Selbstbestimmtheit und Frieden entwickeln.

GEHIRN Merke dir

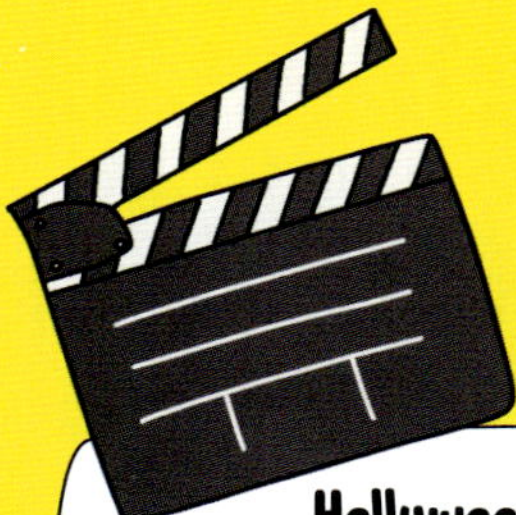

Hollywood-Blödsinn

Vergiss das falsche Narrativ über die Geburt! Dir wurde eingeredet, dass die Geburt etwas Furchterregendes ist und dein Körper nicht weiß, was er tun soll. Hiermit erlaube ich dir, diesen Mist zu vergessen und an deine Fähigkeit zu gebären zu glauben.

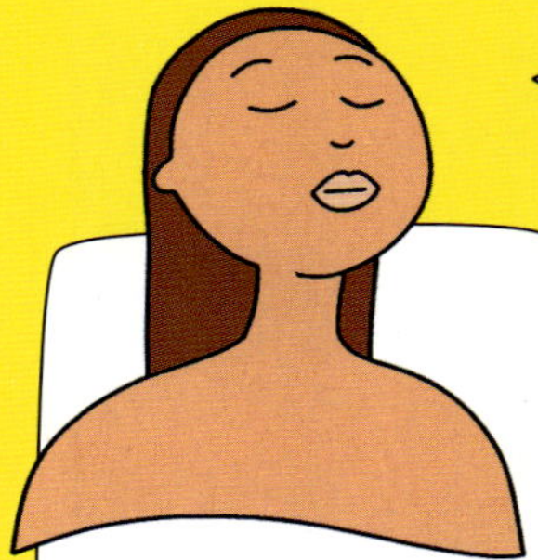

Sinnhafter Schmerz

Der Geburtsschmerz ist nicht dein Feind, sondern dein wichtigster Bote. Er will, dass du dich in ihn hineinbegibst und darauf vertraust, dass er dich und dein Baby zusammenbringt. Du schaffst das!

Wer bist du?

Verstehst du dein wahres Ich, wird sich deine Geburt verändern. Sobald du diese neue Beziehung zu dir selbst aufgebaut hast, wirst du verstehen, was dir bei der Geburt guttut und was nicht, ob mehr Privatsphäre oder Unterstützung. Dein wahres Ich ist der Schlüssel zu einer guten Geburt.

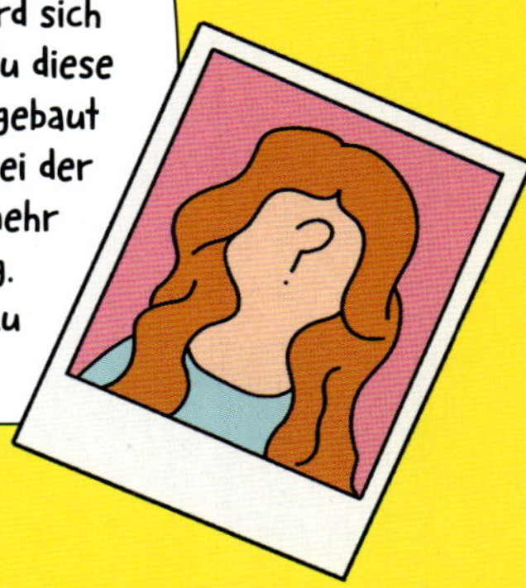

Trigger

Gibt es eine bessere Methode, das positive Zeug anzuzapfen, als durch Trigger? Über deine Sinne geben sie dir Zugang zu Wohlfühl-Erinnerungen und -Hormonen. Arbeite täglich mit deinen Triggern.

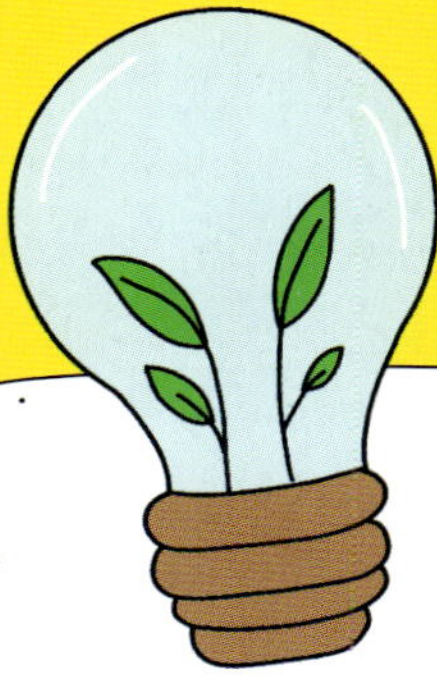

Umprogrammierung

Durch Umprogrammieren deines Gehirns befreist du dich von bescheuerten Denkmustern und bringst dein Unterbewusstsein mit deinen Wünschen für die Geburt in Einklang. Durchforste deine Gehirnbibliothek und organisiere sie neu.

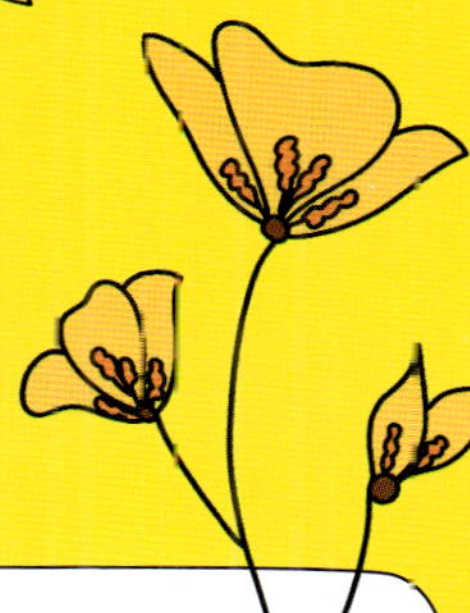

Dein persönliches Hypnobirthing

Wähle statt allgemeiner Musik solche, die dich anspricht. Erstell dir deine eigene Playlist oder suche dir eine, die dich aufbaut. Finde Techniken, die sich für dich richtig anfühlen, und sei dir bewusst, dass deine Einstellung das Wichtigste ist.

KÖRPER

Den Körper annehmen

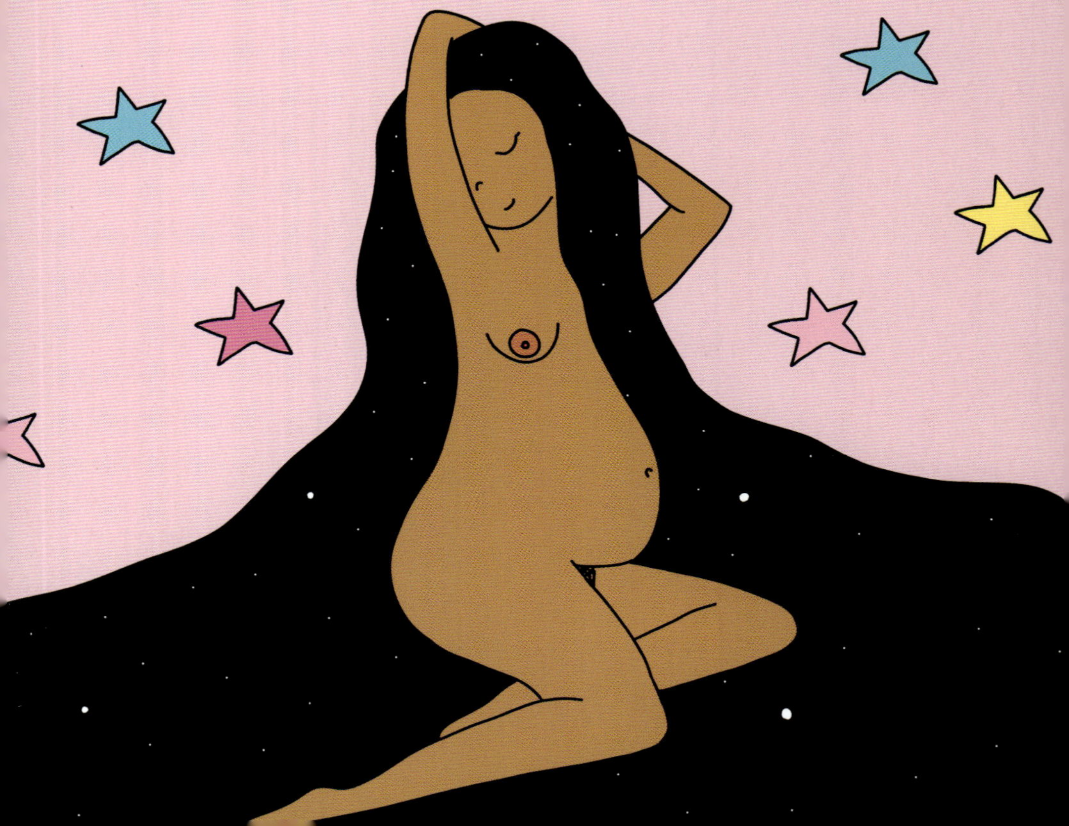

In einer Welt voller Schönheitsnormen und unrealistischer Erwartungen fühlt man sich schnell von bleischweren Selbstzweifeln und Verunsicherung unter Druck gesetzt.

Öffnest du dir die Tür zur Selbstakzeptanz, gewinnst du das Selbstvertrauen, das du für eine schöne Geburt brauchst. Es ist Zeit, das Blei abzuschütteln und dein wunderbares Ich zum Vorschein kommen zu lassen!

Enthülle deine Macht

Nehmen wir unseren Körper mit Selbstakzeptanz und Liebe ganz und gar an, können wir uns dem Wunder der Geburt freudig hingeben.

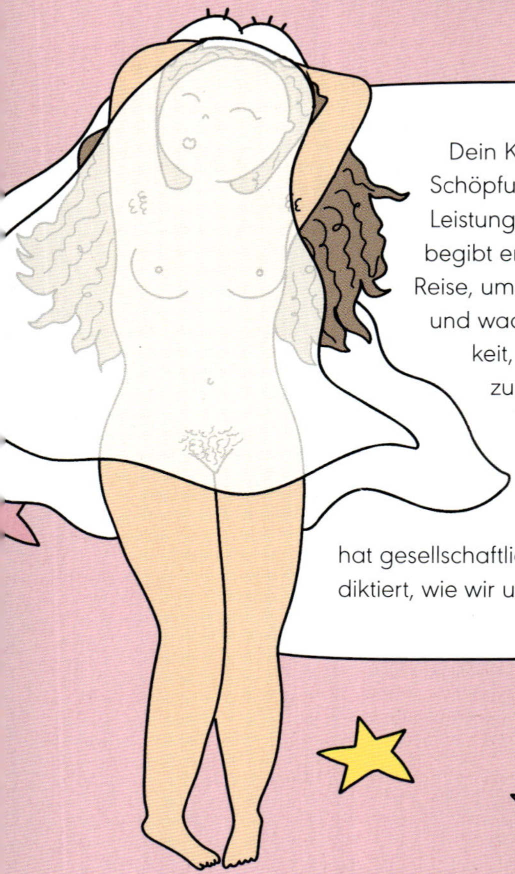

Dein Körper ist ein Meisterwerk der Schöpfung, fähig zu unglaublichen Leistungen. Von der Empfängnis an begibt er sich auf eine transformative Reise, um das Leben in sich zu nähren und wachsen zu lassen. Seine Fähigkeit, ein Kind auszutragen und zu gebären, grenzt an ein Wunder. Es ist an der Zeit, deine einzigartige Stärke zu erkennen und als heilig zu würdigen. Zu lange hat gesellschaftliche Konditionierung uns diktiert, wie wir unseren Körper wahrnehmen sollen, hat uns oft mundtot gemacht und das Gefühl gegeben, macht- und wertlos zu sein. Man hat dir eingeredet, dass du dich für deine Periode, körperliche Veränderungen, Haare, Dehnungsstreifen und deinen »Mutterleib« schämen und all das verstecken musst. Weißt du, was ich dazu sage? Scheiß drauf! Schluss mit diesem Schwachsinn! Stell die Normen infrage und definiere Schönheit für dich neu. Zelebriere deinen einzigartigen Körper, akzeptiere dich bis ins kleinste Detail.

Im Laufe der Geschichte wurden wir ausgegrenzt, übergangen und herumkommandiert. Aber jetzt entscheidest du. Du bist die Geschichtenerzählerin, die Hauptfigur und das Publikum, alles zugleich.

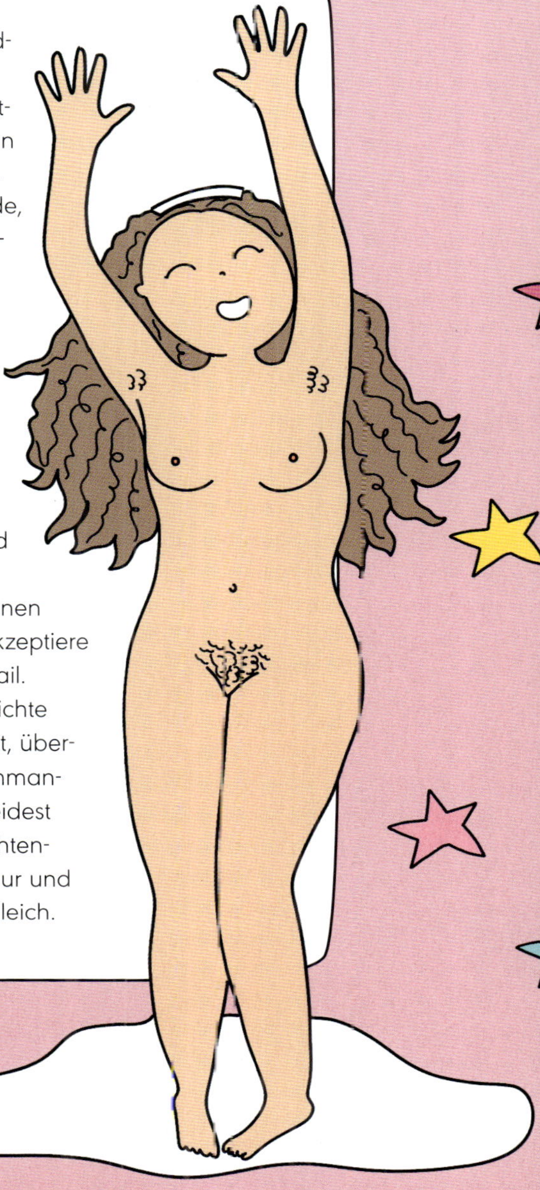

Du bist gut genug

Wenn du deinen Körper akzeptierst, kannst du der Geburt selbstbewusster entgegensehen. Der Weg zur Selbstakzeptanz beginnt bei dir selbst!

Schau unter die Oberfläche, und erkenne deine innere Schönheit. Kultiviere dein Selbstbewusstsein und deine Selbstliebe, und lerne deinen unglaublichen Körper wertzuschätzen. Von den Kurven, die von Wachstum und Zähigkeit erzählen, bis zu den Narben, die von Stärke zeugen, erzählt jeder Teil deines Körpers eine Geschichte. Die transformative Erfahrung der Geburt kann für eine Frau ein wichtiger Schritt zur Selbstakzeptanz sein.

Dein vielschichtiger Körper

Der Moment der Geburt entzieht sich jeder Beschreibung. Er ist kraftvoll, verletzlich und von tiefer Schönheit. In diesem Kapitel erforschen wir die Wunder deines Körpers und deiner Sexualität und was dies mit der Geburt zu tun hat, um dir ein harmonisches Verhältnis zu deinem Körper zu ermöglichen. Ich habe mich und meine Sexualität endlich akzeptiert. Als mir bewusst wurde, wie viele Jahre ich durch Selbstzweifel, Scham und Unsicherheit verloren hatte, empfand ich den Drang, dieses generationsbedingte Muster zu durchbrechen.
In meinen Zwanzigern waren Ängste meine ständigen Begleiter. Sie hatten mich fest im Griff, sodass ich mich in unstete, deprimierende Verhaltensmuster verstrickte. Ich spielte meine Rolle meisterhaft und lebte nach den Vorgaben, die ich bereits erwähnte.
Mit falschem Lächeln und scheinbarem Selbstvertrauen auf der Tanzfläche wurde ich ein echter schwarzer Schwan. Andere sagten zu mir: »Ich wäre gerne so selbstbewusst wie du.« Sie ahnten nicht, welche inneren Kämpfe ich ausfocht und wie verzweifelt ich nach Liebe suchte, als wäre sie ein knappes Gut. Selbstzwei-

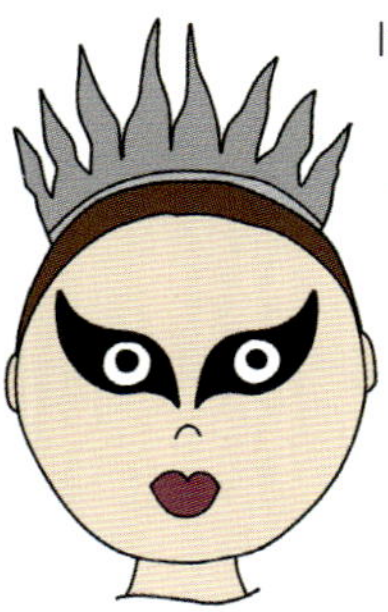

Die Geburt ist ein unbeschreiblicher Moment, von roher Kraft, Verletzlichkeit und tiefer Schönheit.

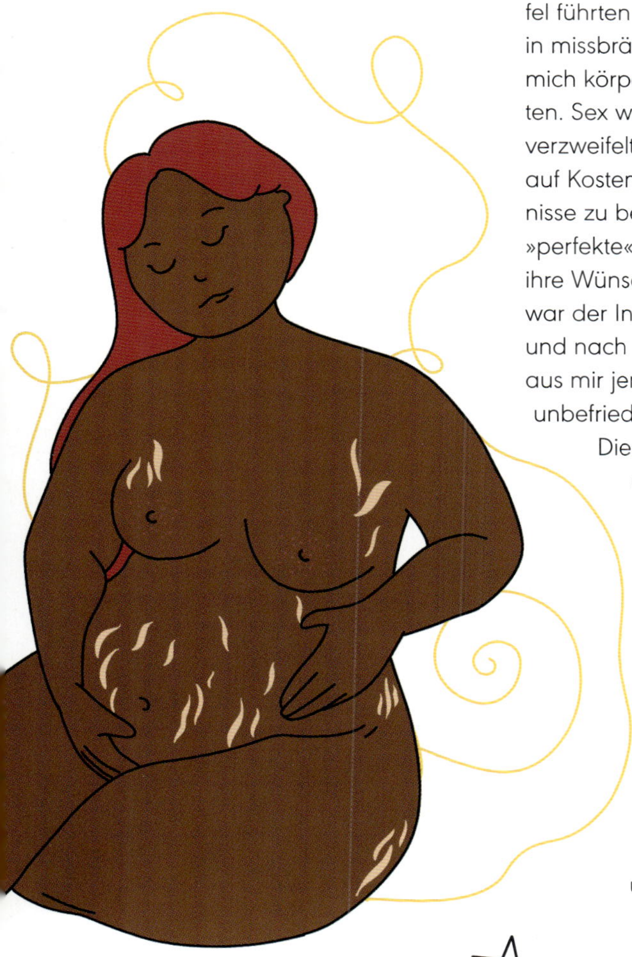

fel führten mich auf Abwege, auch in missbräuchliche Beziehungen, die mich körperlich und seelisch auszehrten. Sex wurde zur Show und war ein verzweifelter Versuch, meine Partner auf Kosten meiner eigenen Bedürfnisse zu befriedigen. Ich glaubte, die »perfekte« Freundin zu sein, wenn ich ihre Wünsche über meine stellte. Ich war der Inbegriff eines »Freaks im Bett und nach außen hin nett«. Ich machte aus mir jemand anderen und war unbefriedigt, emotional und sexuell.

Die Gesellschaft brachte mich dazu, meine Sexualität und meinen Körper infrage zu stellen und mich unzulänglich zu fühlen. Die von Hollywood und Pornos vermittelten Ideale schufen ein enges, verzerrtes Frauenbild und schränkten meine Selbstsicht und meinen wahren Wert ein. Wir sind aber so viel mehr als nur unser Körper.

Dein Körper gehört dir

Lass uns über körperliche Autonomie reden. Die Wahrheit ist, dass dein Körper dir gehört, einzig und allein dir!

Dein Körper ist kein Gefäß; er ist eine Kraft von unermesslichem Potenzial. Aber weißt du was? Die Gesellschaft hat diese Kraft schon viel zu lange begrenzt, dir vorgeschrieben, was du über deinen Körper wissen sollst und für dich entschieden. Höchste Zeit, dass wir unsere Autonomie zurückfordern. Lass uns erforschen, warum dies so wichtig für deine Erfahrungen und Entscheidungen insbesondere im Hinblick auf das atemberaubende Erlebnis der Geburt ist.

Was körperliche Autonomie ist

Körperliche Autonomie bedeutet, dass du über deinen Körper entscheidest, ohne Einmischung anderer. Du kontrollierst, was mit dir während der Schwangerschaft und der Geburt geschieht, und stellst sicher, dass deine Entscheidungen und Grenzen respektiert werden. Niemand – wirklich niemand – hat das Recht, deinen Körper ohne deine Zustimmung zu berühren. Egal, ob es sich um medizinisches Personal oder andere Personen handelt, du darfst Nein sagen und Grenzen setzen. Vergiss niemals, dass dein Körper dir gehört und du das juristische und moralische Recht hast, ihn zu schützen. Deine Zustimmung darf nicht erzwungen oder manipuliert werden. Tritt für dich ein und setze deine körperliche Autonomie während Schwangerschaft und Geburt durch. Umgib dich mit einem Geburtsteam, das dich unterstützt und dich respektiert, deine Sorgen erhört und deine Grenzen wahrt.

Du hast das Recht auf Entscheidungen, die deinen Werten, Überzeugungen und Wünschen entsprechen. Erhebe also deine Stimme und mache deine körperliche Autonomie geltend. Du hast die Kontrolle. Dein Körper, deine Entscheidungen, deine Macht!

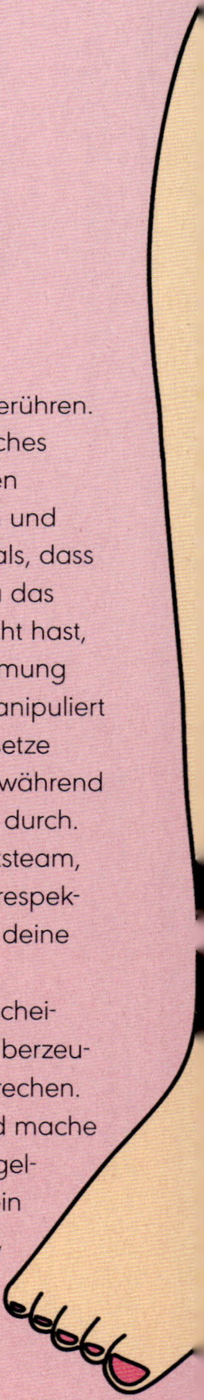

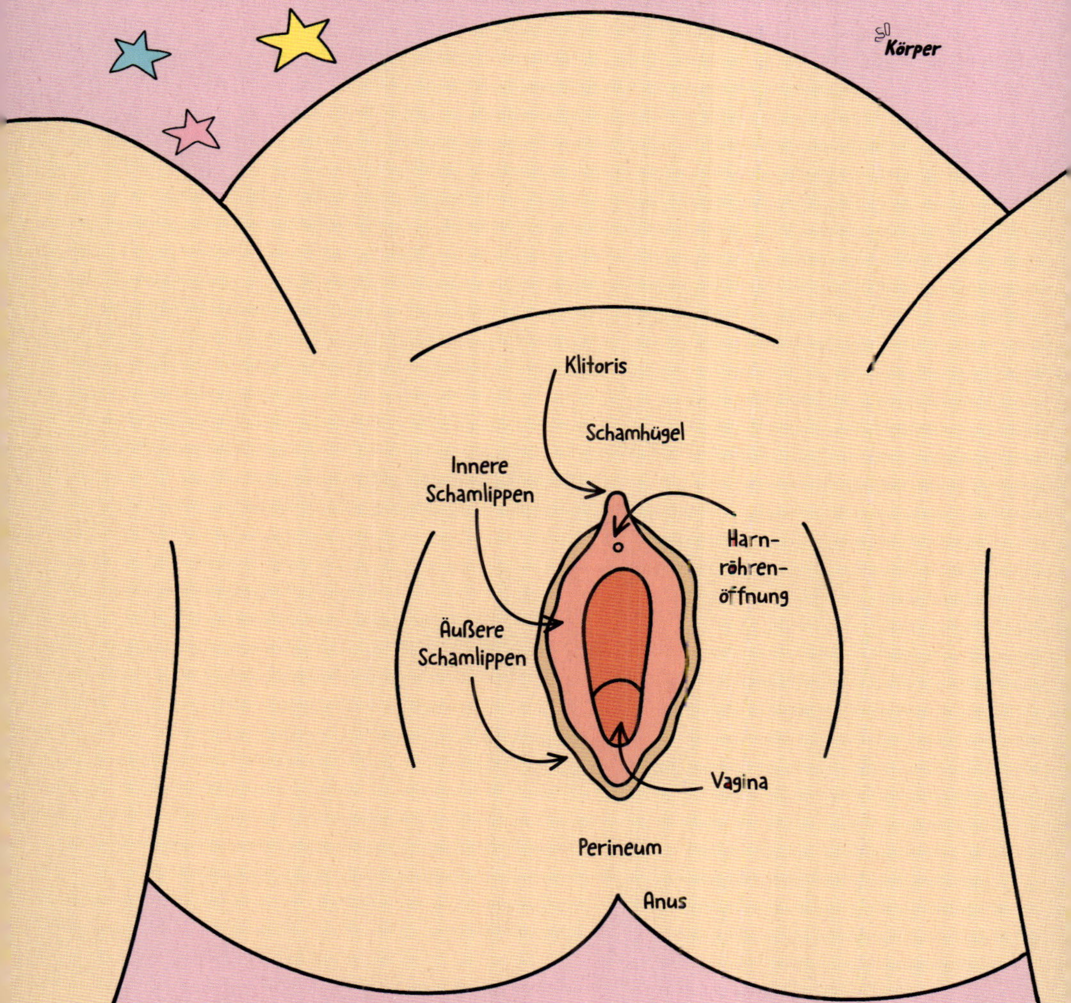

Du würdest deine Finger auch nicht ohne zu fragen und ohne Zustimmung in die Vagina deiner Ärztin schieben, umgekehrt gilt das auch für dich … DEIN KÖRPER GEHÖRT DIR!

Schon gewusst?

VON EMMA ASHWORTH
Aktivistin für eine selbstbestimmte Geburt und Autorin

Es besteht absolut keine Verpflichtung zu vaginalen Untersuchungen während der Wehen, selbst wenn behauptet wird, dass du ohne sie nicht ins Krankenhaus aufgenommen wirst oder Schmerzmittel bekommen kannst. Wahrscheinlich erklärt man dir, man müsse wissen, ob du »aktive Wehen« hast, um dich in die Klinik aufzunehmen. Genauso sagt man dir eventuell, eine vaginale Untersuchung sei erforderlich, bevor die Hebamme zur Hausgeburt kommt, man dir für eine Wassergeburt ins Becken hilft, eine PDA legt oder andere Schmerzmittel anbietet.

Vaginale Untersuchungen geben keinen Aufschluss darüber, wie lange die Wehen noch dauern werden. Außerdem hat man dir gesagt, dass dir die Unterstützung verweigert wird, wenn du dieser Untersuchung nicht zustimmst, sodass du nun unter Zwang stehst (und dieser Untersuchung zustimmen musst, um die Hilfe von Krankenhaus bzw. Hebamme zu erhalten). Genau genommen kannst du dieser Untersuchung nicht zustimmen, weil man dich dazu nötigt.

Du hast das Recht auf Betreuung im Krankenhaus oder zu Hause und ebenso auf Schmerzlinderung. Wenn eine vaginale Untersuchung uns genau sagen würde, wie weit die Wehen fortgeschritten sind und wie lange sie noch dauern werden, könnte sie einen vernünftigen Beitrag zur Entscheidung leisten, wann der richtige Zeitpunkt gekommen ist, um ins Krankenhaus zu gehen, die Hebamme zu holen oder eine PDA zu bekommen.

Wie immer gibt es auch hier Nuancen. Vielleicht will die Hebamme oder Ärztin mehr wissen als nur, wie offen oder weich der Gebärmutterhals ist. Kommunikation ist das A und O – frage daher, wozu die Untersuchung dient und wie wichtig sie für die von dir gewünschte Geburtstechnik ist, um fundiert entscheiden zu können.

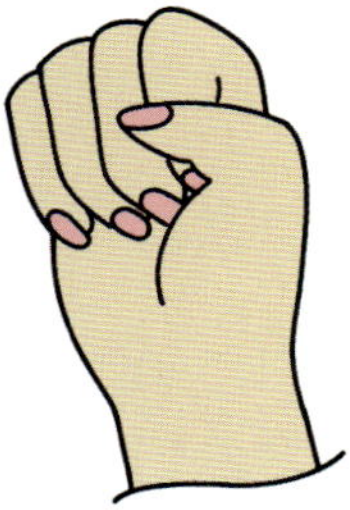

Du darfst Nein sagen

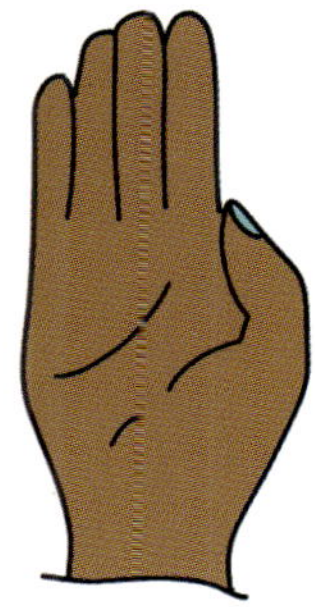

- Du darfst den Ort der Entbindung unabhängig vom Verlauf deiner Schwangerschaft und/oder deinem Gesundheitszustand wählen.

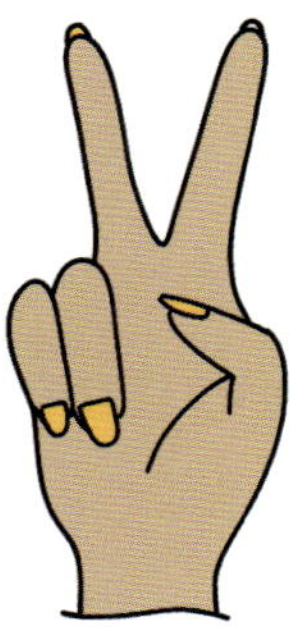

- Du hast das Recht auf Schmerzlinderung; sie darf dir nicht verwehrt werden.

- Du darfst zu jedem Eingriff, medizinischen Verfahren, Bluttest und jeder Untersuchung NEIN sagen.

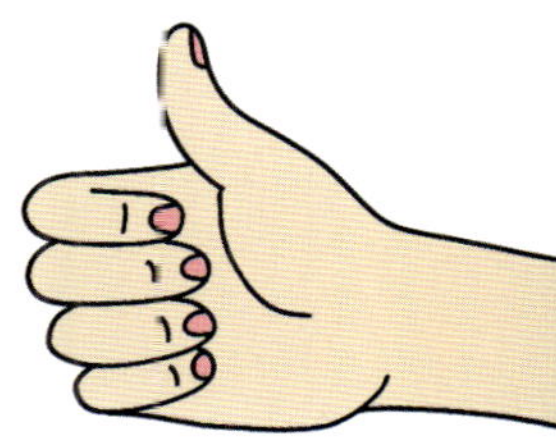

- Niemand darf dich ohne deine informierte Einwilligung untersuchen, auch nicht die Vagina oder den Muttermund, um ihn zu dehnen.

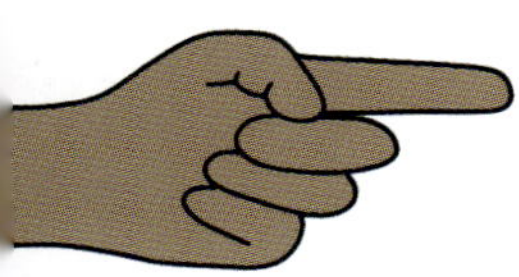

- Du hast das Recht auf eine Wassergeburt, unabhängig von deinem BMI oder Gesundheitszustand.

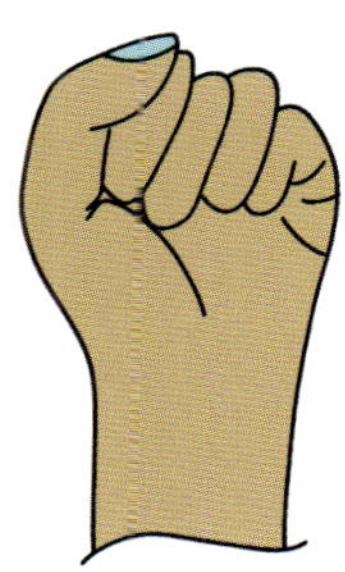

- Niemand darf dich ohne Einwilligung aufs Bett, in eine bestimmte Position oder zu einem Eingriff zwingen, auch nicht zu einem Notkaiserschnitt.

Rote Flaggen

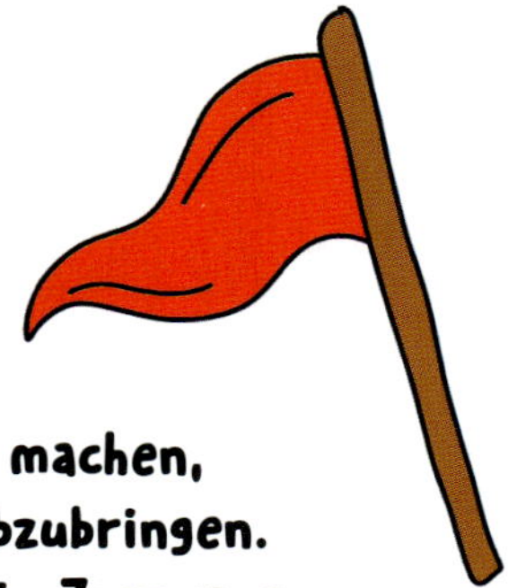

Manche Leute wollen dir vielleicht Angst machen, um dich von deiner Wunschentbindung abzubringen. Bestimmte Formulierungen bringen dich in Zugzwang.

Achte auf folgende Wörter und Ausdrücke

- An Ihrer Stelle würde ich das nicht tun.
- Sie wollen doch ein gesundes Baby, oder?
- Wenn Sie uns … nicht erlauben … dann können Sie nicht … tun/haben.
- Sie sind schwierig.
- Ich werde nun/nur …
- Ich/Wir können nicht zulassen, dass Sie …
- Sie müssen…
- Soll Ihr Baby sterben?
- Es ist Vorschrift.
- Wir müssen … weil Sie ein HOHES RISIKO haben, dass …
- Wenn Sie ablehnen …
- Was können Sie tun?

Pflegepersonal, Freunde oder Familie können dich mit bestimmten Taktiken und Worten zu etwas bringen wollen, was du nicht willst. Oft sind ihre Kommentare auf ihre eigenen Ansichten oder Ängste zurückzuführen, die deine Ängste und Sorgen befeuern. Inakzeptable Äußerungen müssen nicht aggressiv klingen … sie können auch freundlich und helfend rüberkommen.

Ändere die Spielregeln

Lass uns eine Sache klarstellen. Deine Schwangerschaft und Entbindung sollten von Wohlbefinden, Selbstbestimmung und Wahlfreiheit geprägt sein. Deine medizinischen Betreuer sind dafür da, dir unvoreingenommene Informationen zu geben und dich uneingeschränkt zu unterstützen. Ihr seid ein Team! Du solltest dich NIEMALS in die Enge getrieben, schikaniert oder genötigt fühlen. Zwar können wir nicht immer kontrollieren, mit wem wir sprechen oder konfrontiert werden, und schon gar nicht, was andere sagen. Aber wir können vor, während und nach der Geburt einiges für uns tun: Vorbereitung heißt das Zauberwort. Mach dir Gedanken über deine Entbindung und eigne dir das Wissen und das Selbstvertrauen an, um Diskussionen und schwierige Situationen zu meistern. Das ist wie die Freischaltung einer Superkraft – du wirst Selbstvertrauen ausstrahlen, dir schwierige Dinge anhören, sie verstehen und auf sie reagieren wie eine Ninja. »Nein« zu sagen, weitere Details zu erfragen, Änderungen zu wünschen oder dich durchzusetzen wird so leicht sein wie ein tiefer Atemzug.

Wenn möglich, hast du deine Geburtsbegleitung und eine Doula als deine Fürsprecher dabei. In der Kommunikation mit deinen Betreuern stellst du deine Rechte klar. Wehre dich, wenn du dich genötigt fühlst, einen Übergriff erlebst oder Unsinn hörst. Leide nicht still! Um dich offiziell zu beschweren, dokumentiere jede falsche Behandlung – mit medizinischen Unterlagen, persönlichen Erfahrungsberichten, Daten, Uhrzeiten, Namen der Beteiligten und allem Schriftverkehr.

Im Grundsatz sollte deine Entbindung begleitet, nicht dirigiert werden.

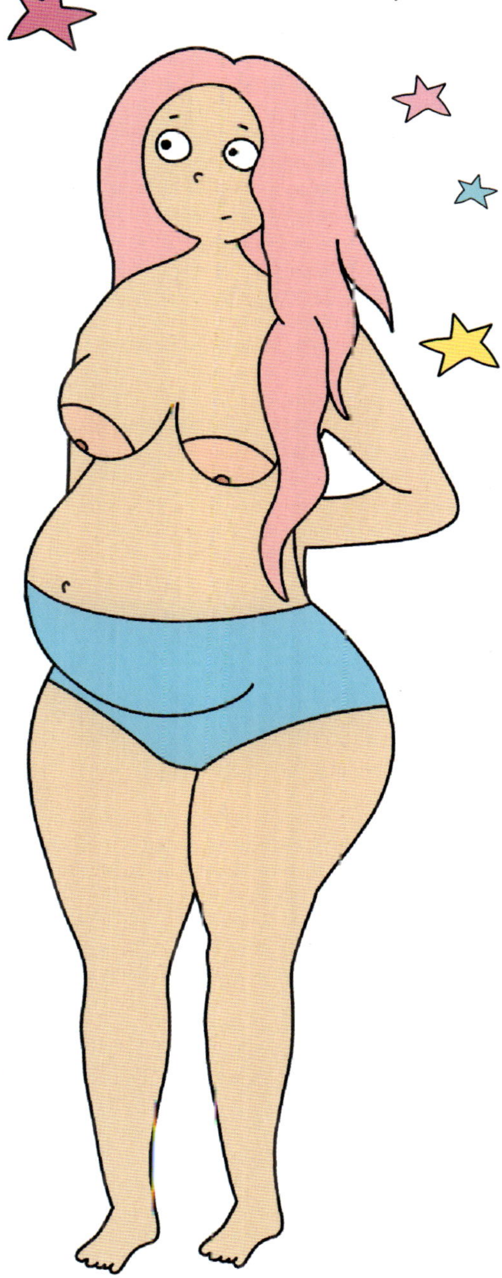

Die Trimester

In der Schwangerschaft wird dein Körper wilde Veränderungen durchlaufen. Auch wenn jede Frau sie anders erlebt, ist es gut zu wissen, was kommen kann. Nimm jede Veränderung mit Anmut an, und sei dir bewusst, dass du damit nicht allein bist.

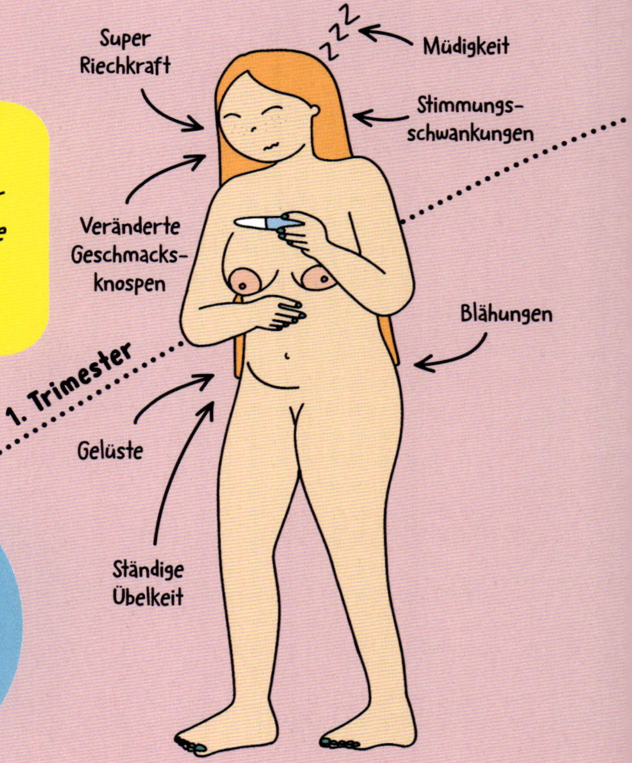

Tipp: *Dein BH ist zu klein? Das geht nicht nur dir so. Bevor du einen neuen kaufst, probiere es mit einer billigen BH-Verlängerung. Schlaue Lösung!*

RASIEREN ODER NICHT? ES MUSS NICHT SEIN! ABER WENN DU DICH RASIERST, DANN EINIGE ZEIT VOR DER GEBURT, DAMIT KEIN INFEKTIONSRISIKO BESTEHT UND DAS NACHWACHSENDE HAAR NICHT STÖREND JUCKT.

Kolostrum ist die erste Milch, die dein Körper etwa ab der 16. Woche produziert. Manchmal wird Kolostrum schon vor der Geburt abgesondert, das ist ganz normal. Dieses flüssige Gold hat Superkräfte! (Siehe S. 207)

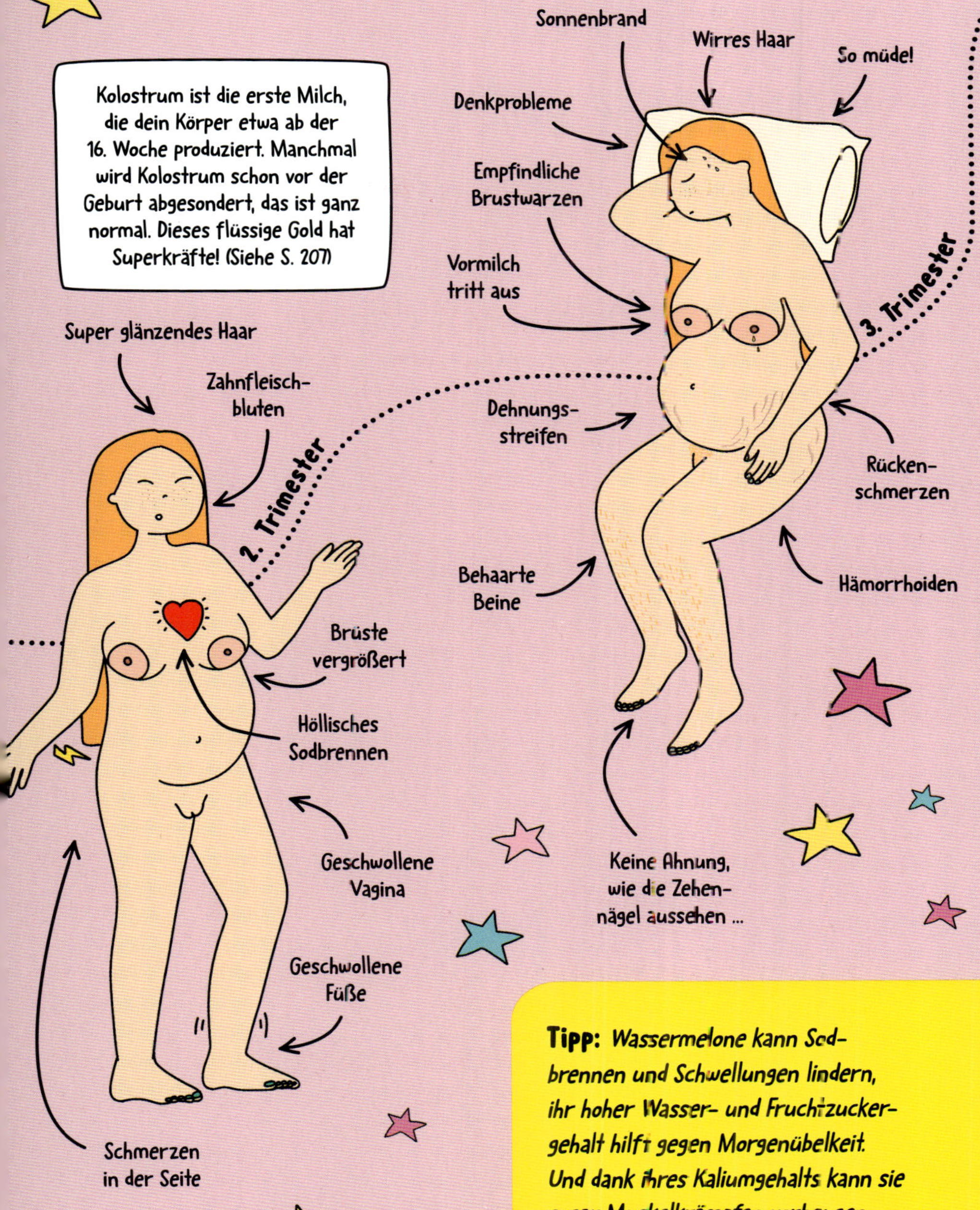

Tipp: *Wassermelone kann Sodbrennen und Schwellungen lindern, ihr hoher Wasser- und Fruchtzuckergehalt hilft gegen Morgenübelkeit. Und dank ihres Kaliumgehalts kann sie sogar Muskelkrämpfen vorbeugen.*

Was bei der Geburt passiert

Erklären wir die Geburt in einfachen Worten, denn die Details können ziemlich überwältigend sein.

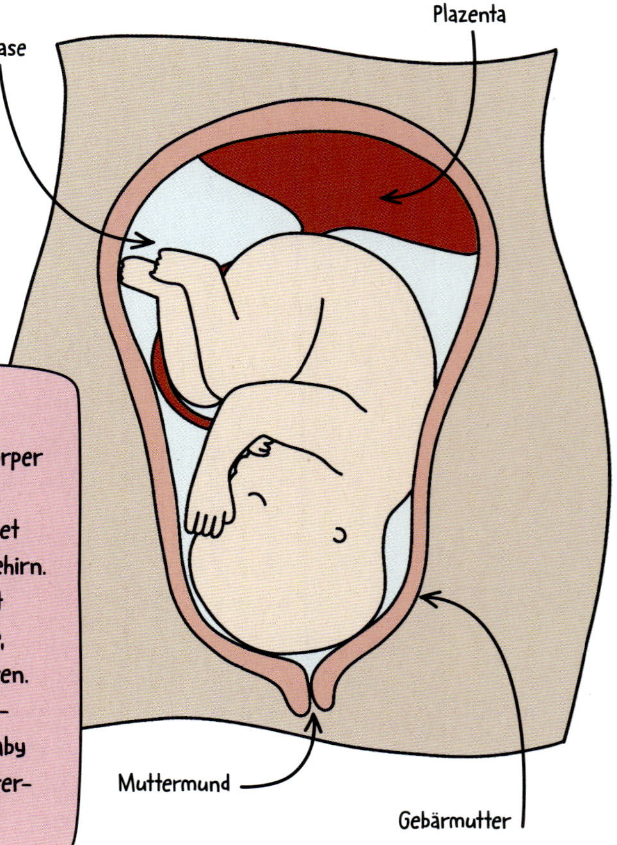

DIE GEBÄRMUTTERWAND BESTEHT AUS DREI MUSKELSCHICHTEN.

Die Geburt beginnt

1. Dein Baby und der Körper tauschen Signale aus.
2. Die Gebärmutter sendet Nervenimpulse ans Gehirn.
3. Das Gehirn signalisiert der Hirnanhangsdrüse, Oxytocin auszuschütten.
4. Oxytocin bewirkt Kontraktionen, die das Baby senken und den Muttermund erweitern.

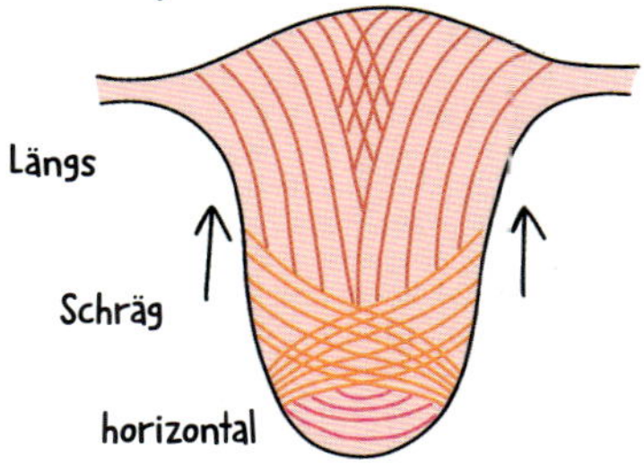

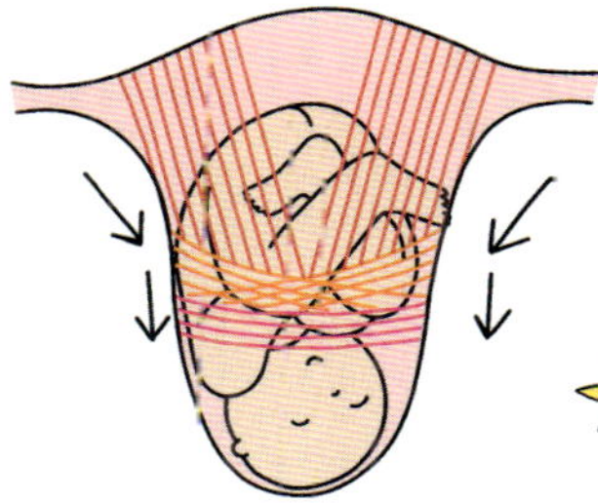

Die Gebärmutter besitzt längs, schräg und horizontal verlaufende Muskeln, die von dehnbarem Bindegewebe aus Blutgefäßen, elastischen und Kollagenfasern umhüllt sind. Bei jeder Kontraktion ziehen sich die längs und schräg verlaufenden Muskeln etwas höher, ziehen die rundum horizontal verlaufenden Muskeln mit und öffnen den Gebärmutterhals.

Während der Wehen werden die Kontraktionen immer stärker und regelmäßiger. Wir können der Gebärmutter helfen, indem wir uns möglichst entspannen. Sobald das Baby für die Geburt bereit ist, wirst du feststellen, dass sich die Wehen verändern. Nun beginnen die Muskeln, die weit hochgezogen sind, das Baby aus dem Geburtskanal zu schieben.

Vor der Geburt deines Babys wird der Gebärmutterhals schlaffer (dünner), um sich dann zu weiten (öffnen) und das Baby durchzulassen. Bei nachfolgenden Geburten erfolgt beides gleichzeitig.

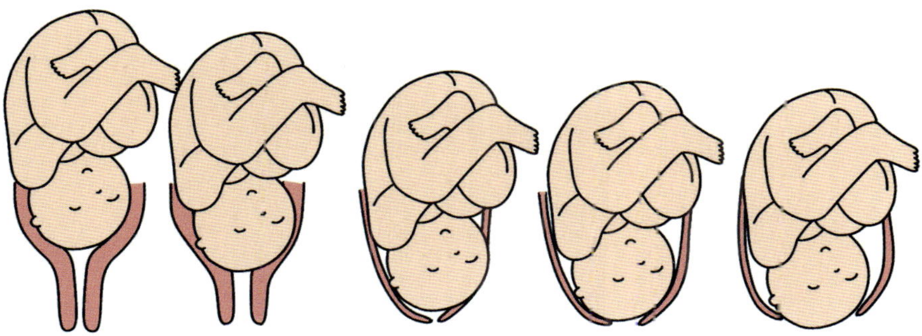

Gebärmutterhals nicht geweitet. Länge 4 cm. | Gebärmutterhals teilweise geweitet. Länge 2 cm. | Gebärmutterhals vollständig geweitet. | Muttermund 3 cm geöffnet. | Muttermund 8 cm geöffnet.

Du hörst vielleicht, dass sich dein Gebärmutterhals auf 10 cm weiten wird, aber das ist nicht immer gleich – bei dir kann er bereits mit 8 cm vollständig geweitet sein, bei anderen eventuell erst mit mehr.

MEINE GEBURT

»Ich vertraute meinem Körper, hieß jede Wehe willkommen und war mir stets bewusst, wie wichtig es war, mein Oxytocin zu schützen.«

Hormone kurzgefasst

Endorphine, natürliche Schmerzmittel, spielen bei den Wehen eine wichtige Rolle. Sie halten dich bei Laune und lindern die Intensität der Wehen, denn sie blockieren die Schmerzsignale, indem sie sich an die Nervenrezeptoren setzen. So beeinflussen sie auch dein emotionales Wohlbefinden positiv.

Prolaktin bereitet deinen Körper auf das Stillen vor und fördert deine mütterlichen Instinkte. Es steigt während der Schwangerschaft an und erreicht nach der Geburt seinen Höhepunkt. Es regt die Muttermilchproduktion an, vertieft die Bindung zu deinem Baby und weckt deine angeborene Fähigkeit, es zu versorgen und zu beschützen.

Adrenalin und Noradrenalin aktivieren deine Kampf-Flucht-Erstarren-Reaktion und erhöhen Herzfrequenz und Blutdruck. Das senkt den Oxytocinspiegel und kann die Wehen in der Frühphase stoppen. Dennoch sind sie lebenswichtig und liefern die benötigte Energie und Wachheit für die letzte Phase. Wie ich zu sagen pflege – erst am Ende sind sie deine Freunde!

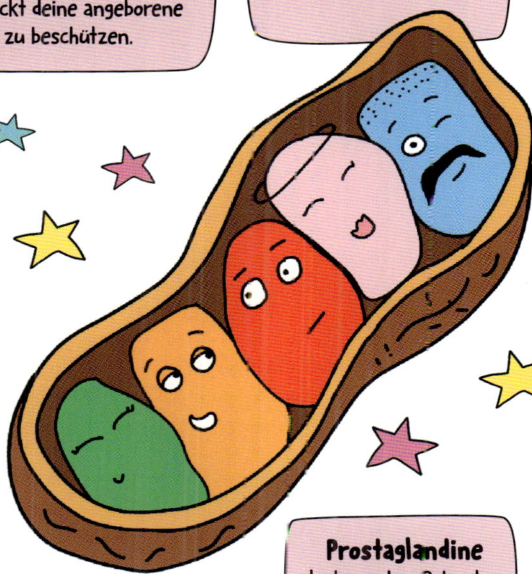

Prostaglandine lockern den Geburtskanal und regen die Wehen an.

Relaxin lockert die Bänder und Gelenke insbesondere im Becken, um Platz für das wachsende Baby zu schaffen. Dadurch entsteht auch mehr Platz im Geburtskanal für eine reibungslosere Geburt. Beachte jedoch, dass auch andere Gelenke und Bänder flexibler werden. Vermeide es daher, dich in der Schwangerschaft zu überdehnen oder zu überlasten.

UND DANN IST DA NOCH DAS OXYTOCIN, DIE KÖNIGIN DER HORMONE!

Oxytocin – Königin der Geburt

Oxytocin ist die Königin der Hormone. Es orchestriert deinen gesamten Weg zum Dasein als Mutter, von den Wehen und der Geburt bis zur Bindung zum Baby.

Der Oxytocin-Zyklus

- Je mehr Oxytocin, desto effektiver die Wehen und desto sanfter und schneller die Öffnung des Geburtskanals.
- Je mehr Oxytocin, desto mehr Endorphine = weniger Schmerzen und ein anderer Bewusstseinszustand. Die Endorphine binden sich an Nervenrezeptoren und blockieren die Schmerzsignale.
- Der veränderte Bewusstseinszustand versetzt uns in die Verfassung, die wir für die Geburt brauchen.

Oxytocin wird durch die Aktivierung des Vagusnervs (Teil des parasympathischen Nervensystems) freigesetzt. Es ist zentral für das Überleben, da es für Fortpflanzung sorgt und uns bei Gefahren durch Raubtiere und aus der Umwelt schützt. Es ist äußerst wichtig im Gehirn für die Vertrauensbildung und

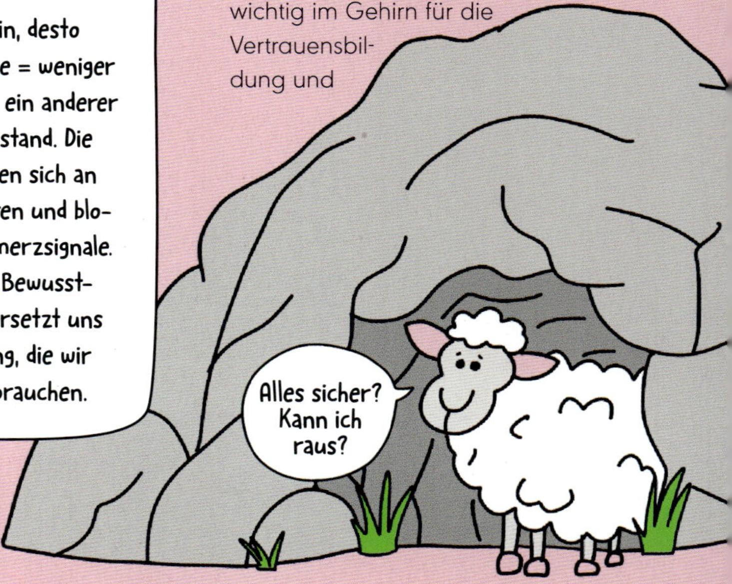

Was Oxytocin LIEBT & HASST

Oxytocin liebt
Dunkelheit. Atmen. Ruhe. Lachen. Liebe. Bonding. Küssen. Unterstützung. Privatsphäre. Vertrauen.

Oxytocin hasst
Angst. Stress. Helles Licht. Ignoriert werden. Keine Unterstützung. Sorgen. Unterbrechungen. Ablenkungen. Negative Sprache.

die Entwicklung emotionaler Beziehungen. Oxytocin wirkt dem Stresshormon Cortisol entgegen. Weniger Stress bei der Geburt bedeutet mehr Freude und sogar Schmerzfreiheit! Studien zeigen, dass Oxytocin beruhigend wirkt und einen Dominoeffekt auf die Menschen in der Umgebung haben kann. Ohne dieses Hormon gäbe es keine Wehen, und Babys würden nicht geboren werden. Bringe ihm also Respekt entgegen und beobachte, wie es den Geburtsprozess beeinflusst.

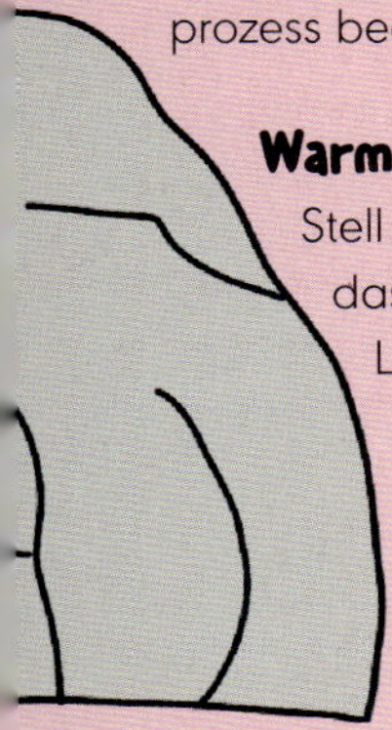

Warm und behaglich

Stell dir ein wildes Schaf vor, das sich auf die Geburt seines Lamms vorbereitet. Es sucht sich einen ruhigen, warmen und sicheren Ort. Das Oxytocin wirkt und bringt das Baby dem Schaf immer näher.

ABER DANN taucht ein Löwe auf. Das Schaf schaltet sofort in den Gefahrenmodus, das Oxytocin setzt aus, und der Gebärmutterhals sagt »nein, verdammt«. Er kann sich sogar schließen, um das Lamm drin zu behalten, wenn unmittelbar Gefahr bevorsteht.

Auf S. 138 liest du, wie du die ideale Umgebung für deine Entbindung schaffst.

Oxytocin ist das wichtigste Wehenhormon. Es bewirkt die Gebärmutterkontraktionen, die den Gebärmutterhals weiten. Wir sind dabei nicht passive Teilnehmer, sondern können die Oxytocinproduktion und damit auch den Wehenverlauf, wie sie sich anfühlen und ihr Ergebnis, aktiv beeinflussen. Dazu nutzt du deine Trigger, scharst ein super Geburtsteam um dich und schaffst die perfekte Umgebung für die Geburt.

Was Sex mit der Geburt zu tun hat

»Was das Baby reinbringt, bringt das Baby raus!« Die Verinnerlichung dieser Idee verhilft uns zu einem euphorischen Geburtserlebnis.

Je wohler du dich mit deinem Körper und deiner Sexualität fühlst, desto besser kannst du die Bedürfnisse deines Körpers spüren und auf sie reagieren. Das ist besonders während der Wehen wichtig. Sex kann im Hinblick auf die Geburt sehr wichtig sein. Auch beim Sex und dem Orgasmus ist die Ausschüttung von Oxytocin auf dem Höhepunkt. Das Wort »Sex« weckt in uns verschiedene Gefühle, aber Frauen, die ihre Sexualität positiv sehen, entbinden oft leichter. Die Gesellschaft hat Sex mit Scham belegt und uns der MACHT unserer Vaginas beraubt. Aber ich will dieses Feuer wieder entfachen und dir zeigen, wie kraftvoll deine Yoni ist!

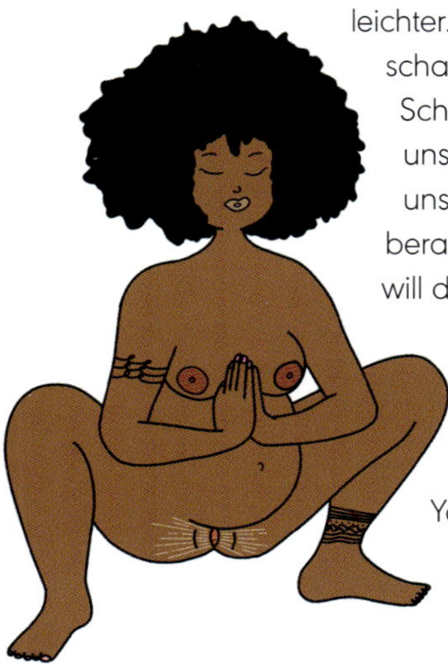

Stell dir vor, du und dein Partner seid in der Stimmung für wildes Liebesspiel – das Oxytocin fließt wie ein Wasserfall. Nun verlegt ihr euren heißen Sex in den Garten, und plötzlich stehen die neugierigen Nachbarn am Zaun. Als selbst ernannte Sex-Experten geben sie euch Tipps, wann ihr »stoßen« sollt und wie ihr »es richtig macht«. Ein echter Stimmungskiller! Ich glaube nicht, dass eure Säfte noch lange fließen würden. Und stell dir vor – dasselbe gilt für die Geburt. Schamgefühle und ein Mangel an Privatsphäre können die Oxytocinausschüttung hemmen, was wiederum die Wehen beeinträchtigt und Interventionen erfordern kann. Deine Entbindung ist dein Bereich, und du solltest dich in Anwesenheit deiner Geburtsbegleiter wohlfühlen. Ist das der Fall, fließt das Oxytocin ungehindert, und die Geburt verläuft viel angenehmer und reibungsloser. Privatsphäre und gute Schwingungen sind entscheidend.

Die Kraft der Orgasmen

Orgasmen wirken sich nachweislich stark auf die Gesundheit des Körpers aus. Bumm! Studien zeigten, dass Orgasmen die Schmerzen während der Wehen und der Geburt lindern oder sogar beseitigen können. Bei einem Orgasmus setzt dein Körper eine Oxytocinflut frei, die stark schmerzlindernd wirkt, sodass du die Geburt als leichter und angenehmer erlebst. Der französische Psychologe Thierry Postel untersuchte die Auswirkung sexueller Stimulation auf die Schmerzen während der Wehen. Diejenigen, die während der Wehen ihre Klitoris stimulierten, hatten deutlich geringere Schmerzen. Orgasmen bewirken auch die Ausschüttung von Endorphinen, körpereigenen Schmerzmitteln, eine weitere natürliche, angenehme Form der Schmerzlinderung. Eine in der Zeitschrift »Sexual and Relationship Therapy« veröffentlichte Studie untersuchte ebenfalls sexuelle Stimulation als Methode zur Schmerzlinderung während der Geburt.

Die Ergebnisse zeigten, dass Frauen, die sich sexuell betätigten, z. B. durch Masturbation, während der Wehen weniger Schmerzen und ein größeres Gefühl von Kontrolle hatten.

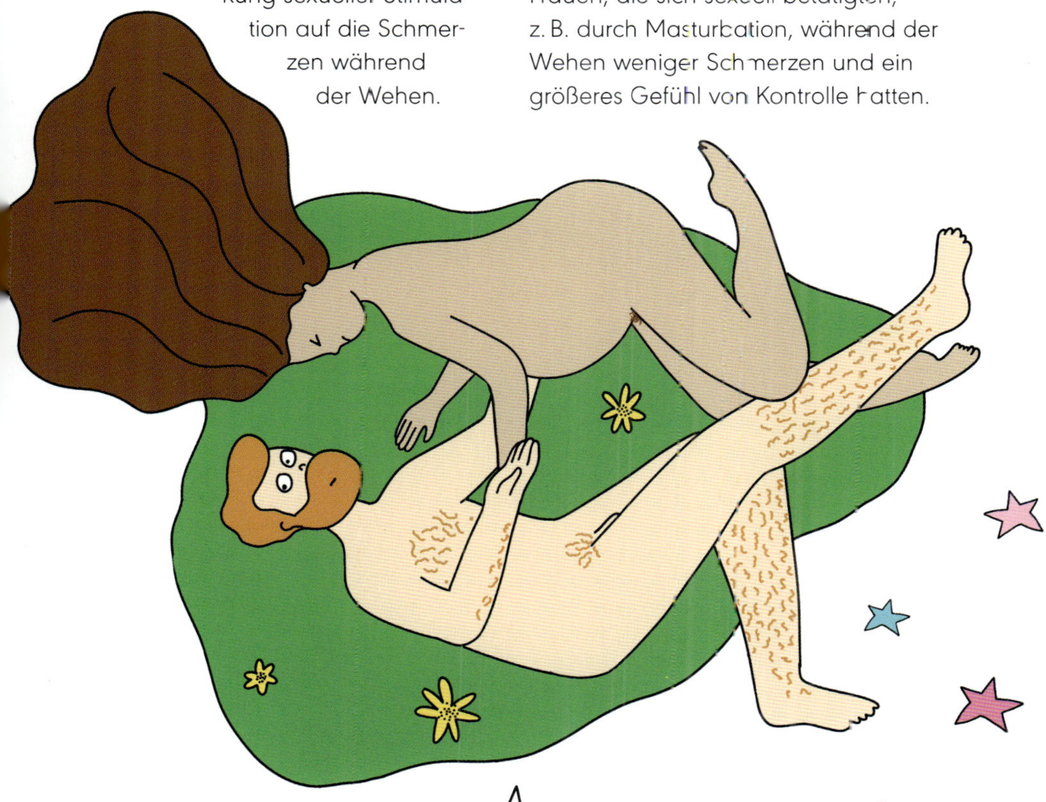

MEINE GEBURT

»Meine Entbindung war ein orgasmischer Liebesakt. Sie war einzigartig und kraftvoll. Ich verspürte Freude und Vergnügen. Ich kontrollierte meinen Geist und gab meinen Körper ganz dem Geburtsgeschehen hin.«

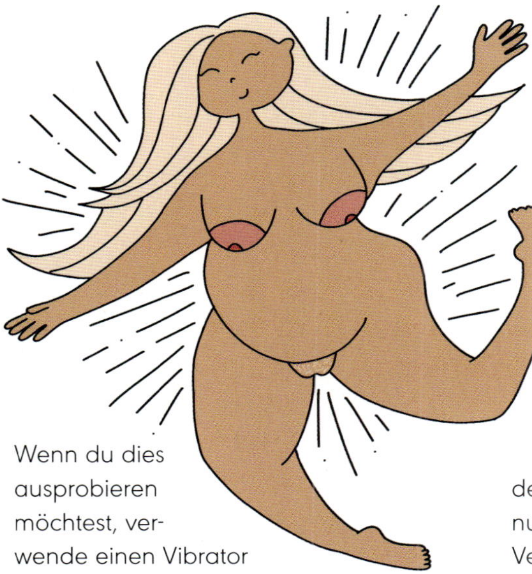

Wenn du dies ausprobieren möchtest, verwende einen Vibrator aus Silikon, der speziell für die Klitoris in den Wehen entwickelt wurde. Dein Partner kann dir dabei helfen. Das Wichtigste ist, dass du deinem Geburtsteam deine Wünsche und dein Befinden mitteilst, um eine unterstützende und respektvolle Umgebung zu schaffen.

NUR ÄUSSERE STIMULATION!

In der Klinik

Wie funktioniert das in einer Klinik? Bitte um etwas Privatsphäre, oder ziehe dich in die Toilette zurück. Denke daran, dass du jederzeit darüber bestimmen kannst, wer sich in deinem Zimmer aufhält, und was du mit deinem Körper machst, ist deine Sache!

Jede Geburt ist einzigartig, und was für eine Person gut ist, gefällt einer anderen vielleicht nicht. Hier geht es uns darum, die positiven Aspekte von Berührungen für die Geburt zu nutzen. Die Kraft des sinnlichen Vergnügens setzt Oxytocin frei, das Schmerzen lindert und dich die Geburt positiver und selbstbestimmter erleben lässt. Scheue dich also nicht, die Möglichkeiten der Lust während der Geburt zu nutzen, wenn dich das anspricht. Vertraue auf die Weisheit deines Körpers, höre auf deine Wünsche, und kommuniziere sie deinem Geburtsteam offen.

Willst du Euphorie ohne Orgasmus? Eine völlig ungestörte Entbindung nur mithilfe von LIEBE, UNTERSTÜTZUNG und HINGABE kann zu orgasmischem Erleben ganz ohne Masturbation führen! Denke tantrisch: Atem, Energie und reine Kraft!

Sexuelle Aktivität kann Schmerz lindern und dir mehr Kontrolle geben.

Mach dich fit

Du kannst deinen Körper trainieren, um mehr Kraft und Kontrolle für die Geburt zu bekommen.

Unsere Körperhaltung und die körperliche Verfassung sind sehr wichtig für eine optimale Entbindung. Mit ein paar einfachen täglichen Übungen und Praktiken kannst du deinen Körper für seine bevorstehende Verwandlung bereit machen.

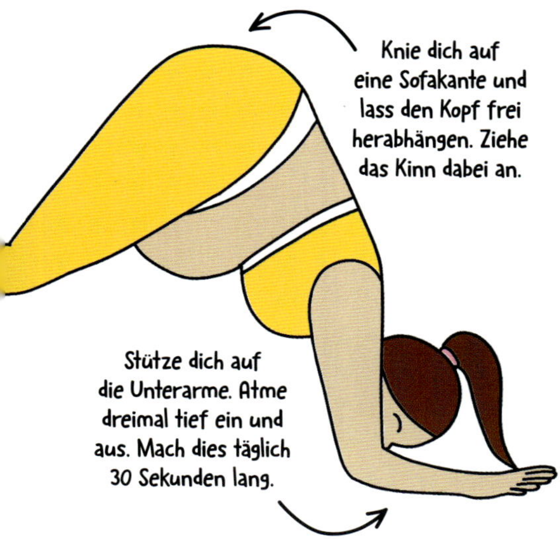

Knie dich auf eine Sofakante und lass den Kopf frei herabhängen. Ziehe das Kinn dabei an.

Stütze dich auf die Unterarme. Atme dreimal tief ein und aus. Mach dies täglich 30 Sekunden lang.

Gehe zum Chiropraktiker oder zum Osteopathen

Ein spezialisierter Chiropraktiker oder Osteopath kann dir helfen, dein Becken so auszurichten, dass dein Baby den Geburtskanal leichter passiert, und auch bei Steißlage helfen.

Täglich spazieren gehen

Ein Spaziergang von 2–5 km pro Tag hält deinen Körper im Gleichgewicht. Halte den Kopf aufrecht, gehe in deinem eigenen Tempo und genieße die frische Luft.

Mach Schwangerenyoga

Schwangerenyoga bringt den Körper ins Gleichgewicht und fördert eine leichte Geburt. Suche dir einen Kurs in deiner Nähe oder schau dir zu Hause Videos an. Bist du überbeweglich, solltest du dich eher kräftigen als dehnen.

Kräftigen mit Kniebeugen

Mach parallele Kniebeugen (bei denen die Knie nicht über die Fußspitze ragen). Gehe erst in tiefe Kniebeugen, wenn deine Wehen regelmäßig sind.

Abgestützter Kopfstand

Führst du diese Übung täglich aus, kann sie die Lage des Fötus verbessern, da sie die Bänder der unteren Gebärmutter und des Gebärmutterhalses streckt und dehnt. Achte darauf, die Spinning Babies®-Richtlinien zu befolgen (siehe S. 217).

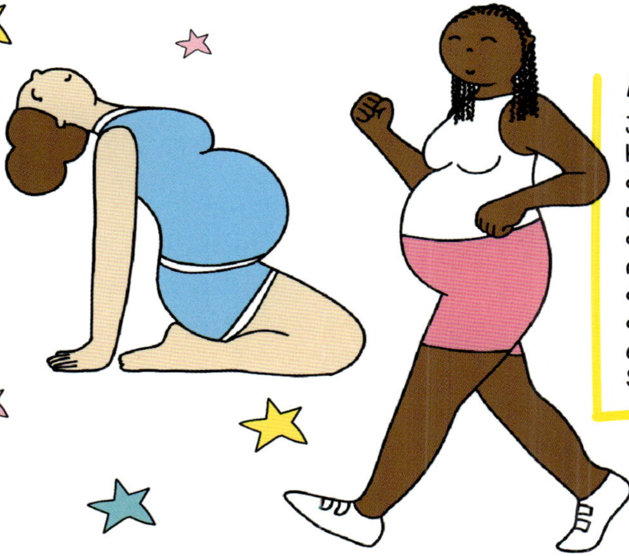

DENK DRAN

Jeder Körper ist einzigartig. Höre daher unbedingt auf die Signale deines Körpers und passe die Übungen dementsprechend an. Hole medizinischen Rat ein, bevor du etwas zur Erleichterung der Wehen und der Geburt einnimmst, insbesondere bei Schwangerschaftsdiabetes.

Himbeerblättertee

Himbeerblätter werden vor allem als Tee oder Tabletten eingenommen. Sie sollen die Gebärmutter für die Geburt stärken und Blutungen verhindern. Die Blätter sind reich an Antioxidantien und Nährstoffen wie Kalzium, Eisen und Kalium und enthalten die Vitamine A, C und E. Studien haben eine kürzere zweite Wehenphase bei Frauen gezeigt, die ab der 32. Schwangerschaftswoche Himbeerblättertee getrunken hatten. Bei Diabetikerinnen kann der Tee den Blutzuckerspiegel und damit den Insulinbedarf senken. Unerwünschte Wirkungen können jedoch überwiegen. Kläre daher unbedingt ärztlich ab, ob diese Geburtshilfe für dich geeignet ist.

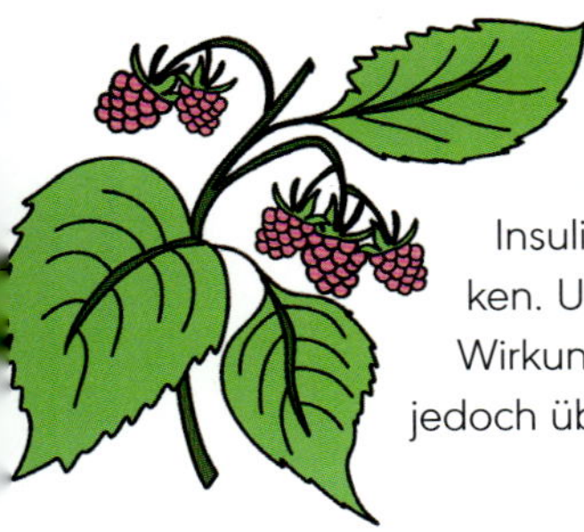

Superfrüchte

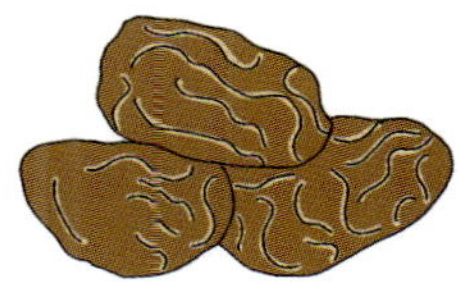

Studien zufolge war bei Frauen, die in den vier Wochen vor dem Geburtstermin sechs Datteln pro Tag aßen, der Muttermund 74 % stärker geöffnet, die Wehen setzten mit 21 % höherer Wahrscheinlichkeit spontan ein, mit 28 % geringerer Wahrscheinlichkeit war künstliches Oxytocin zur Einleitung nötig, und die erste Wehenphase war 77 % kürzer. Iss also ab der 36. Woche täglich sechs kleine Datteln. Sie senken auch das Risiko von Nachgeburtsblutungen, regen die Gebärmutterkontraktionen an, regulieren den Blutdruck und wirken ähnlich wie Oxytocin.

Tanz durch die Wehen

Musik, Rhythmus und Bewegung entfalten während der Geburt besondere Kräfte! Sie heben die Stimmung und wirken magisch auf Körper und Geist.

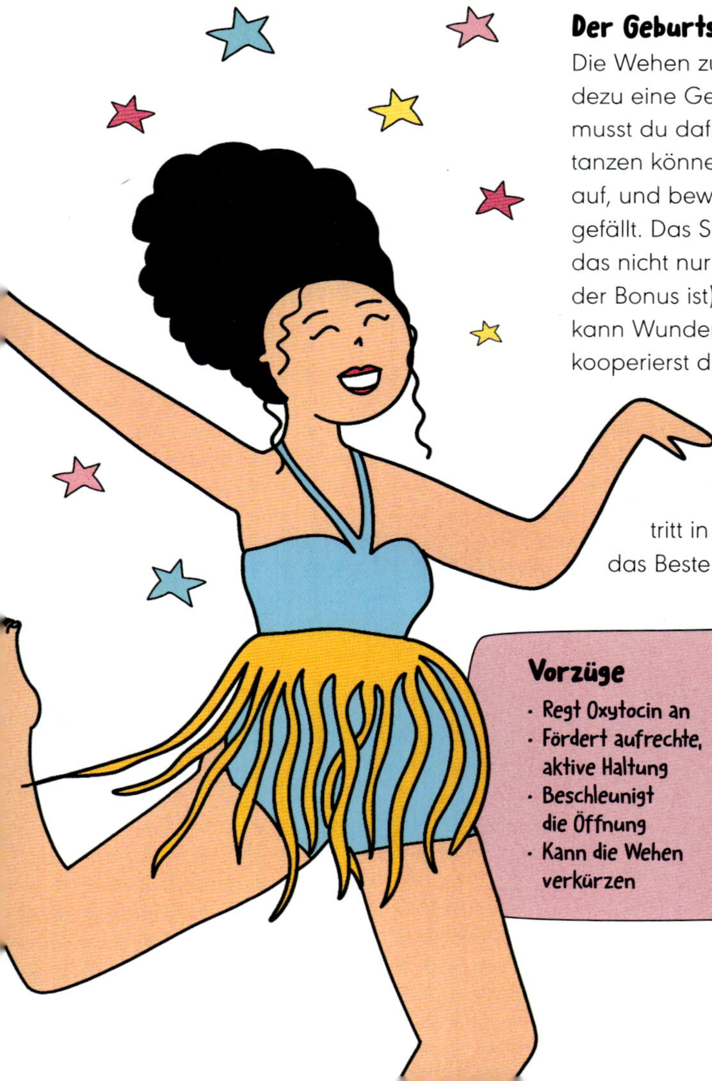

Der Geburtstanz

Die Wehen zu durchtanzen ist geradezu eine Geheimwaffe. Vor allem musst du dafür nicht wie ein Profi tanzen können! Leg einfach Musik auf, und bewege dich, wie es dir gefällt. Das Schöne dabei ist, dass das nicht nur Spaß ist (auch wenn das der Bonus ist). Denn deine Bewegung kann Wunder bewirken. Beim Tanzen kooperierst du mit der Schwerkraft, verringerst die Intensität der Wehen und verhilfst deinem Baby für seinen großen Auftritt in die beste Position. Und das Beste daran: Studien haben

Vorzüge

- Regt Oxytocin an
- Fördert aufrechte, aktive Haltung
- Beschleunigt die Öffnung
- Kann die Wehen verkürzen
- Verbessert die Stimmung
- Senkt Risiko eines operativen Eingriffs
- Senkt Wahrscheinlichkeit einer Epiduralanästhesie wegen weniger Schmerzen

gezeigt, dass Tanzen in der ersten Wehenphase den Bedarf an Schmerzmitteln senkt und die Geburt für die Mutter befriedigender macht. Ein entscheidender Faktor!

Wenn die Intensität steigt

Stell dir vor, dass dein lustiger Tanz nun langsam und sinnlich wird. In der ersten Wehenphase kannst du dich nach Herzenslust bewegen und grooven. Werden die Wehen intensiver, willst du vielleicht langsamer werden, um dich mit deinem Baby in einem sanften Rhythmus zu wiegen. Eine Möglichkeit, durch die Wehen zu tanzen, ist der Bauchtanz. Das ist nicht nur etwas für Shakira – sondern für alle Gebärenden da draußen! Beim Bauchtanz ahmen anmutige Hüftschwünge und sanfte Wellenbewegungen den natürlichen Geburtsverlauf nach. Damit kannst du wunderbar das Becken öffnen und Platz schaffen, damit sich dein Baby senken kann. Wenn es also so weit ist, lege deine Lieblingsmusik auf, drehe die Lautstärke auf und lass die Tanzparty beginnen. Tanze durch die Wehen, und wenn sie stärker werden, schaltest du dein Tempo herunter. Denn dies ist deine Reise durch die Geburt, und durch deinen Tanz wird sie außergewöhnlich!

Tipp: Energiespender

- Natürliche Energy-Drinks
- Bananen
- Datteln
- Frühstücksriegel
- Vollkornsnacks
- Wasser
- HACK: Mach Eiswürfel aus deinem Lieblingssaft oder -smoothie und lutsche sie.

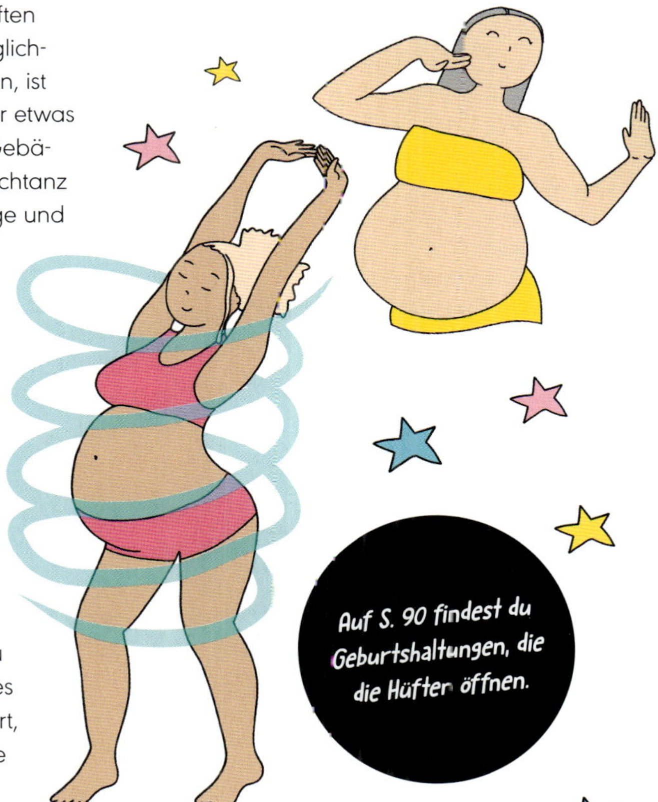

Auf S. 90 findest du Geburtshaltungen, die die Hüften öffnen.

Die Magie der Musik

Vom ersten Ton an ist Musik ein außergewöhnliches Erlebnis. Aber sie dient nicht nur dazu, eine bestimmte Stimmung zu erzeugen; Musik hat einen direkten Draht in unser Gehirn und ist daher einer der wirkungsvollsten Trigger. Musik, die dich anspricht, aktiviert in deinem Gehirn bestimmte Areale, eine wunderbare Sinfonie aus positiven Erinnerungen und Emotionen, und setzt Wohlfühlhormone und das wertvolle Oxytocin frei. Das Liebeshormon ist während der Wehen zentral. Es hilft dir, dich deinem Baby verbunden zu fühlen und seinen Weg in die Welt zu erleichtern.

Welche Frequenz?

396 Hz: Diese Frequenz verändert die Stimmung nachweislich von beschissen zu scheißglücklich.
417 Hz: Diese hilft VERBLÜFFEND gegen Ängste und Traumata. Wird weltweit gegen Stress eingesetzt.
528 Hz: In dieser Frequenz schwingt die Natur. Damit werden auch Krebserkrankungen behandelt. BOAH! Kein Witz – man nimmt an, dass sie beschädigte DNA repariert.
963 Hz: Diese Frequenz verbindet dich mit deinem inneren Kind und hilft dir, dich hinzugeben. Ein GAME-CHANGER für die Wehen und dein Oxytocin!

Hörst du während der Wehen Musik, die dich anspricht, kannst du Sorgen und Schmerzen nach der Geburt verringern und deine Zufriedenheit mit der Entbindung steigern. Trage auf der Fahrt zum Geburts- bzw. Krankenhaus Kopfhörer und eine Augenmaske, um deinen Oxytocinspiegel zu optimieren. Stell dir deine persönliche Playlist zusammen, den Soundtrack zu deiner Entbindung, der dir aus dem Herzen und der Seele spricht. Erstelle dir zwei Wiedergabelisten – eine für den Beginn der Party und eine zweite für die intensiveren Phasen der Geburt, wenn du die Sache entschleunigen und die magischen Momente auskosten willst. Wähle Songs, die dich ansprechen, die besondere Erinnerungen wecken oder dir einfach ein gutes Gefühl geben. Kreiere ein musikalisches Meisterwerk, das dich begleitet.

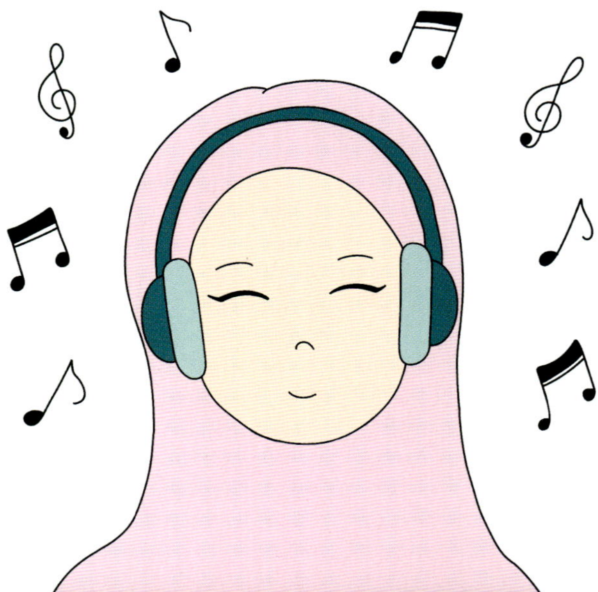

MEINE GEBURT

»Ich hatte mir ruhige und emotionale Lieder ausgesucht, die mir viel bedeuteten, und weiß noch, wie ich von Gefühlen überwältigt wurde und den Übergang in die Mutterschaft tränenreich begrüßte.«

Bewege dein Becken

Gewusst wie! Die richtige Beckenposition kann dir die Geburt ungeheuer erleichtern.

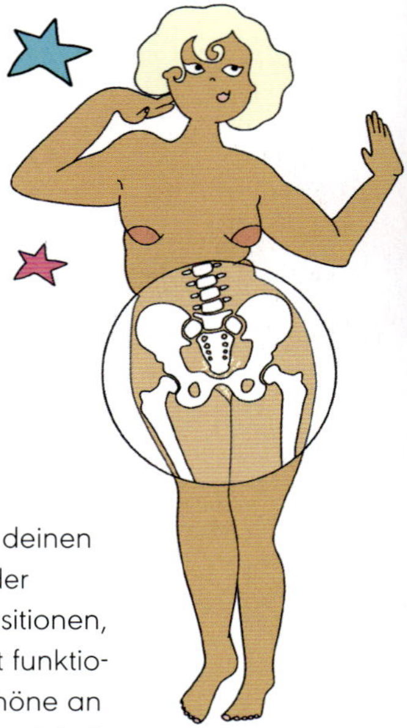

Dein Becken ist ein meisterhaftes Mosaik aus Knochen, Gelenken und Bändern. Bei der Geburt wird es für dein Kind die magische Passage in die Welt. Das Becken ist keine starre Struktur, sondern beweglich, um Platz zu schaffen für den Austritt deines Babys. Das in der Schwangerschaft produzierte Hormon Relaxin macht es geschmeidig und anpassungsfähig.

Denke an deinen Tanz bei deiner Wehenparty ... Durch Tanzen und Bewegen lässt sich die Form des Beckens am besten verändern, sodass dein Baby alle Bewegung erhält, die es braucht. Folge deinen Instinkten bei der Suche nach Positionen, die für dich gut funktionieren. Das Schöne an all dem ist, dass sich der Schädel des Babys anpasst, während es das Becken und den Geburtskanal passiert. Ja! Der Kopf deines Babys ist unglaublich flexibel, es ist also definitiv nicht so, als würde man eine »WASSERMELONE KACKEN«, sondern eher so, als würde man eine schöne, reife Avocado herauspressen. Formbar und köstlich!

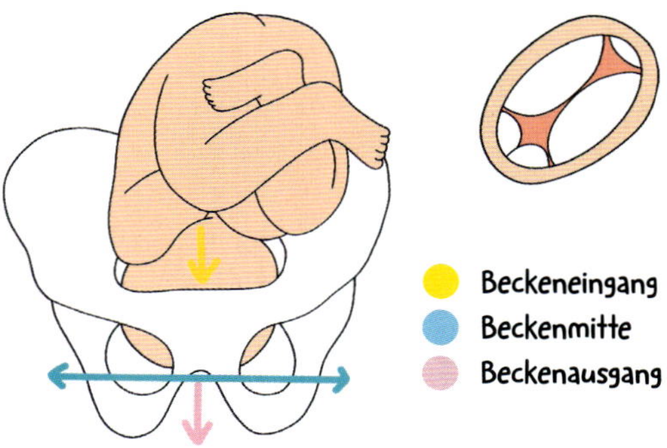

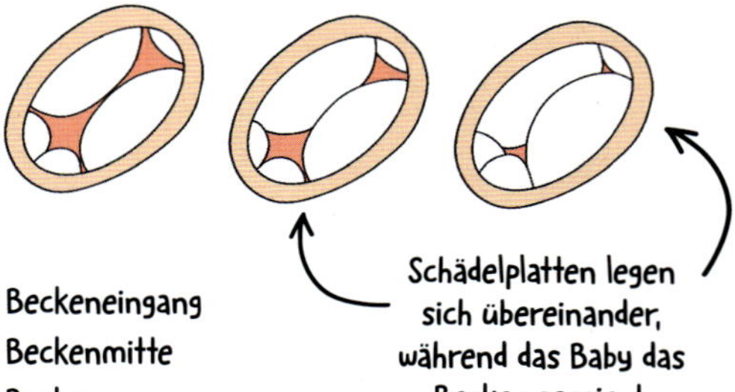

MEINE GEBURT

»Ich gebar meine Tochter auf allen vieren, Knie nach innen, Fersen nach außen. Ich habe sie ausgeatmet, es war so angenehm! Ich vertraute mir und meinem Körper jede Sekunde.«

Öffnen des Beckeneingangs

Der Beckeneingang ist der obere Teil des Beckens. Positionen, die ihn öffnen, können dem Baby zu Beginn der Wehen helfen, sich in die Mitte des Beckens zu senken.

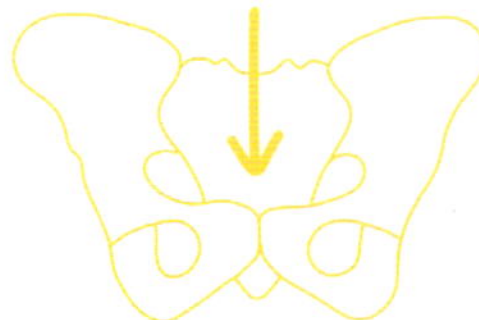

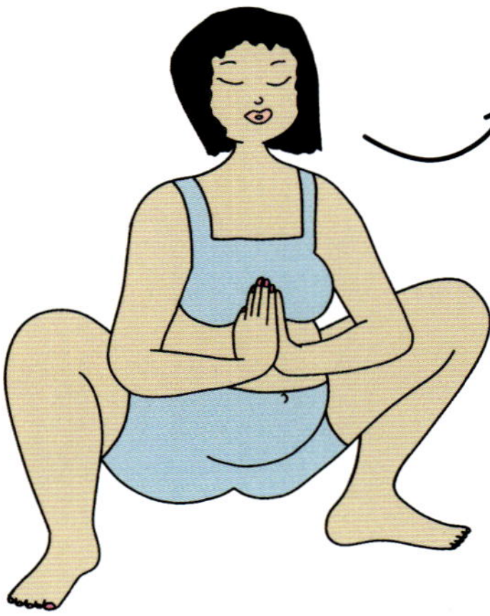

Hocken

Diese Position weitet den Beckenausgang, die Schwerkraft unterstützt das Senken des Babys. Das Hocken öffnet den Beckeneingang und erleichtert die Geburt.

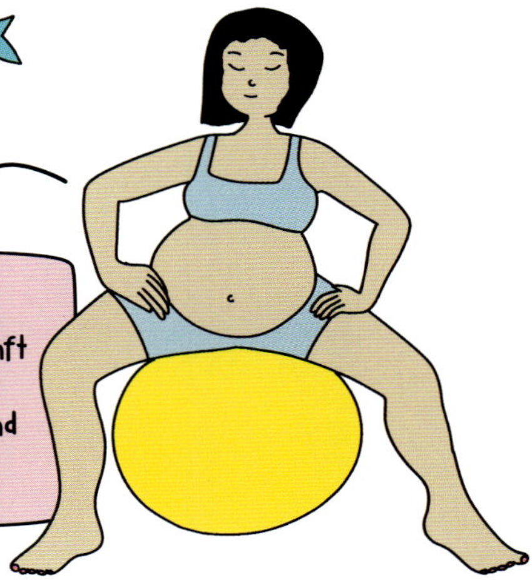

Geburtsball

Auf einem Geburtsball sanft zu schaukeln kann den Beckeneingang öffnen und die Wehen erleichtern.

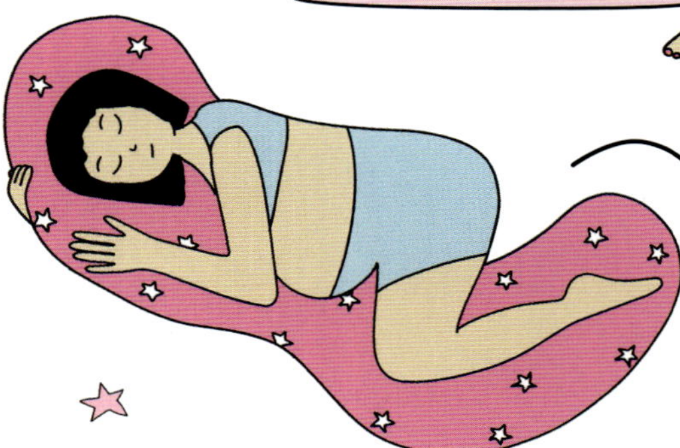

Seitenlage

Auf der Seite liegend ein Bein anzuheben kann den Beckeneingang öffnen und das Baby optimal positionieren.

Öffnen der Beckenmitte

In der Beckenmitte ist das Baby ganz im Becken und auf dem Weg nach unten. Asymmetrische Bewegungen können im Becken Raum schaffen, und Beckenbewegungen können dazu beitragen, das Baby zu senken.

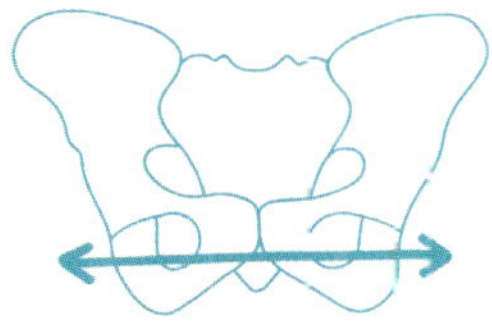

Ausfallschritte

Ausfallschritte mit oder ohne Unterstützung können den Beckeneingang öffnen und das Köpfchen des Babys ins Becken eintreten lassen.

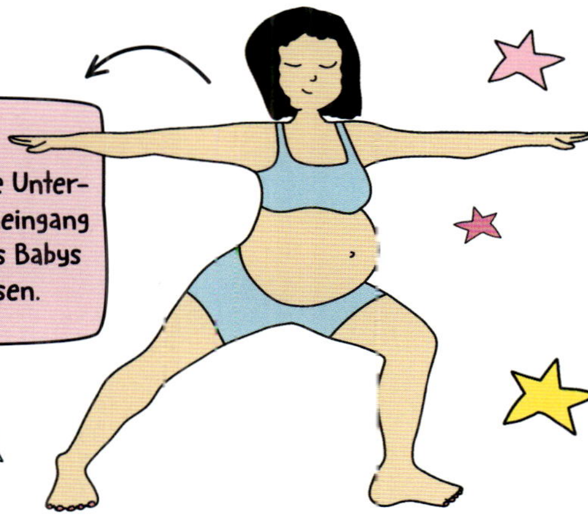

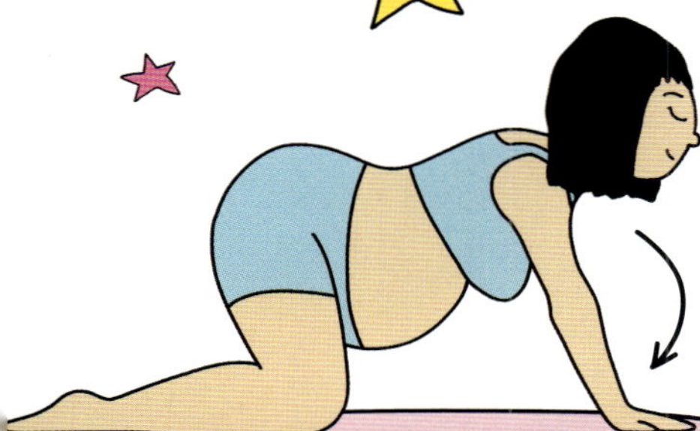

Auf Händen und Knien

Der Vierfüßlerstand auf Händen und Knien ermöglicht sanfte Schaukelbewegungen im Becken. Diese Position hält das Becken beweglich und kann besonders bei einer Hinterhauptslage des Babys hilfreich sein.

Seitliches Treppensteigen

Dies beansprucht die Muskeln und Bänder des Beckens und fördert ihre Flexibilität und Mobilität. Auch balanciert es das Becken aus, was Babys in asymmetrischen Lagen hilft.

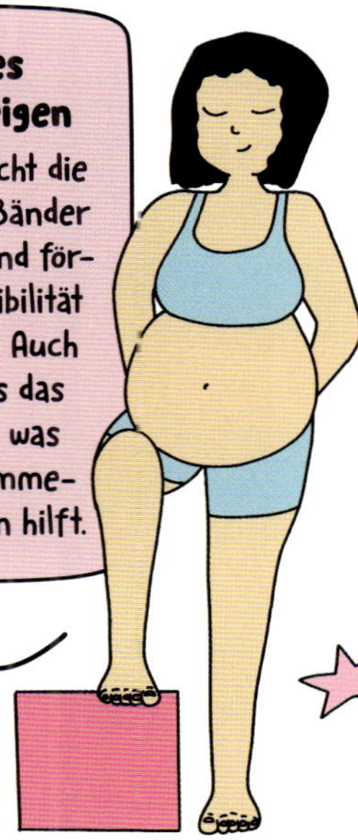

Den Beckenausgang öffnen

Der Beckenausgang ist unten am Becken, wohin das Baby sich senkt. Drehst du deine Knie nach innen und die Fersen nach außen oder beide parallel, schaffst du hier mehr Platz. Das eignet sich, wenn das Baby schon tief unten oder für die Geburt bereit ist.

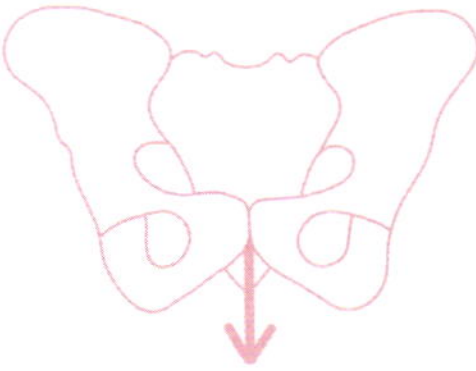

Bringe die Knie näher zusammen und die Fersen nach außen. Es reicht aber auch schon, wenn beide parallel stehen oder du nur die Füße leicht nach innen drehst! Diese Position öffnet den Beckenausgang und macht den Weg frei für den großen Auftritt deines Babys. Vergiss auch nicht das magische Kreuzbein! Dass es sich frei nach außen bewegen kann, ist entscheidend für das Senken des Babys.

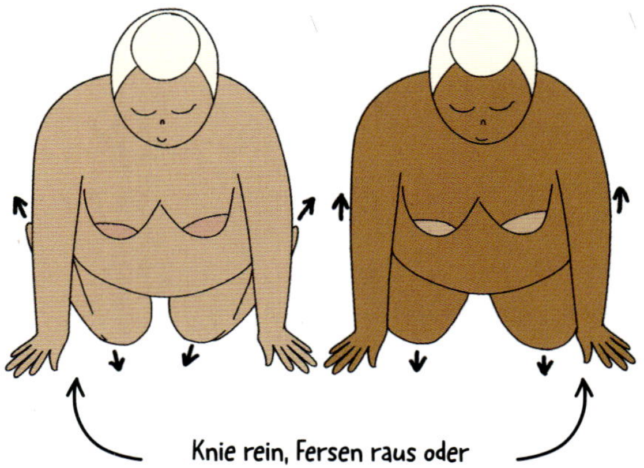

Knie rein, Fersen raus oder beide parallel

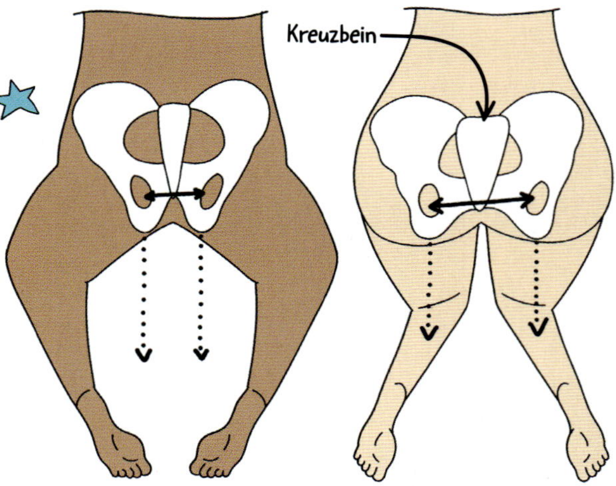

Tipp: *Liege möglichst nicht halb aufrecht auf dem unteren Rücken, da dies die Beweglichkeit des Kreuzbeins behindert und Eingriffe erforderlich machen kann.*

Positionen mit »Knie rein, Fersen raus«

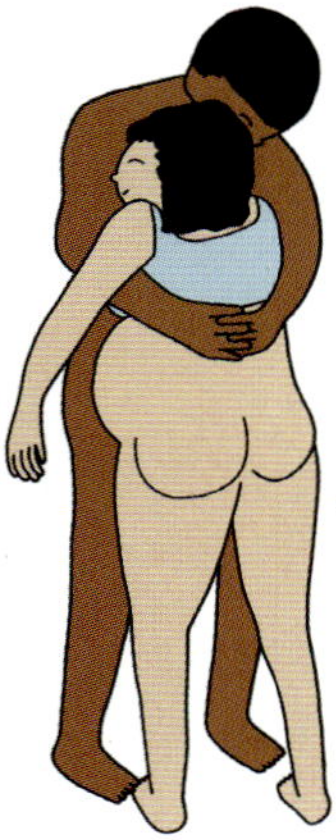

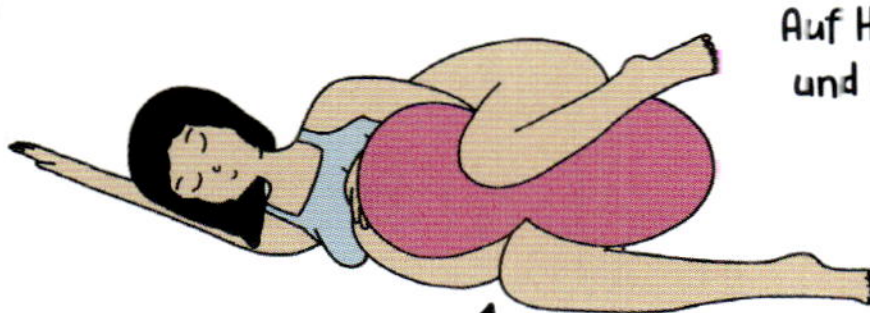

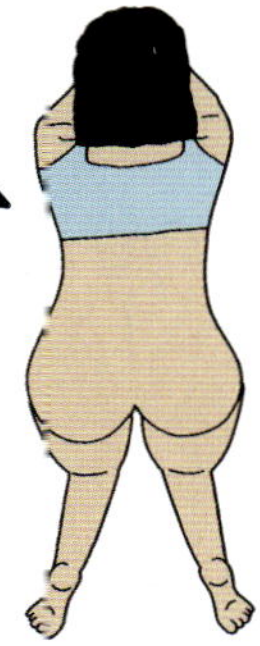

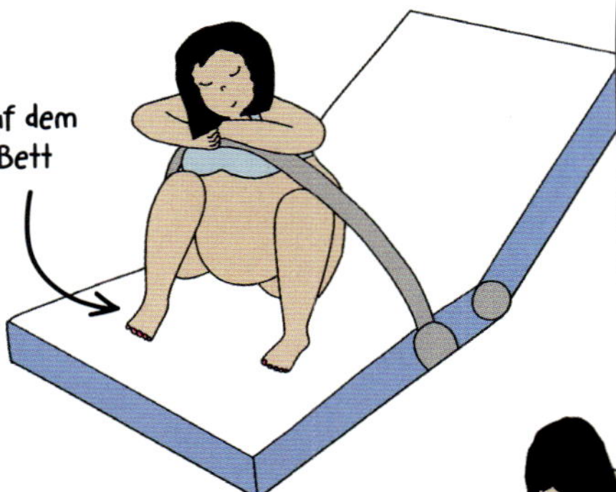

Wann sie sich eignen

- In der zweiten Geburtsphase
- Können bei hinterer Kindslage helfen
- Spätere Wehenstadien
- Bei der Geburt
- Nie, wenn sie dir nicht behagen

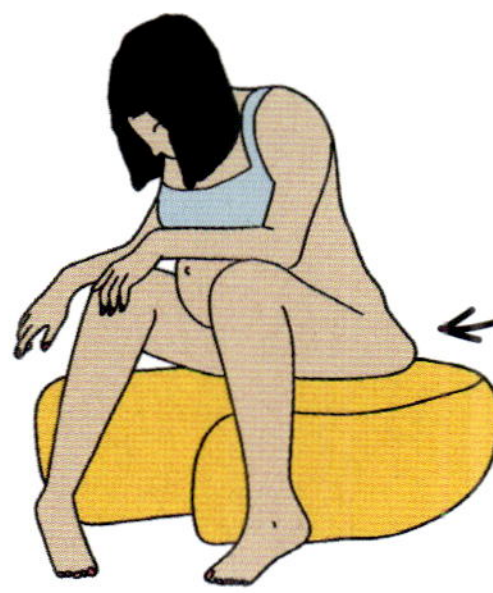

DENK DRAN

Wehen verlaufen nicht linear. Höre stets auf deinen Körper, wenn du eine Position für die Wehen und die Geburt wählst. Dein Baby und dein Körper wissen, was zu tun ist und was gut für dich ist. Intuition hat immer Vorrang vor Lehrbüchern. Wenn du dich also hinlegen willst – tu es!

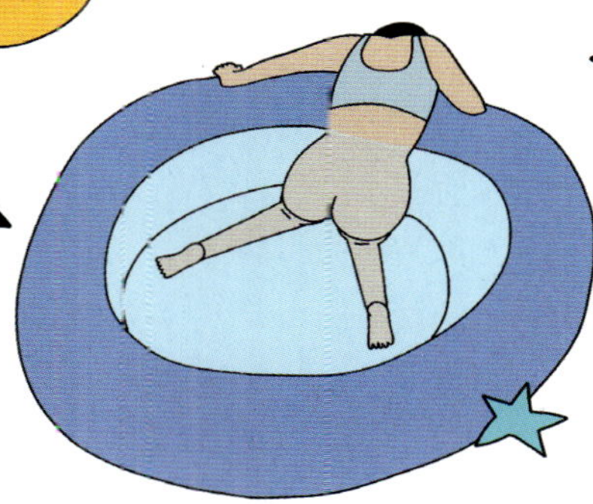

»Relaxte Miene, relaxte Muschi«

Dein Kiefer und dein Beckenboden sind Freunde. Kiefer angespannt? Beckenboden auch. Lockere den Kiefer, dann tut der Beckenboden es ihm gleich!

»Relaxte Miene, relaxte Muschi« ist das Mantra fast jeder Geburtsgeschichte, die ich höre. Zwischen dem Kiefer und dem Beckenboden besteht eine enge Verbindung. Wenn du während der Geburt in der Lage bist, an dieses Mantra zu denken, kann es dir helfen, dich zu lockern und elastischer zu werden, Oxytocin und die Durchblutung zu steigern und deinen Damm für dein Baby zu dehnen.

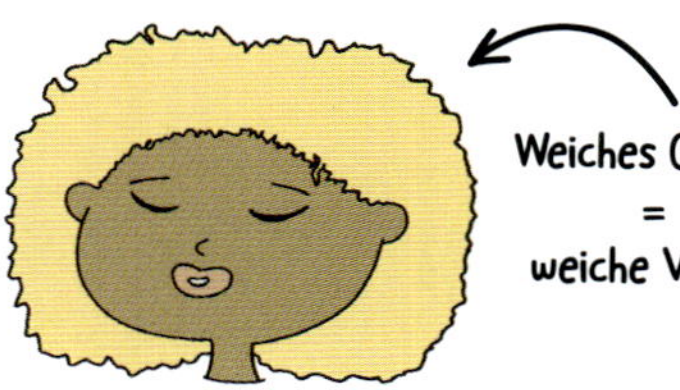

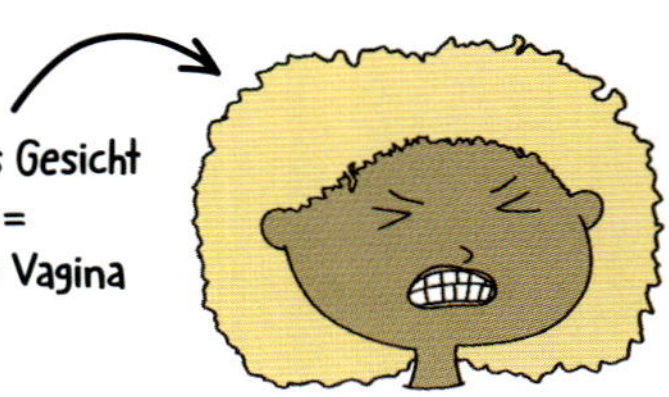

Du kannst das auch beim Sex üben

Mithilfe dieses Mantras kannst du sogar deine Orgasmen noch steigern! Wenn du dein Gesicht entspannst, wird ALLES leichter. Der Beckenboden ist eine Muskelgruppe und anderes Gewebe und liegt wie eine Hängematte im Becken. Er hält wichtige Organe wie Gebärmutter, Blase und Darm an Ort und Stelle, damit sie gut funktionieren. Straffen wir die Hängematte, heben die Beckenbodenmuskeln die Organe im Becken an und verengen Vagina, Anus und Harnröhre. So verkleinern wir den Platz und verhindern, dass die Gebärmuttermuskeln effizient arbeiten. ENTSPANNEN wir den Beckenboden, schaffen wir Platz und erleichtern der Gebärmutter die Kontraktionen, wodurch wir uns sanfter öffnen. Beim Pressen sollten wir uns auf dieselbe Technik konzentrieren. Dann kann dein Baby sich leicht und geschmeidig seinen Weg nach draußen bahnen.

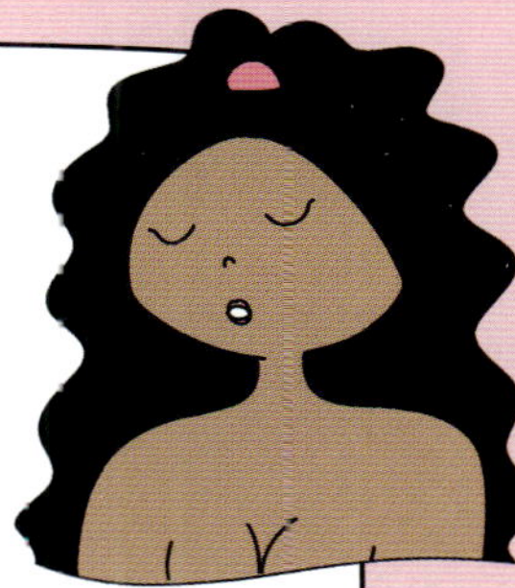

Die Technik

Also gut, Göttin der Geburt, bist du bereit für eine freche, aber transformative Technik? Tauchen wir ein in die wunderbar skurrile Welt des Mantras »Relaxte Miene, relaxte Muschi«! Und glaube mir, so schräg es klingt, diese Technik ist echte Magie.

1. Gesicht lockern: *Entspannt-verächtlicher Gesichtsausdruck:* Ja, genau der Blick, den du aufsetzt, wenn jemand behauptet, dass er »einfach nicht auf Schokolade steht« (Also echt, wer sind diese Leute?). Erlaube deinen Gesichtsmuskeln, sich komplett zu lockern.

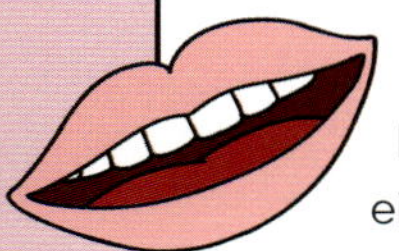

Weicher Mund: Öffne den Mund leicht, die Zunge locker am Gaumen. Wir wollen nicht aussehen wie ein Cover Girl, sondern entspannt und wie wir selbst.

2. Jetzt zum Beckenboden: Wenn dein Gesicht ganz entspannt ist, lenke deine Aufmerksamkeit ins Becken. Spürst du die Verbindung? Stell dir vor, wie sich zugleich mit deinen Gesichts- auch deine Beckenmuskeln lockern und einen weichen, einladenden Raum für dein Baby schaffen.

3. Verbindung zum Atem: Atme achtsam und langsam. Stell dir vor, wie der Sauerstoff durch deinen Körper strömt und beruhigt. Lass beim Ausatmen alle restliche Spannung in Gesicht und Becken los.

4. Übung macht die Meisterin: Übe diese Technik, während du auf einen Kaffee wartest oder im Stau stehst. Wird sie dir zur Gewohnheit, kannst du dich leichter »auf Knopfdruck« entspannen, wenn es darauf ankommt. Probiere diese Technik auch kurz vor dem Orgasmus oder wenn das Kacka mal nicht rauswill! Beobachte den Unterschied.

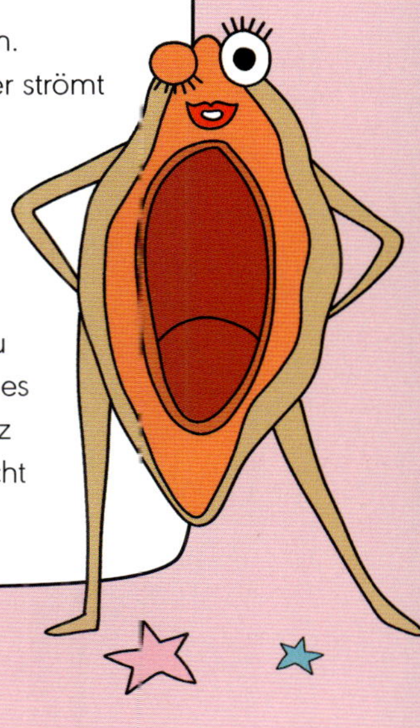

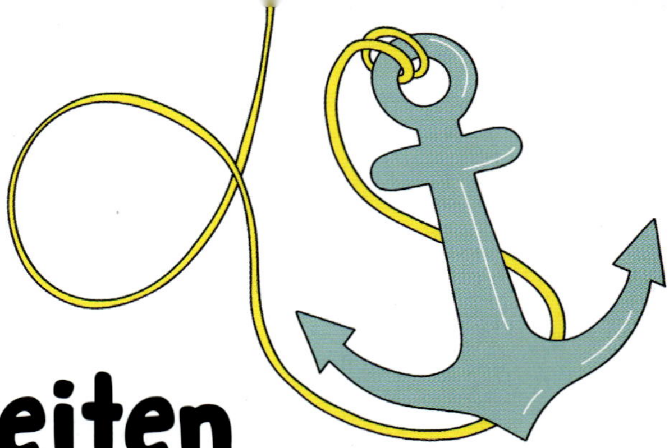

Die Welle reiten

Atemarbeit ist ein Underdog. Vergessen und immer wieder hervorgeholt, hat sie starken Einfluss auf dein körperliches und geistiges Wohl. Konzentriere dich auf den Atem und reite die Welle wie ein Profi!

Tiefes, rhythmisches Atmen erhöht die Sauerstoffaufnahme und setzt Endorphine frei, diese hilfreichen Kerle! Sie lindern die Schmerzen und halten dich bei Laune, du fühlst dich stärker und selbstbestimmter. Sie haben auch das Sagen, wenn es darum geht, Dinge loszulassen, die dir nicht mehr dienen. Betrachte die Tiefenatmung als deinen persönlichen Entspannungsguru. Spürst du die Kontraktionen? Mit jedem Atemzug wirst du besser verstehen, dass sie einen Rhythmus und kein Hindernis darstellen. Mit jedem gleichmäßigen, tiefen Ein- und Ausatmen sendest du dir und deinem Kleinen sauerstoffreiche Liebesbotschaften. Dein Energietank bleibt voll, und dein Baby erhält VIP-Behandlung.

Betrachtest du die Wehen als Wellen, verändert sich dein Blick. Reitest du die Welle, bist du nicht mehr Beobachterin, sondern Surferin, die jede Welle mit der Anmut, Kraft und Entschlossenheit einer Göttin meistert. Jede Welle bringt dich deinem Baby näher.

Die Wehen fühlen sich für jede anders an, auch je nach Lage des Babys; sie steigern sich bis zu einem Höhepunkt und lassen dann nach. Die Autorin Milli Hill hat interessante Fakten zusammengetragen: In einer durchschnittlich 8-stündigen ersten Phase dauern die Wehen nur 23 % der Zeit. Die anderen 77 % sind schmerzfrei. Die meisten empfinden nur den Höhepunkt als schwierig, der 10–20 Sekunden dauert. Somit sind nur 7,7 % der Wehenzeit wirklich schmerzhaft.

In den Wehen tief atmen

1. Ruhig und konzentriert sein
Atmest du bewusst und kontrolliert, hilft dir das, zentriert und fokussiert zu bleiben. Indem du deine Aufmerksamkeit auf deinen Atem richtest, kannst du inmitten der intensiven Wehen ein Gefühl von Ruhe erzeugen. Diese konzentrierte Atmung ermöglicht es dir, deine Angst loszulassen und dich gelassener und souveräner zu fühlen.

2. Loslassen und Hingabe Wenn die Wehen fortschreiten, baut tiefes Atmen Anspannung und Stress ab. Jedes Ausatmen kann ein symbolischer Akt der Hingabe sein, der es dir erlaubt, auf die angeborene Gebärfähigkeit deines Körpers zu vertrauen. Dieses Loslassen fördert Offenheit und Empfänglichkeit und macht dich für die Ankunft des Babys bereit.

3. Verbunden und selbstbestimmt
Über die Atmung kannst du dich während der Geburt mit dem Baby und deiner Begleitperson verbinden. Die gemeinsame Erfahrung eint dich mit deinem Betreuungsteam. Sie gibt allen Beteiligten Kraft und stärkt eure emotionale Bindung.

Der Höhepunkt der Wehe dauert meist nur 10–20 Sekunden. Du schaffst das!

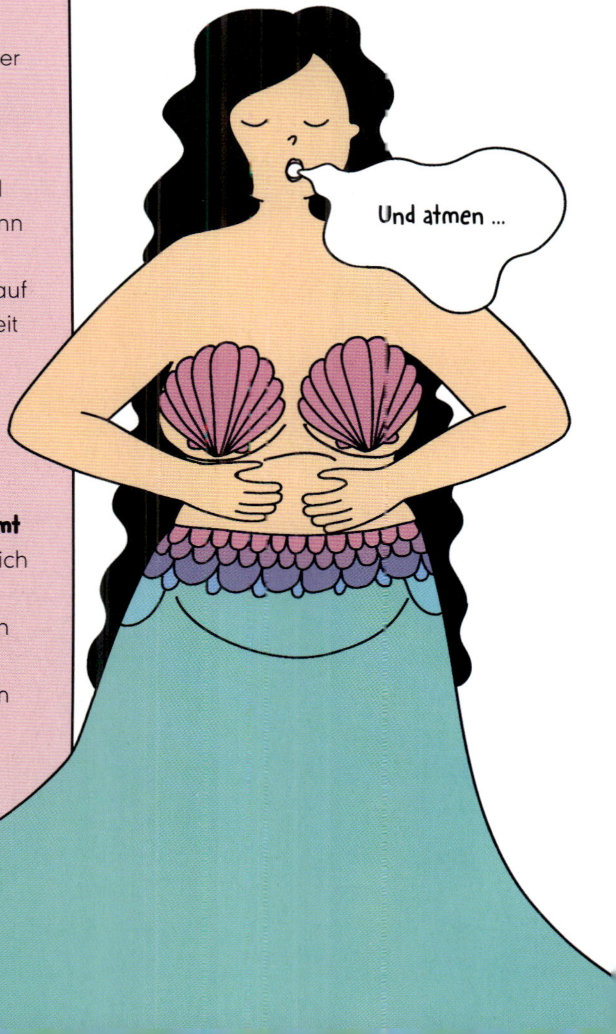

SO KLAPPT'S

Beginne achtsam:
Konzentriere dich beim Beginn einer Wehe auf deinen Atem. Atme tief durch die Nase ein und lass zu, dass der Bauch sich hebt.

Visualisiere die Welle:
Stell dir die Wehe als Welle vor, die allmählich ansteigt. Atme tief ein und langsam aus, wenn die Wehe einsetzt. Konzentriere dich auf den Atem!

Erreiche den Höhepunkt:
Auf dem Höhepunkt der Kontraktion atmest du langsam durch weiche Lippen aus und stellst dir dabei den Scheitelpunkt der Welle vor. Atme länger aus als ein. Schnaube wie ein Pferd, wenn es dir schwerfällt, die Lippen zu lockern!

Gib dich der Welle hin:
Nach dem Höhepunkt der Wehe atmest du noch einmal tief ein und visualisierst, wie die Welle abklingt. Stell dir beim Ausatmen vor, wie sich das Wasser zurückzieht und du in friedlicher Ruhe zurückbleibst.

Wenn du schreien oder fluchen willst, versuche es mit tiefen, vibrierenden Tönen.

DENK DRAN

Die Wehen sind nicht dein Feind. Hast du verstanden, wozu sie da sind und was dabei mit dir geschieht, wirst du sie sofort anders erleben und wahrnehmen

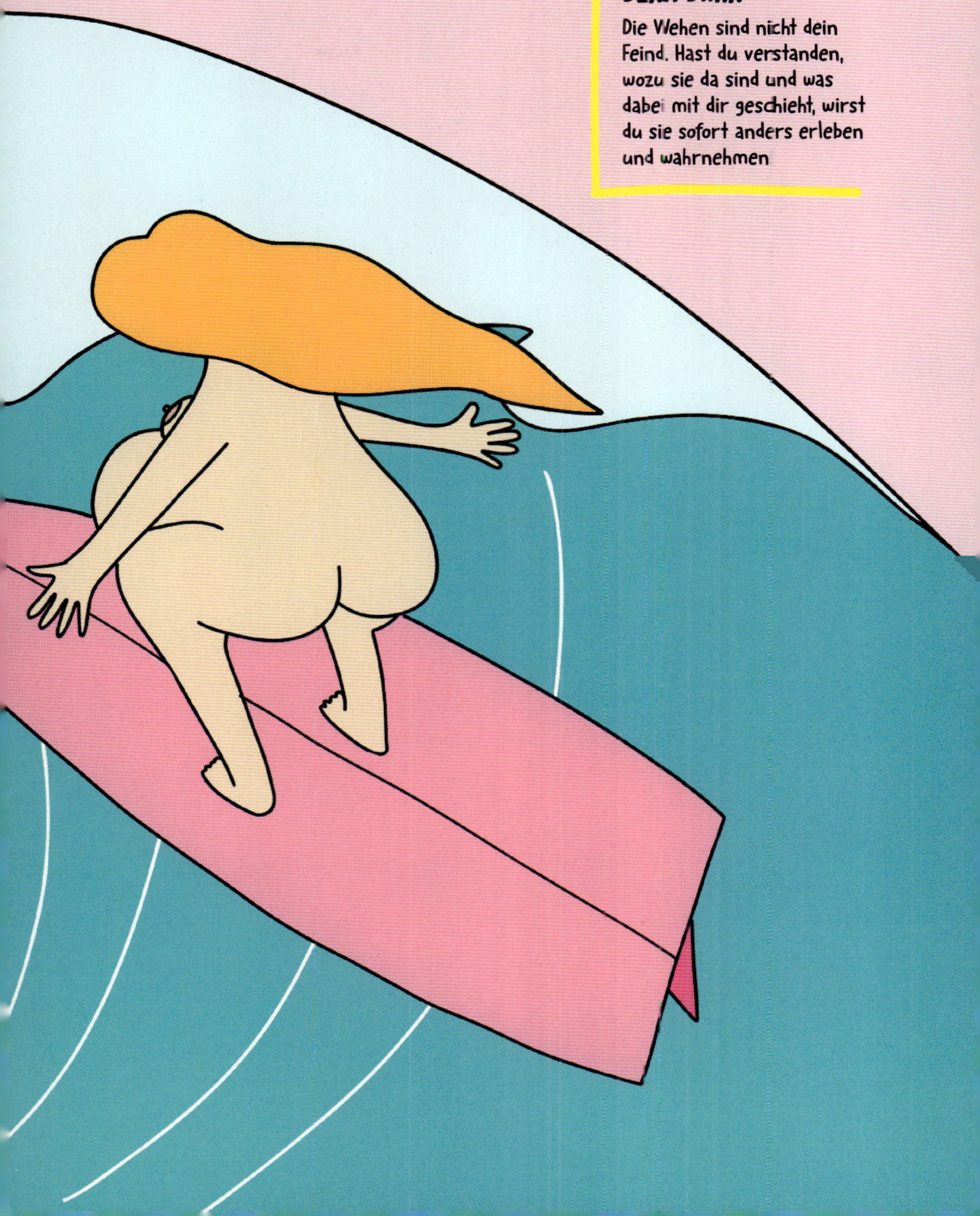

Locker über den Wehenhöhepunkt

Dich auf deinen Kiefer, deine Gelenke und deine tanzenden Hände zu konzentrieren kann dir helfen, den Höhepunkt der Wehen gut zu bewältigen. Hier findest du die Schritt-für-Schritt-Anleitung dafür.

So wie du deiner Lieblingspflanze Platz zum Wachsen gibst, verschafft diese Atemtechnik deinem Uterus Raum. Sie löst Anspannung, sodass sich deine kräftigen Muskeln nach oben ziehen und den Geburtskanal optimal öffnen. Du machst deiner Gebärmutter den großen Moment angenehm!

Wellenreiten

Die Höhepunkte der Wehen können sehr intensiv sein. Aber weißt du was? 10–20 Sekunden den Atem zu fokussieren, kann alles verändern. Wie wenn man eine Welle genau richtig erwischt – das lenkt uns ab und setzt unsere Wohlfühlstoffe frei, die Endorphine!

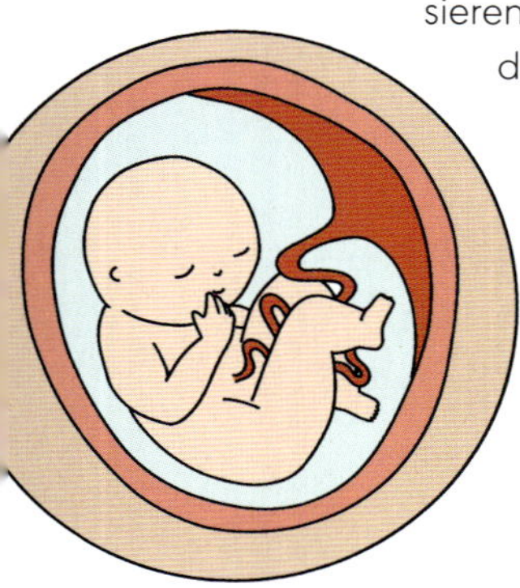

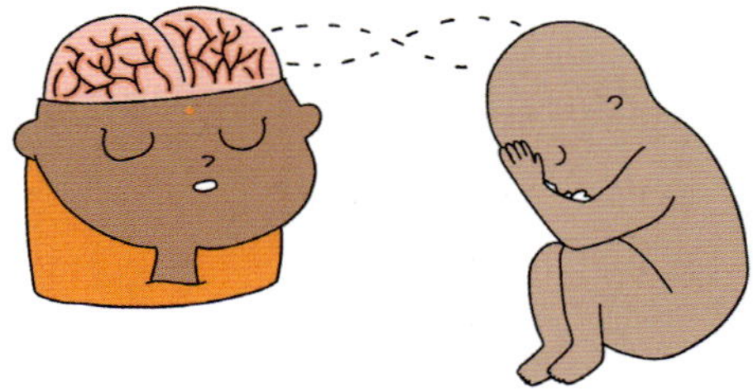

Im Austausch mit deinem Baby

Die tiefe Verbindung zwischen dir und deinem Baby ist da. Wenn du dein Gehirn mit diesem Atemmuster beruhigst, haltet ihr eure Kommunikation aufrecht – wie bei einer innigen Umarmung inmitten eines belebten Cafés: In eurer warmen Blase bleibt ihr ungestört. Mit klarem Kopf und konzentrierter Atmung bleibt ihr im aktiven Austausch. Dein Körper und dein Baby setzen ihr schönes Gespräch fort, sodass alles auf dem richtigen Weg und harmonisch bleibt.

SO KLAPPT'S

Erwische die Welle Wenn du spürst, dass sich eine Wehe ihrem Höhepunkt nähert, beginnt die Show. Atme langsam ein und zähle dabei bis drei. Stell dir jede Zahl als einen Schritt auf einer sanften Steigung vor.

Lockere den Unterkiefer Lass beim Ausatmen den Kiefer locker hängen. Unglaublich, wie viel Spannung hier sitzt. Stell dir vor, dass deine Kiefermuskeln wie Wachs schmelzen und alle Anspannung loslassen. Relaxte Miene, relaxte Muschi!

Gelenke im Fluss Achte besonders auf deine Schultern - lass sie fallen, um sie zu entspannen. Visualisiere, wie die Anspannung abfließt, wie Wassertropfen vom Rücken einer Ente.

Bewegte Hände Atme weiter aus, lockere die Hände und bewege die Finger. Absichtliche Bewegung aktiviert unser somatisches Nervensystem. Das lenkt unsere Aufmerksamkeit vom Stressor weg, hin zu der Bewegung, und schenkt uns eine Atempause. Stell dir vor, dass deine Hände zur Musik deines Atems tanzen.

»Kiefer, Gelenke, Hände« im Wechsel

Wenn du einen Geburtskamm hast (ein wunderbares taktiles Hilfsmittel!), befolge die gleichen Schritte wie links für den Kiefer und die Gelenke. Statt dann mit den Händen und Fingern zu wackeln, stellst du dir vor, dass der Kamm in deiner Hand eine reife Frucht ist. Drücke den Kamm sanft, wie um die Frucht auszupressen. Spüre den sanften Druck und visualisiere, wie der Saft fließt, der deine Kraft und deine Geburt symbolisiert. Bei dieser Technik geht es darum, deinen Atem mit der Entspannung des Körpers zu synchronisieren. Lass dich also beim Reiten der Wellen mit der Methode »Kiefer, Gelenke, Hände« (oder »Saft«) durch eine harmonische, selbstbestimmte Geburt führen.

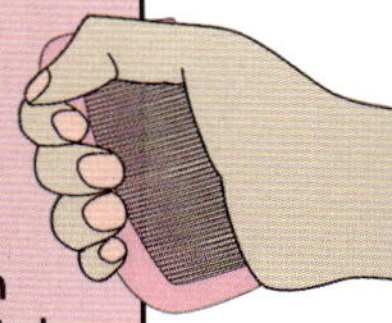

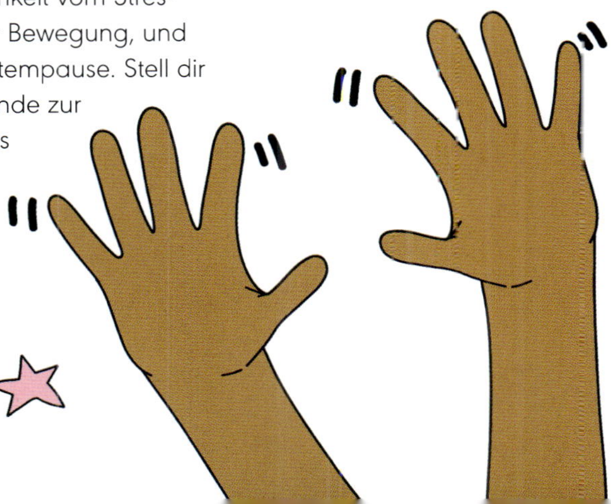

Das Baby ausatmen

Vergiss erzwungenes Power-Pressen! Erlerne eine bessere und sicherere Technik, um dein Baby auf die Welt zu bringen.

Blicken wir ein Jahrhundert zurück. Bis in die 1920er-Jahre wäre niemand auf die Idee gekommen, Gebärende zum »Pressen« anzuleiten. Selbst wenn die Mutter bewusstlos war oder im Koma lag, brachte der magische Ferguson-Reflex das Baby auf die Welt. Mit den 1920ern kam dann der Hollywood-Glamour. Plötzlich war Power-Pressen »in« und galt als Fahrkarte für eine sichere Entbindung. Ein halbes Jahrhundert später dämmerte es den Medizinern, dass den Atem anzuhalten und zu pressen, wie um einen Ballon bersten zu lassen, keine optimale Entbindungstechnik ist. Es senkt den Sauerstoffgehalt und den fötalen Herzschlag und erfordert vermehrt Eingriffe.

2016 rief eine britische Klinik, die auf die Weisheit alter Geburtspraktiken zurückgriff, das Projekt Stop Traumatic OASI Morbidity Project (STOMP) ins Leben. Es lehnt erzwungenes Pressen ab, fördert das Gebären in aufrechter Position, gesteht dem Baby sein eigenes Tempo zu und nutzt Atemtechniken. Mit welchen Ergebnissen? Weniger Dammrisse und andere vaginale Verletzungen. Die Studie zeigte, wie wichtig die zweite Wehenphase für das Baby ist – sie stimuliert seine Atmung und Verdauung und versorgt es mit nützlichen Bakterien. Der Erfolg der STOMP-Methode war so enorm, dass sie es in die Fachzeitschriften schaffte, und es gibt Bestrebungen, sie in ganz Großbritannien zum Standard zu machen. Die Geburt im Hollywood-Stil ist jedoch immer noch in vielen Kreißsälen verbreitet. Es ist Zeit, dass wir wieder auf unseren Körper hören und uns bewusst machen, dass die Natur weiß, wie eine Geburt funktioniert.

WENN DU WIRKLICH PRESSEN MUSST, ÖFFNE DEN MUND UND SUMME LEISE TIEFE, VIBRIERENDE TÖNE.

POWER-PRESSEN: die Fakten

- **Geringere Sauerstoffzufuhr** Wenn du während des intensiven Pressens die Luft anhältst, atmest du weniger Sauerstoff ein. Demzufolge steht weniger Sauerstoff für die Übertragung auf das Baby durch die Plazenta zur Verfügung, sodass es unterversorgt sein kann. Die Herzfrequenz des Babys kann sinken und einen Noteingriff erfordern.
- **Erschöpfte Mutter** Power-Pressen ist körperlich und psychisch anstrengend. Ermüdung kann den Geburtsvorgang verlängern.
- **Erhöhtes Risiko eines Dammrisses** Das intensive Pressen bei dieser Methode übt zusätzlichen Druck auf den Damm (den Bereich zwischen Vagina und Anus) aus, wodurch das Risiko des Reißens oder der Notwendigkeit einer Episiotomie (eines chirurgischen Dammschnitts zur Erweiterung des Geburtskanals) steigt.
- **Nachteile für die Beckenbodenmuskeln** Kräftiges Pressen kann die Beckenbodenmuskulatur belasten, was nach der Geburt Blasenschwäche oder Beckenorganprolaps zur Folge haben kann.
- **Stress für das Baby** Verringerte Sauerstoffzufuhr kann für das Baby Stress bedeuten mit Folgen wie zu niedrige Apgar-Werte oder die Notwendigkeit einer Wiederbelebung nach der Geburt.
- **Erhöhtes Risiko für Eingriffe** Weil ein erhöhtes Risiko für eine Notlage des Babys besteht, sind Eingriffe wie Kaiserschnitt oder instrumentelle Unterstützung der Geburt wahrscheinlicher.

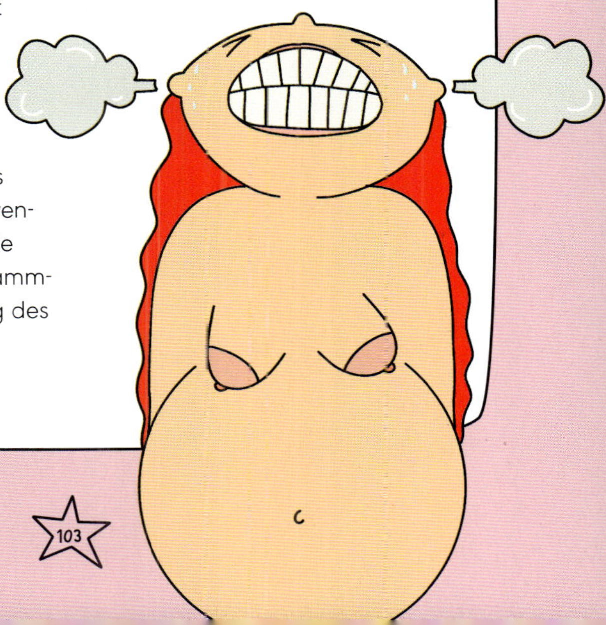

Wenn du visualisierst, wie dein Baby den Geburtskanal durchquert, kannst du dich besser in den Vorgang einfühlen.

Das Baby ausatmen

Wie zum Teufel »atmet« man sein Baby »aus«? Das klingt sehr geheimnisvoll! Aber es ist schon mehr dabei, als nur auszuatmen und darauf zu warten, dass etwas Magisches passiert. Es ist kein lustiges Auspusten einer Geburtstagskerze in der Hoffnung, dass ein winziger Mensch herauskommt. Ja, der Körper hat bemerkenswerte Fähigkeiten (hallo, Ferguson-Reflex!), aber wir wollen hier eine profunde Technik erlernen.

Zwerchfellatmung Eine grundlegende Technik für das »Ausatmen« des Babys beinhaltet den Einsatz des Zwerchfells – des Muskels unterhalb der Lunge –, um tiefer und effektiver zu atmen. Wenn du tief in den Bauch anstatt nur flach in die Brust atmest, kannst du die Kraft deines Zwerchfells und deines Bauches besser kanalisieren. Diese Art der Atmung maximiert die Sauerstoffzufuhr für Mutter und Kind und fördert die natürliche Senkung des Babys.

Relaxte Miene, relaxte Muschi Dass der Mund weich und entspannt bleibt, ist entscheidend. Wenn dir alles andere zu viel ist – das schaffst du! Ein angespannter Kiefer spiegelt Anspannung im Beckenbereich wider. Sorgst du dafür, dass der Mund weich und entspannt bleibt, möglicherweise sogar offen, fördert das indirekt die Entspannung der Beckenmuskulatur, sodass sich das Baby leichter senkt.

Kombination aus Atmung und sanftem Drücken Manche Mütter finden eine Kombination aus tiefer Atmung und leichtem Drücken am natürlichsten. Das kann so aussehen, dass du tief einatmest und beim Ausatmen leicht nachdrückst, um den Atem nicht anzuhalten, sondern mit ihm und dem Rhythmus deines Körpers zu arbeiten.

Lautäußerungen Viele finden während der Geburt Kraft in ihrer Stimme. Tiefe, gutturale Laute können das Senken des Babys unglaublich effektiv unterstützen. Das kann kräftiges Ausatmen sein, Stöhnen oder sogar Brüllen wie ein Löwe. Die Laute kommen oft instinktiv, können Anspannungen lösen, die Kehle öffnen und Kraft geben.

Spontanem Presswunsch vertrauen Der Ferguson-Reflex tritt auf, wenn das Baby bereit ist, geboren zu werden. Dann presst die Gebärmutter das Baby spontan und ohne bewusste Anstrengung heraus. Wenn du ungestört und tief entspannt bist, kannst du diesen Reflex erleben.

Visualisierung Stell dir vor, wie sich dein Baby durch den Geburtskanal bewegt, um dich mit dem Prozess enger verbunden und im Einklang zu fühlen.

DENK DRAN

Auch wenn das »Ausatmen des Babys« dir eine alternative Technik anbietet, zählt allein, was sich für dich richtig anfühlt und dass du dich bei der Geburt von DEINEN Instinkten und Empfindungen leiten lässt.

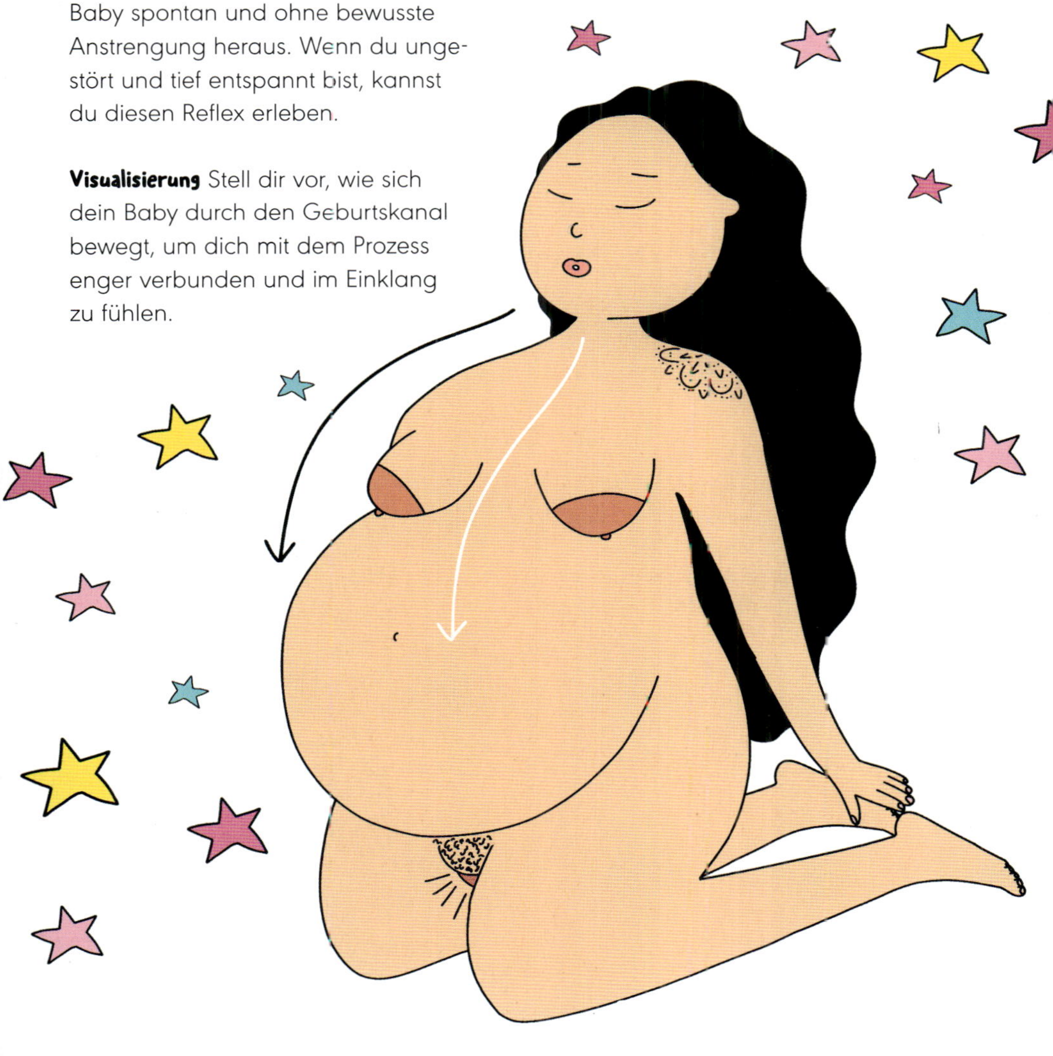

KÖRPER
Merke dir

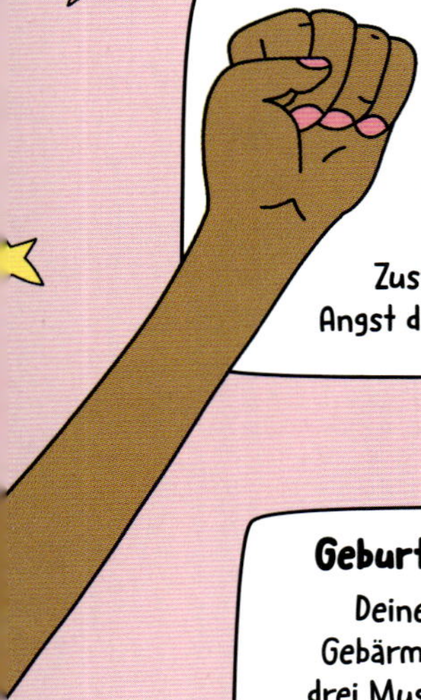

Es ist dein Körper

Falls du eine Erinnerung brauchst: Dein Körper gehört dir, du entscheidest, was mit ihm gemacht wird. Niemand darf etwas ohne deine Zustimmung tun. Habe keine Angst davor, deine Meinung zu sagen!

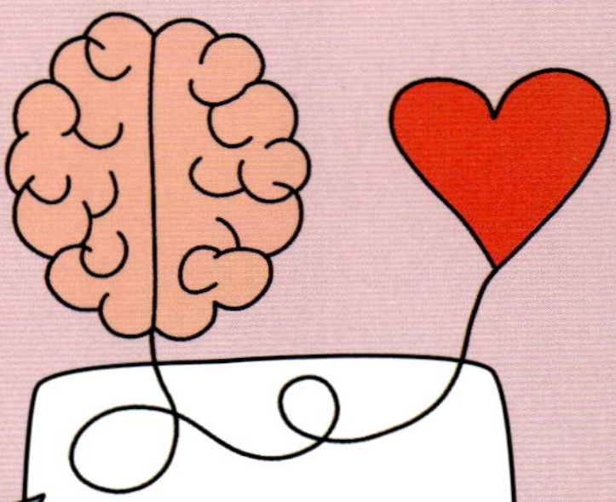

Oxytocin und Sex

Oxytocin ist die Königin der Geburt, respektiere also ihren Wunsch nach Glück und Wohlbefinden. Keine Panik, wenn du dich mal nicht so fühlst. Oxytocin wird dich in den Wehen nicht im Stich lassen, aber je mehr du es hegst, desto mehr zeigt es sich! Es spielt eine Hauptrolle beim Sex und beim Orgasmus, also scheue nicht etwas Liebe bei der Geburt.

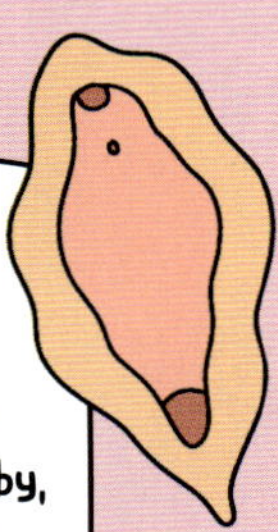

Geburts-Einmaleins

Deine wunderbare Gebärmutter, mit ihren drei Muskelschichten das sichere Zuhause für dein Baby, wird ihre Zauberkräfte entfalten. Jede Wehe zieht diese Muskeln weiter nach oben, wodurch sich der Gebärmutterhals weitet und das Baby senkt. Oxytocin und Endorphine erzeugen bei jeder Wehe gemeinsam den perfekten Schub.

Entspannt die Welle reiten

Relaxte Miene, relaxte Muschi im Einklang mit den großen Wellen. Lockerst du den Kiefer, sagt dein Beckenboden »ahhh«, und die Wehen werden machbar. Entspanne auch, wenn sich der Muttermund komplett öffnet.

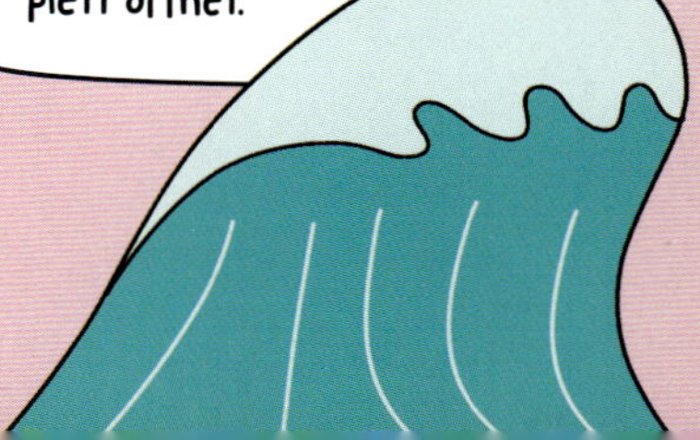

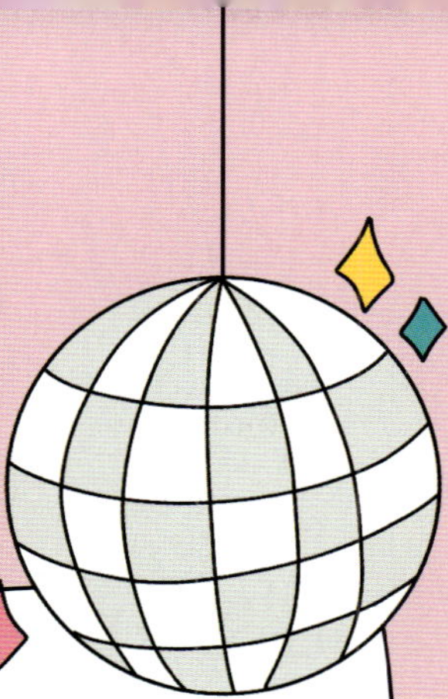

Gute Beckenposition

Positionen zu finden, die sich gut anfühlen, ist das A und O. Es hilft, in jeder Phase der Geburt zu wissen, was gut funktioniert. »Knie rein, Fersen raus« statt der offenen Beinhaltung kann dem Baby bei der Geburt Platz schaffen.

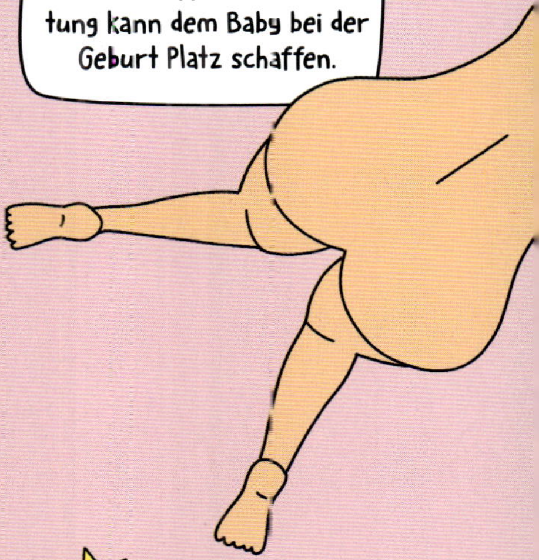

Tanze durch die Wehen

Feiere die Wehen wie ein Fest, das deinen Vibes entspricht. Ist es eine Tanzparty oder bevorzugst du es langsamer und ruhiger? Deine Wehen können so sein, wie du sie dir wünschst und dich fühlst. Hast du Lust, die Hüften zu schwingen? Tu es! Nicht die Art von Party? Lockere dich mit langsamen, intuitiven Moves, die Konzentration und Ruhe fördern.

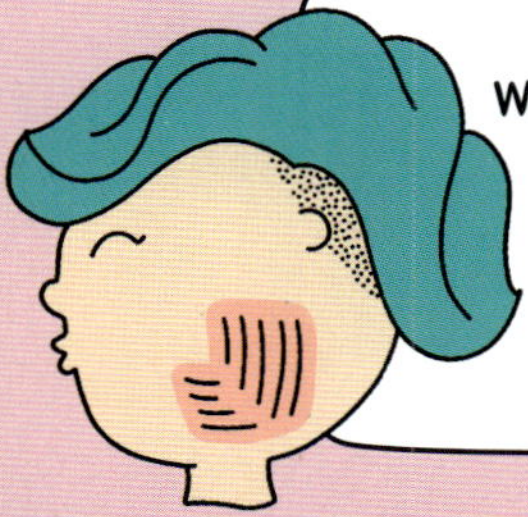

Atme das Baby aus

Wir reden hier nicht vom Auspusten einer Kerze, sondern von bewusster Atmung, die die Energie nach unten lenkt und vielleicht tiefe, vibrierende Laute hervorbringt. Brülle wie eine Löwin, sei eins mit deinem Körper, lass den Mund offen und weich!

GEBURT

Gebäre selbstbestimmt

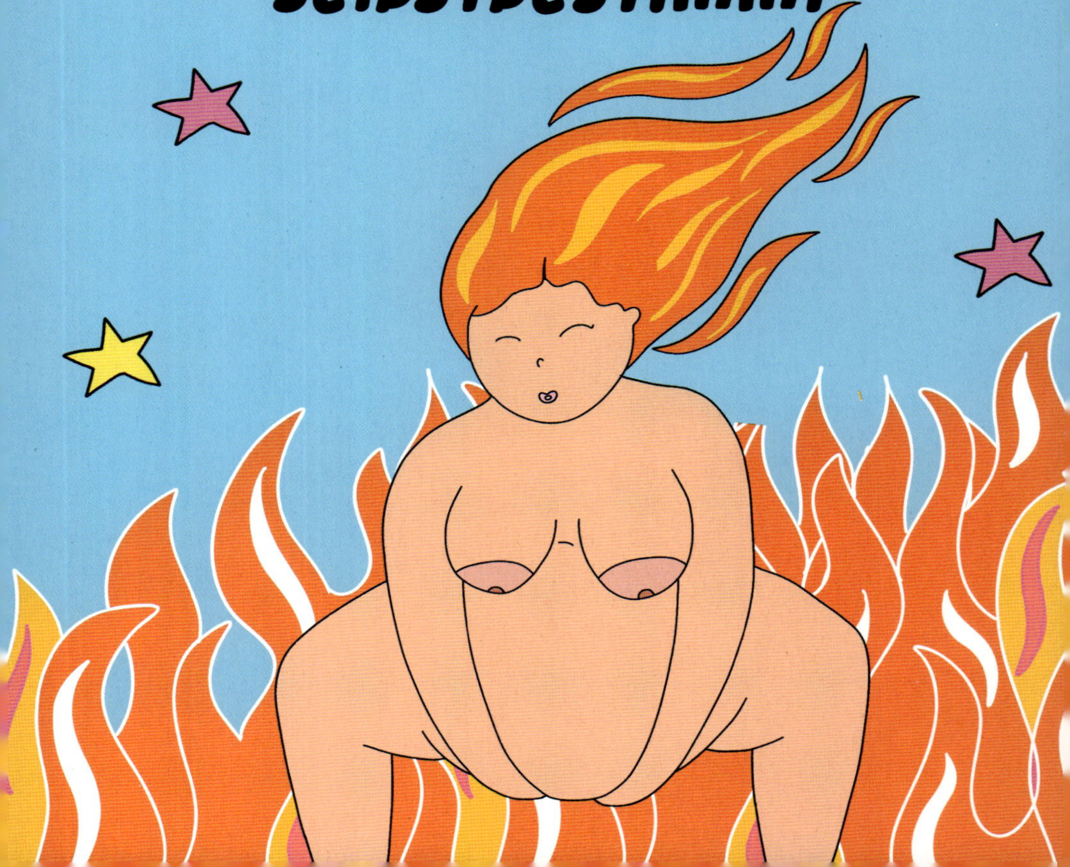

Dies ist DEINE Geburt, DU entscheidest. Es ist Zeit, die innere Khaleesi zu entfachen. Du wirst in das Feuer deiner Kraft gehen und als gottverdammte Königin der Geburt daraus hervorgehen!

Du hast die Werkzeuge und die Techniken. Jetzt brauchst du Informationen und Fakten, um die Kontrolle zu übernehmen und fundierte Entscheidungen zu treffen, ganz gleich, wie die Geburt verläuft.

Dein einzigartiges Erlebnis

Dein persönliches Geburtserlebnis ergibt sich aus der Summe deiner Wünsche und Sehnsüchte. Du gehst einen Weg, der mit dir im Einklang und flexibel genug ist, um jede Herausforderung zu meistern!

Die Geburt deines Kindes wird dich verändern wie kein anderes Ereignis in deinem Leben. Was jetzt geschieht, wird dich, dein Baby und deine Zukunft prägen. Du wirst deine Vision davon in meinen visuellen Geburtsplan übertragen, was sehr effektiv ist, weil unser Gehirn auf visuelle Eindrücke reagiert.

Stell dir vor, dass du dich auf ein episches Abenteuer vorbereitest. Ohne Karte, Proviant und gute Orientierung würdest du nicht losziehen, auch nicht ohne zu wissen, wie du alle Herausforderungen meistern kannst. Bei der Geburt ist das nicht anders! Dich vorzubereiten bedeutet, dir Wissen, Werkzeuge und Strategien anzueignen, um dieses Erlebnis zu meistern. Keinesfalls musst du jedes Detail

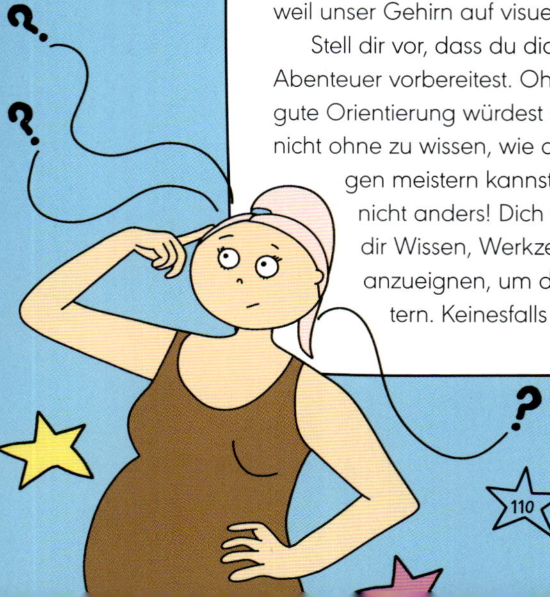

kontrollieren. Verstehst du die Wehenphasen und beherrschst Entspannungstechniken, kannst du deiner Entbindung vertrauensvoll entgegensehen.

Packe also deine Werkzeuge und mach dich auf den Weg, bereit, alles zu meistern. Vielleicht möchtest du einwenden, dass zu viel Planung der Geburt die Spontaneität und Magie nimmt, aber: Vorbereitet ist nicht gleich unflexibel. Zu planen bedeutet nicht, die Geburt wie einen Hollywood-Blockbuster zu inszenieren. Vielmehr schaffst du dir einen flexiblen Rahmen, der dir fundierte Entscheidungen ermöglicht, während die Dinge ihren Lauf nehmen. Zu viel Planung kann zu Enttäuschung führen, wenn die Geburt anders verläuft, als man sie sich vorgestellt hat. Mit Vorbereitung ist man anpassungsfähig, informiert und widerstandsfähig.

Ich weiß nur zu gut, wie unvorhersehbar Geburten verlaufen können! Mir als Doula, die Gebärende weltweit persönlich und online begleitet, ist es klar, dass keine Geburt der anderen gleicht. Daher meine Überzeugung, dass die Standardbetreuung nicht auf dich, deine Vorstellungen, Wünsche und Bedürfnisse und deinen Körper eingeht. Es liegt mir sehr am Herzen, dass sich jede Frau ihrer Wünsche sicher ist. Niemand kennt dich und deinen Körper besser als du selbst. Daher ist es unerlässlich, dass du dich vorbereitest und offen und ehrlich mit deinen Geburtsbegleitern sprichst.

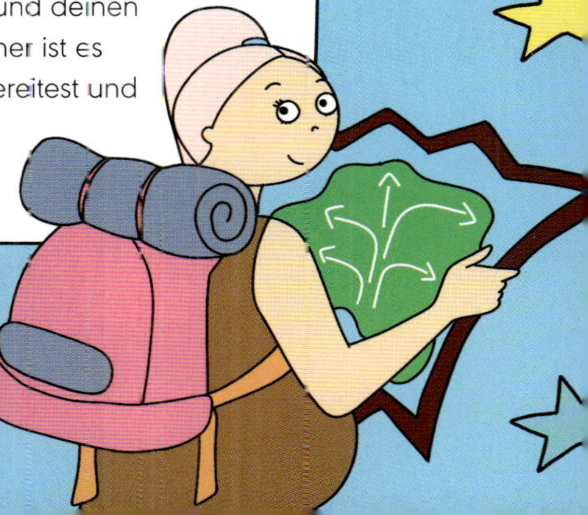

Meine Geschichte

Meine letzte Geburt, die von George, verlief unvorhersehbar. Dieses Kind wollte nicht rauskommen! Ich hatte alles vorbereitet und mein Gehirn umprogrammiert (siehe S. 38). Charlie, mein Erstgeborener, war per geplantem Kaiserschnitt zur Welt gekommen, nachdem eine Steißlage festgestellt worden war und das Personal eine vaginale Steißgeburt nicht unterstützen konnte. Ich bin davon überzeugt, dass diese Situation ihre Ursache darin hatte, dass meine Mutter in meiner 26. Schwangerschaftswoche an Krebs gestorben war. Das war verdammt traumatisch! Dennoch fand ich die Kraft, eine euphorische Kaiserschnittgeburt zu organisieren. Gedämpftes Licht, Musik und pure Glückseligkeit, zugeich voller Trauer und Schmerz über den Verlust meiner Mutter.

Diesmal glaubte ich, George vaginal gebären zu können, so wie ich es mir gewünscht und wozu ich vielen anderen verholfen hatte. Aber die Sterne wollten es anders. Die 42. Woche schlich heran, und meine Fruchtblase begann zu tropfen. Ein paar Tage später setzten die Wehen ein und wurden ziemlich stark. Und dann sah ich Mekonium. Das Baby hatte gekackt. Während der gesamten Schwangerschaft hatte ich mit meinen Helfern alle Optionen besprochen und in meinem Plan berücksichtigt, auch einen erneuten Kaiserschnitt und Notfälle. Ich hatte ein unterstützendes Team und eine Doula, war zuversichtlich und bereit, auf meinen Körper zu hören. Meine Geburtsbegleiter freuten

MEINE GEBURTSKOMPLIKATIONEN WAREN AUSSERGEWÖHNLICH, ABER ICH GLAUBE, SIE WURDEN MIR GEGEBEN, UM MEIN WISSEN AN ANDERE WEITERGEBEN ZU KÖNNEN.

sich. Nun bedeutet Kacka nicht immer einen Notfall, vor allem nicht so spät in der Schwangerschaft, aber da ich nicht wusste, wie frisch es war, ging ich in die Klinik. Die Vorschriften dort waren gegen mich, da die 42. Woche überschritten und die Fruchtblase geplatzt war und nun das noch. Aber ich forderte mein Recht und erhielt ein schönes Zimmer in der Hebammenabteilung, wo ich kaum überwacht wurde, Gebärbecken und Dusche nutzen konnte und eine regelrechte Oxytocin-Party feierte. Ich wollte und brauchte keine Schmerzmittel; die Freude am Ritt auf den starken Wellen genügte. Doch nach 24 Stunden fühlte sich etwas falsch an. Klumpen am Gebärmutterhals bereiteten Probleme, die Wehen waren stark, nichts ergab mehr Sinn. Also brachte ich George eigenhändig per Kaiserschnitt zur Welt, im selben Raum wie Charlie. Jede Entscheidung wurde von mir geführt. Meine Intuition hat mich nicht getäuscht: Hätte ich weitergemacht, wäre die Sache vielleicht anders ausgegangen.

Ich glaubte an eine vaginale Geburt, wie ich sie mir wünschte und wozu ich so vielen anderen verholfen hatte.

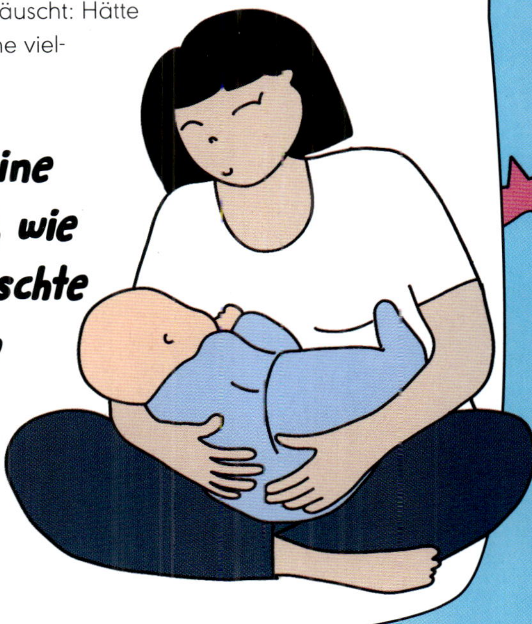

Wie du dich gut informierst

Erfahre, wie du dir den perfekten visuellen Plan erstellst, der deine Entscheidungen unterstützt und flexibel ist.

Gut informiert entscheiden

Entscheidest du anhand der Kriterien unten, behältst du die Kontrolle darüber, was bei der Geburt mit deinem Körper und dem Baby geschieht. Diese Kriterien gelten für ALLES, höre also gut zu!

- Welche **VORTEILE** hat es, wenn ich akzeptiere bzw. ablehne?
- Was **RISKIERE** ich, wenn ich den Eingriff akzeptiere/ablehne?
- Welche **ALTERNATIVEN** gibt es?
- Was sagt meine **INTUITION**?
- Was, wenn ich **NICHTS** tue, wenn ich eine Stunde/einen Tag/eine Woche warte?
- Wie fühlt sich das an/sieht das aus?

Entwickelst du eine Vision für deine Entbindung, verwebst du quasi all deine Hoffnungen und Träume für die transformative Reise der Geburt miteinander. Stell dir vor, wie du diesen wunderschönen Teppich aus Wünschen in einen visuellen Plan umsetzt. Dieser Plan, ob mit Bildern, Symbolen oder sogar einer Collage, stärkt dein Selbstvertrauen und bringt dir das Geburtsgeschehen nahe. Zeigst du diesen Geburtsplan deinem Betreuungsteam, erhält es Einblick in deine Herzenswünsche.

Diesen visuellen Plan zu erstellen ist mit das Schönste bei der Geburtsvorbereitung. Du stellst nicht nur deine Bedürfnisse und Wünsche bildlich dar, ganz nebenbei lernst du noch dazu. Der Plan bringt dich dazu, jedes Ergebnis und Szenario zu hinterfragen und Regeln für deine Geburt zu formulieren, die dir aus dem Herzen

Wie du für DICH entscheidest

Jeder Mensch verdient individuelle Fürsorge. Entscheidungen nach »allgemeinen Richtlinien« berücksichtigen nicht, was für dich und dein Baby richtig ist. Wir sind alle einzigartig, in persönlichen Umständen und mit individuellen Gefühlen und Erfahrungen. Deshalb musst DU die Verantwortung für deine Betreuung und dein Handeln übernehmen und gut informiert sein, um für dich und dein Baby richtig zu entscheiden.

Fakten: Dinge, die bekanntlich oder nachweislich zutreffend sind.	VS	**Mythen:** Falsche Auffassungen, Glaubenssätze oder Vorstellungen.
Wissen: Deinen Körper und die Geburt verstehen.	VS	**Nichtwissen:** Ohne geringste Ahnung in die Geburt gehen.
Vertrauen: In dich selbst, deinen Körper und dein Baby.	VS	**Naivität:** Anderen vertrauen, ohne Information oder Alternativen.
Beweis: Aktueller, solider Nachweis.	VS	**Vorurteil:** Kein Beweis, schlecht fundierte Meinung.
Individuell: Persönliche Umstände und Geschichte.	VS	**Generisch:** Dieselben Vorschriften/ Richtlinien für alle.

sprechen, egal was passiert. Nun zum schwierigen Teil. Bei diesem Kunstwerk geht es nicht nur um schöne Farben. Es führt dich durch alle Wehenphasen und alle möglichen Situationen. So kannst du entscheiden, wie es aussehen soll, wenn eine dieser Situationen bei der Geburt eintritt. Ohne Plan kann dir die Sache aus der Hand gleiten, weil du nicht weißt, wie du mit unerwarteten Wendungen umgehen sollst. Nimm deinen Plan also in Angriff.

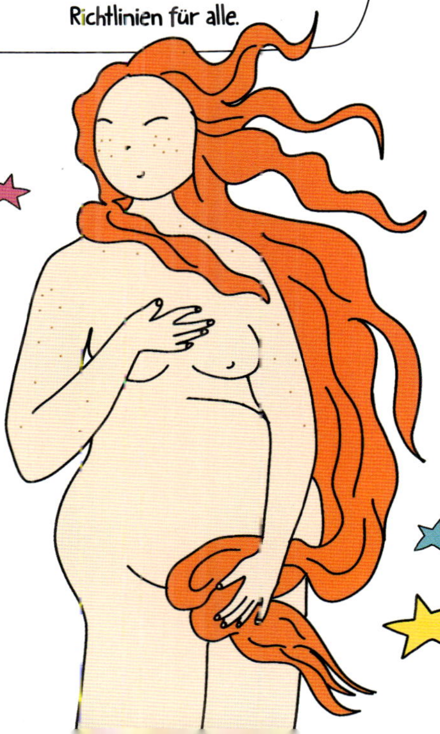

Wo und wer?

Dein Geburtsplan beschäftigt sich vor allem mit den Fragen, WO du entbinden möchtest, und WER dir zur Seite stehen soll.

Hausgeburt

Erwägt man eine Hausgeburt, sagen viele: »Wow, du bist mutig.« Aber angesichts der Tatsache, dass Kliniken mit schlechteren Ergebnissen und unnötigen Eingriffen in Verbindung gebracht werden, verwundert es nicht, wenn Frauen an einem Ort gebären wollen, der ihnen vertraut ist. Jede Frau kann zu Hause gebären, unabhängig von Größe und Einrichtung der Wohnung! ABER das ist nicht geeignet, wenn man sich dort nicht sicher und wohl fühlt.

ECHT JETZT?
DU HAST EIN RECHT AUF EINE HAUSGEBURT, UNABHÄNGIG VON ALTER, GEWICHT UND SITUATION!

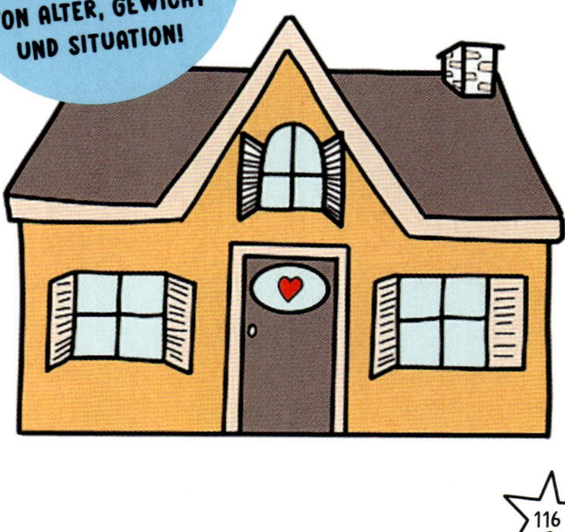

Pro

- Mehr Kontrolle
- Umfeld leicht zu lenken
- Mehr Zufriedenheit
- Weniger Kaiserschnitte
- Weniger Eingriffe notwendig
- Weniger Schmerzmittel nötig
- Geringere Infektionsraten

Kontra

- Kein unmittelbarer Zugang zu einer Periduralanästhesie oder zu Opioiden
- Manchen Frauen ist die Situation unheimlich.
- Im Notfall ist die Verlegung in eine Klinik erforderlich.

DENK DRAN

Jede Geburt ist einzigartig, die Risiken und Vorteile sind individuell. Was richtig ist, hängt von den Umständen ab.

Denkst du über eine Alleingeburt nach?

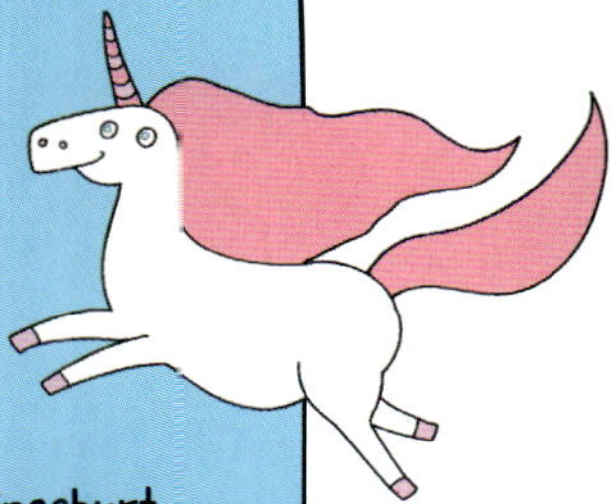

Wusstest du, dass du auch im Meer oder in einem Wald gebären kannst? Kein Witz, das ist schon vorgekommen. Meistens erfolgt eine Allein- oder Freigeburt jedoch zu Hause, aber ohne medizinisches Personal. Manche Frauen sehen darin eine wunderbare Möglichkeit, ihr Baby ungestört auf die Welt zu bringen, nur in Anwesenheit der Menschen, die sie ausgewählt haben. Wenn du eine Alleingeburt erwägst, informiere dich vorher genau. Mach dir neben Vorteilen unbedingt auch die Risiken klar: Plane sie richtig, bereite dich gründlich vor, und sei radikal alleinverantwortlich für deine Geburt.

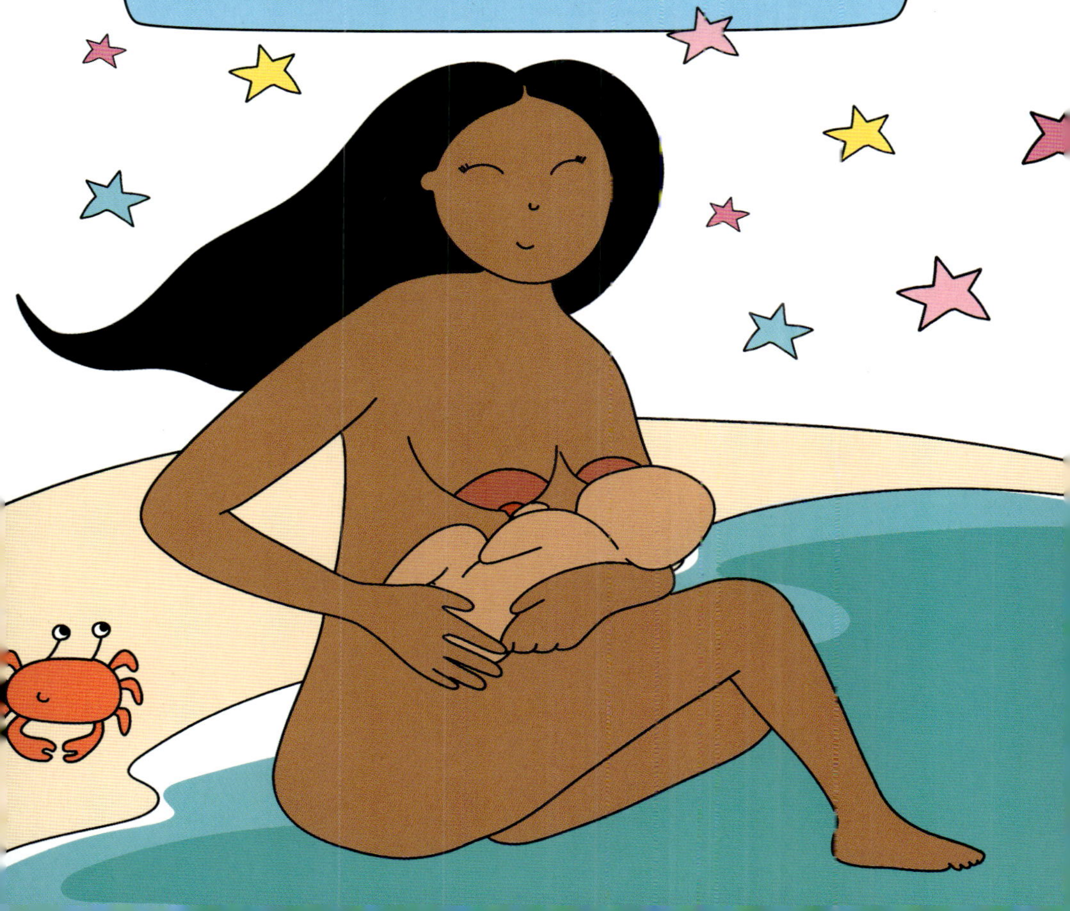

MEINE GEBURT

»Es war einer der stärksten Momente meines Lebens, der mich für immer verändert hat. Ich atmete mein Baby zu Hause im Becken aus, ohne Tränen und Risse. Wissen ist Macht, ich bin so dankbar.«

Wassergeburt

Viele von uns verspüren den angeborenen Drang, im Wasser zu gebären, was angesichts der beruhigenden Wirkung von Wasser nicht überrascht. So können Frauen ihr Baby sanft in die Welt entlassen. Babys können im Wasser geboren werden, weil die Plazenta sie mit Sauerstoff versorgt, was eine langsame, schöne Geburtspause ermöglicht, bis sie Luft atmen, sobald sie aus dem Wasser kommen. Tritt das Baby im Trockenen aus, setzt du die Geburt besser außerhalb des Wassers fort.

Pro

- Bietet sofortige Erleichterung
- Ermöglicht spontanes Bewegen
- Kann den Blutdruck senken
- Senkt den Druck auf den Damm, d. h. weniger Risse und Dammschnitte (siehe S. 149)
- Weniger Interventionen
- Natürliche Schmerzlinderung
- Senkt das Stresshormon
- Fühlt sich sicher und geborgen an
- Sanfter Übergang für das Baby

Kontra

- Manche mögen das Wasser nicht
- Das Wasser muss für manche Schmerzmittel verlassen werden
- Zu frühes Aufsuchen des Beckens kann die Wehen verlangsamen

DENK DRAN

Eine Wassergeburt ist auch zu Hause möglich. Miete oder kaufe dir ein Becken – es gibt sie sogar mit Getränkehalter!

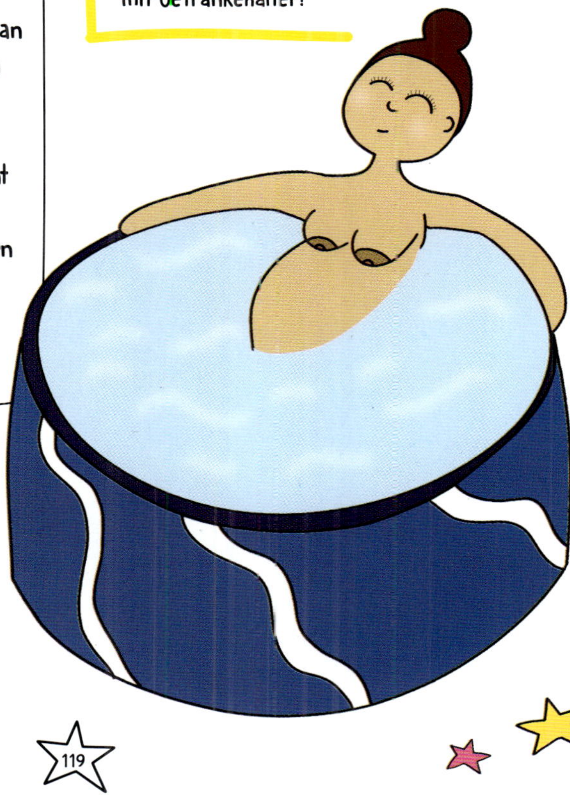

Tipp: *Halte die Wassertemperatur in einem Bereich, der dir angenehm ist – in der Regel etwa 37° C.*

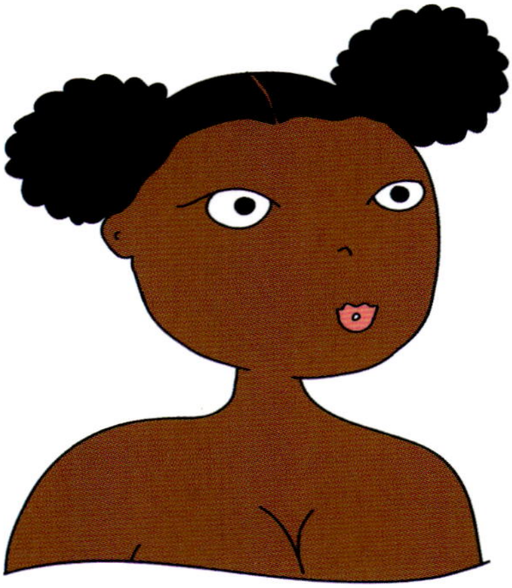

Du hast das Recht auf eine durch eine Hebamme betreute Geburt.

Geburtshaus/Hebammenkreißsaal

Wenn eine Hausgeburt für dich nicht infrage kommt, bieten sich Geburtshäuser und andere von Hebammen geleitete Einrichtungen an. Wichtig ist, dass du offen und ehrlich mit deinen Betreuern sprichst. Du hast das Recht auf eine von einer Hebamme betreute Geburt, unabhängig von deiner Situation und deinem Gesundheitszustand.

Recherchiere anhand der Statistiken deines Geburtszentrums/Krankenhauses vor Ort, wie es Geburten wie deine unterstützt. Eine hohe Anzahl Verlegungen, Einleitungen oder Kaiserschnitte ist ein Warnsignal, wenn du Eingriffe vermeiden willst.

HOHES RISIKO?
STUDIEN ZEIGEN, DASS RISIKOSCHWANGERSCHAFTEN BEI VON HEBAMMEN BETREUTEN GEBURTEN BESSER VERLAUFEN.

Pro

- Persönlich und ganzheitlich
- Berücksichtigt neben den körperlichen auch die emotionalen und sozialen Aspekte
- Weniger medizinische Eingriffe als auf der Entbindungsstation
- Weniger klinisch, eher wie zu Hause/wie eine Heilanwendung
- Hebamme unterstützt die vaginale Geburt

Kontra

- Mehr Interventionen als zu Hause, aber weniger als im Kreißsaal
- Eventuell weniger Möglichkeiten – Kommunikation ist wichtig
- Für Einleitung, PDA oder assistierte Geburt Verlegung in Klinik notwendig

Krankenhaus

In der Geburtshilfestation einer Klinik ist medizinisches Personal anwesend, das sich um Risikoschwangerschaften, Einleitungen und assistierte Geburten kümmert. Die Entscheidung, hier zu entbinden, liegt bei dir, doch dies ist oft vermehrt mit Eingriffen verbunden. Manche Frauen beruhigt es, dass medizinische Hilfe und Periduralanästhesien zur Verfügung stehen.

Suche nach medzinischem Personal, das eine physiologische Geburt unterstützt, ob vaginal, mit Einleitung oder per Kaiserschnitt. Hole zunächst Empfehlungen aus deinem Netzwerk ein und lies Online-Bewertungen.

Pro

- Bei Bedarf sofortige Notfallversorgung
- Breites Spektrum an schmerzlindernden Maßnahmen
- Kann für Spezialfälle geeignet sein

Kontra

- Klinisches Umfeld
- Höherer Anteil an medizinischen Eingriffen
- Erfahrung weniger persönlich
- Möglicherweise geringe Entscheidungsfreiheit – Kommunikation ist wichtig
- Eventuell eingeschränkte Mobilität

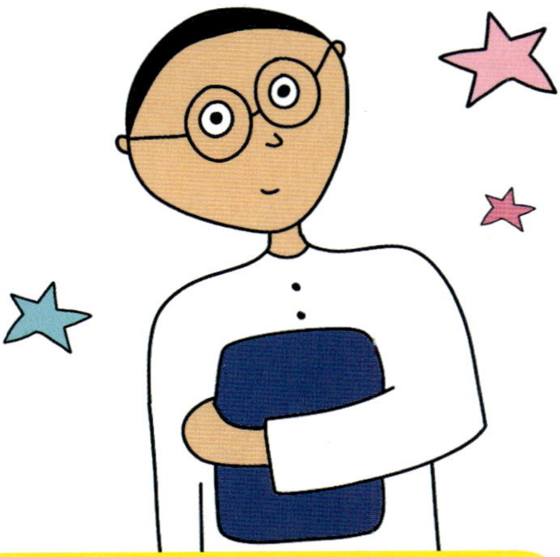

Vereinbare Beratungstermine und erkundige dich nach den Erfahrungen mit physiologischen Geburten, nach Interventionsraten und den Richtlinien der Klinik. Vergewissere dich, dass du dich dort wohlfühlst und deine Wunschgeburt möglich ist. Verlass dich auf dein Bauchgefühl – wenn du dich gut unterstützt fühlst, triffst du wahrscheinlich die richtige Wahl. Es ist wichtig, dass deine Wünsche respektiert werden und das medizinische Personal in der Klinik mit physiologischen Geburten reichlich Erfahrung hat.

Tipp: *Tausche dich offen mit dem medzinischen Personal aus, um ein Vertrauensverhältnis zu schaffen.*

Gebären mit Doula

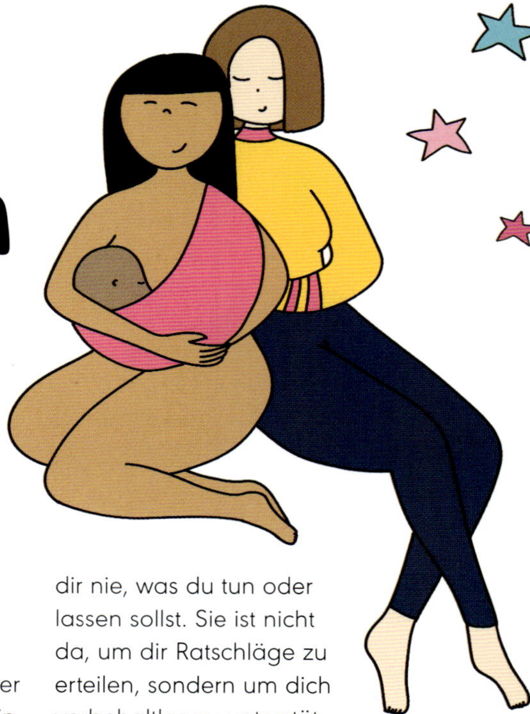

Eine Doula ist der beste Familienbeistand, den du dir nur wünschen kannst, und eine Oxytocin-Superheldin. Sie hat zahlreiche Vorteile.

Eine Doula ist in meinen Augen kein Luxus, sondern unverzichtbar. Sie muss privat bezahlt werden, bei fehlenden Mitteln springt eventuell der Verein Doulas in Deutschland e. V. ein. Eine Doula ist keine Hebamme und ersetzt nicht deine Geburtsbegleitung! Sie garantiert eine kontinuierliche Betreuung, was viele Frauen leider nicht erhalten. Hast du jemanden, dem du vertraust und der dir hilft, fundierte Entscheidungen zu treffen, kann das die Geburt sehr positiv beeinflussen.

Beginnen wir mit einem Mythos: Eine Doula unterstützt nur die »natürliche« Geburt. Falsch! Doulas helfen dir bei jeder Art von Geburt, ob zu Hause, in der Klinik und per Kaiserschnitt. Denk dran: Bei deiner Entbindung geht es einzig um dich und deine Wünsche. Eine gute Doula sagt dir nie, was du tun oder lassen sollst. Sie ist nicht da, um dir Ratschläge zu erteilen, sondern um dich vorbehaltlos zu unterstützen. Jede Doula ist einzigartig und hat individuelle Fähigkeiten. Findest du nicht sofort die Richtige für dich, sprich mit vielen, bis dir eine zusagt.

Welchen Nutzen bringt nun eine Doula? Diese Superheldinnen der Geburtshilfe senken im Schnitt die Zahl der Einleitungen, der instrumentellen Geburten und Kaiserschnitte sowie den Bedarf an Schmerzmitteln und Periduralanästhesien. Ihre Anwesenheit verkürzt oft die Wehen und die Eltern sind mit der Geburt zufriedener. Doulas sorgen für Gleichbehandlung und sind kulturell sensibel.

Eine Hebamme engagieren

Eine freiberufliche Hebamme betreut dich während der gesamten Schwangerschaft, der Geburt und des Wochenbetts persönlich. Anders als in einem Krankenhaus, wo du auf unterschiedliches Personal triffst, bietet eine freiberufliche Hebamme Kontinuität in der Betreuung. Sie steht dir mit Rat und Tat zur Seite, führt medizinische Untersuchungen durch und unterstützt dich emotional. Durch enge Kooperation mit deiner Gynäkologin stellt sie sicher, dass du und dein Baby wohlbehalten seid. Warum eine Hebamme? Weil du sie wert bist. Ihre individuelle Betreuung macht für dich den gesamten Geburtsprozess angenehmer, weniger stressig und möglicherweise schneller. Von der Geburtsvorbereitung bis zum Wochenbett ist sie für dich da und hilft dir, fundierte Entscheidungen zu treffen.

Was bietet sie sonst noch? Sie stimmt ihre Beratung und Unterstützung auf deine individuellen Bedürfnisse und Wünsche ab. Hebammen sind in der Regel Expertinnen für natürliche Geburtstechniken, die die Notwendigkeit von Eingriffen verringern können. Viele freiberufliche Hebammen haben eine ganzheitliche Ausbildung. Sie kennen den Hergang der Geburt genau und wissen, wie sie dich unterstützen können, etwa durch spezielle Lagerung, alternative Schmerzlinderung und sofortige Unterstützung beim Stillen. Ihr kontinuierlicher Beistand senkt auch das Risiko einer postpartalen Depression.

DENK DRAN

Suche dir eine Hebamme, zu der du ein natürliches, freundliches Verhältnis hast. Schließlich willst du dich mit ihr zusammen vertrauensvoll auf ein tolles Geburtserlebnis vorbereiten!

Doulas helfen dir bei jeder Art von Geburt, ob zu Hause oder in der Klinik, und auch bei einem Kaiserschnitt.

Spezielles für deinen Plan

Vielleicht möchtest du einige persönliche Aspekte deiner Geschichte oder Identität in die Vision von deiner Geburt aufnehmen. Teile diese deinen Geburtsbegleitern mit, denn die Berücksichtigung deiner Privatsphäre sollte höchste Priorität haben.

Mehrlinge (wie Zwillinge, Drillinge)

Auch wenn du Mehrlinge erwartest, kannst du so entbinden, wie du es dir wünschst. Besprich mit deinen Geburtshelfern, wie sie dich unterstützen können, egal ob Hausgeburt, vaginale Geburt oder Kaiserschnitt.

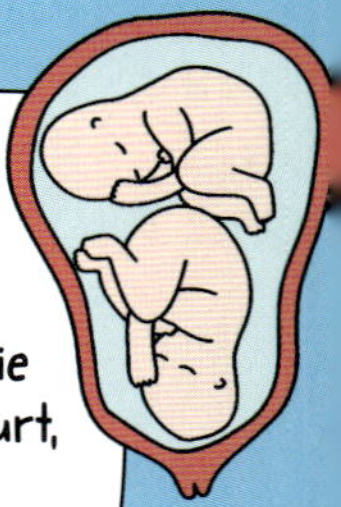

Religion

Besprich spezielle Praktiken oder Traditionen vor, während und nach der Geburt. Notiere eventuelle Ernährungsvorgaben, Anstandsregeln, Gebetsvorschriften und Details, für die du Unter stützung brauchst.

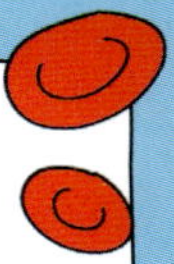

Rhesus-negativ

Bist du Rhesus-negativ, erhältst du eine Anti-D-Prophylaxe zur Vermeidung von Komplikationen. Die Rhesus-Eigenschaften des Babys können aus einer Blutprobe von dir ermittelt werden (NIPD-Test).

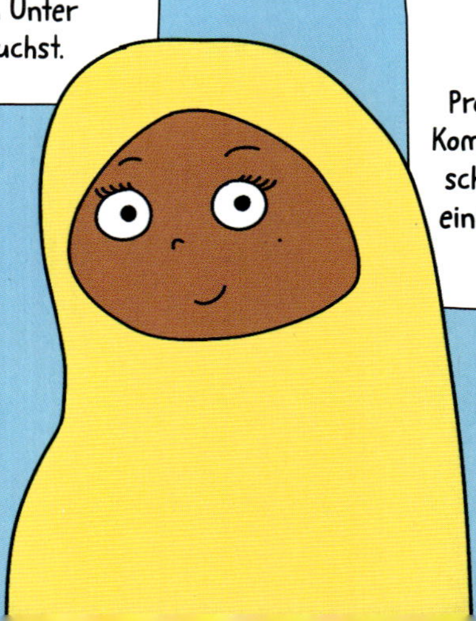

Neurodiversität

Formuliere deine Bedürfnisse klar, ob schriftlich oder mit visuellen Mitteln. Weise auf etwaige Sensibilitäten wie auf Licht oder Geräusche hin und nenne Linderungsmöglichkeiten. Eine gewisse Struktur sollte erhalten bleiben, um Ängste zu reduzieren

Placenta Praevia

Hierbei bedeckt die Plazenta teilweise oder vollständig den Gebärmutterhals. Meistens bewegt sich die Plazenta nach oben und stellt kein Risiko dar. Eventuell wird dir eine engmaschige Überwachung vorgeschlagen. Hat sich die Plazenta in der Spätschwangerschaft nicht bewegt, wird häufig ein Kaiserschnitt empfohlen.

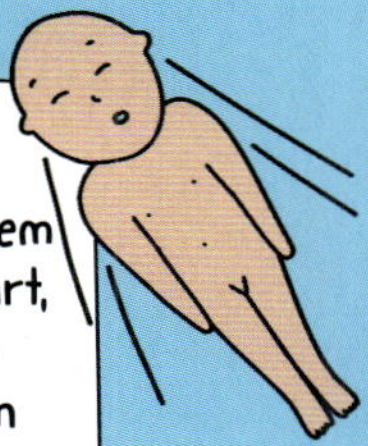

Überstürzte Geburt

So bezeichnet man eine extrem schnell fortschreitende Geburt, die weniger als drei Stunden nach Beginn der Wehen einsetzt. Hattest du bereits eine solche Geburt, informiere unbedingt deine Geburtshelfer davon. Da ist zum Beispiel die praktische Sorge, rechtzeitig in die Klinik zu kommen. Je sicherer und ruhiger du bist, desto besser. Erwäge eine Hausgeburt und zusätzliche Unterstützung.

Gleichgeschlechtliche Paare

Leider hält das medizinische Personal eine weibliche Begleitperson oft wie selbstverständlich für eine Verwandte oder Freundin. Kläre dies ganz oben auf deinem Geburtsplan, damit deine Partnerin richtig adressiert wird.

Steißgeburt

Bei einer Steißlage liegt das Baby mit den Füßen oder dem Gesäß voran, nicht mit dem Kopf. Man unterscheidet zwischen reiner Steißlage, Steiß-Fuß-Lage und gemischten Formen. Keine Panik, wenn dein Baby in Steißlage liegt – es hat noch Zeit, sich zu drehen. Ganzheitliche Unterstützung erfolgt z. B. durch Spinning Babies®, Moxibustion und Hypnose oder manuell durch eine äußere Wendung. Welche Methode du bevorzugst, liegt bei dir, aber nicht immer ist der Versuch erfolgreich. Zwar wird bei Steißlagen häufig ein Kaiserschnitt empfohlen, doch eine vaginale Geburt ist möglich. Arzt oder Ärztin müssen darin erfahren sein und das Wohlbefinden des Babys durch geeignete Überwachung sicherstellen.

»Geburtsmond« und »Scheinwehen«

Die Begegnung mit deinem Baby rückt näher, die Frage stellt sich: »Geht's jetzt los?«. Der perfekte Zeitpunkt für die »Geburtsmond«-Vorbereitung.

Nähert sich die 40. Woche oder wird sie sogar überschritten, verspürst du wahrscheinlich Vorfreude, Ungeduld und Aufregung. In den letzten acht, neun oder sogar zehn Monaten ist ein Baby in dir herangereift, und bald wirst du es kennenlernen! Lass allen Zeitdruck los, und erlaube dir, dich mit Ruhe und Gelassenheit innerlich für das Geburtserlebnis bereitzumachen.

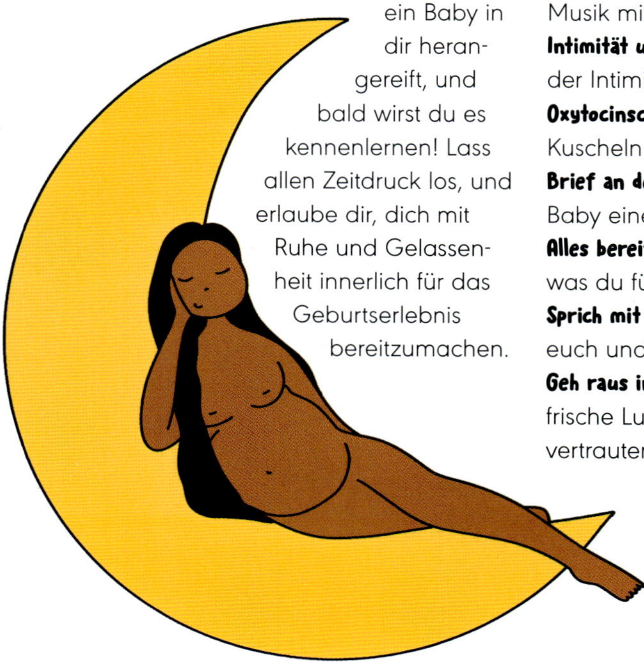

Positive Erinnerungen: Beschäftige dich mit schönen Fotos und Erinnerungen.
Filmabende: Hab Spaß mit Lieblingsfilmen, Comedy-Sendungen oder Serien.
Tanz und Bewegung: Verbinde dich durch Musik mit deinem Körper.
Intimität und Lust: Genieße Momente der Intimität und der Lust allein.
Oxytocinschub: Umarmen, Küssen und Kuscheln sind King.
Brief an dein Baby: Schreibe deinem Baby einen zärtlichen Brief.
Alles bereit fürs Baby: Organisiere alles, was du fürs Baby brauchst.
Sprich mit deinem Baby: Unterhaltet euch und teilt eure Begeisterung.
Geh raus in die Natur: Genieße die frische Luft und schöpfe Kraft an vertrauten Orten.

»Scheinwehen« – falsche Info!

Für mich ist das Schwachsinn. So etwas wie »Scheinwehen« gibt es nicht. Dein Körper ist wie ein Motor, der sich aufwärmt. Er weiß, was er tut, und gibt er dir Zeichen, egal wie sporadisch, wertschätze sie! Nimm das Neue an, und vertraue dem schönen natürlichen Prozess, der sich in seinem eigenen Tempo entfaltet.

- **Vertraue deinem Körper:** Er ist unglaublich intelligent und arbeitet stets in deinem Interesse.
- **Aufregende Veränderungen:** Wenn Wehen einsetzen und pausieren, ist das ein aufregendes Zeichen des Fortschritts.
- **Begrüße sanftes Ziehen:** Heiße die schwachen Wehen willkommen, und lass sie kommen und gehen.
- **Keine Eile:** Beschleunige die Geburt nicht; sie ist einzigartig und verläuft nicht linear.
- **Hollywood-Mythen:** Filmgeburten, in denen die Fruchtblase platzt und das Kind im nächsten Moment da ist, sind unrealistisch.
- **Seltenheit:** Nur bei etwa 10 % der Frauen platzt die Fruchtblase, bevor die Wehen einsetzen.
- **Vertraue dem Prozess:** Lass den Wehen ihren natürlichen Lauf, ruhe wenn nötig und vertraue deiner Intuition.
- **Sprich mit deinen Helfern:** Wenn sich etwas falsch anfühlt, frage die Geburtshelfer um Rat.
- **Vertraue:** Bringe dir selbst und deinem Körper durchgehend tiefes Vertrauen entgegen.

DENK DRAN

Du funktionierst nicht wie eine Ampel nach vorbestimmten Befehlen. Lass den Dingen ihren natürlichen Lauf, ruhe wenn nötig und genieße den Geburtsprozess.

Geht's jetzt los?

Ist es das jetzt? Diese Anzeichen können bedeuten, dass es jetzt wirklich losgeht.

Endlich ist der Tag gekommen. Aber beginne mit der Party nicht zu früh! Sobald die Wehen offiziell sind, übertreiben wir es gerne. Wir springen umher, bleiben wach und tun alles, um die Geburt zu beschleunigen. Die schlechte Nachricht ist, dass uns das sehr schnell ermüdet und wir keine Kraft mehr haben, wenn es richtig zur Sache geht. Höre daher auf deinen Körper, ruhe dich aus, schlafe und iss. Und was, wenn es irgendwo unterwegs losgeht? Keine Panik!

Anzeichen

- Darmentleerungen. Jede Menge!
- Druck in unterem Rücken oder Po.
- Putztrieb! Extremes Bedürfnis, aufzuräumen und zu putzen.
- Plötzlicher Energieschub oder starkes Bedürfnis zu SCHLAFEN.
- Schleimpfropf löst sich in Stücken oder auf einmal.
- Schmerzen und Anspannungen im Bauchraum.
- Platzen der Fruchtblase - nur bei 10 % der Frauen.
- Alles ist unbequem!

Je nach Lage des Babys sind die Wehen wie Regelschmerzen oder wie Schmerzen im unteren Rücken, mehr oder weniger stark. Aber du schaffst das! Kooperiere mit dem Körper!

Wann die Hebamme rufen?

In der Regel, wenn die Wehen 60 Sekunden dauern und alle fünf Minuten kommen. Bleibe möglichst lange in einer ruhigen Umgebung. Du fährst in die Klinik? Augenmaske, Kopfhörer und ein bequemes Kissen helfen, dass das Oxytocin weiter fließt!

Tipp: *Dir ist nach Weinen zumute? Weine! Du willst schreien? Schreie! LASSE alles RAUS und los. Weinen setzt Oxytocin frei, und unsere Sorgen laut auszusprechen wirkt sich positiv auf unseren Körper aus und kann das Einsetzen der Wehen fördern.*

WARNZEICHEN

Achte während der Schwangerschaft und der frühen Wehen auf folgende Anzeichen einer Präeklampsie und anderer Komplikationen. Hole bei ihrem Auftreten oder bei anderen Sorgen um dein Wohlbefinden oder das deines Babys ärztlichen Rat ein.

Die Bewegungen des Babys verlangsamen sich oder hören auf.

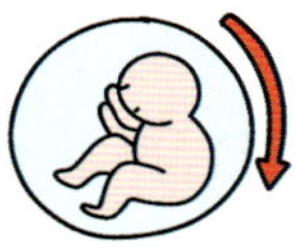

Fieber von 38 °C oder höher

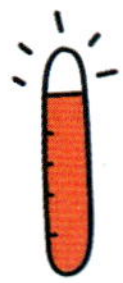

Brustschmerz oder schnelle Herzfrequenz

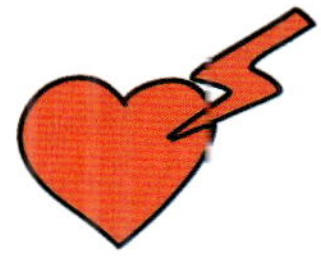

Starke Bauchschmerzen, die nicht weggehen

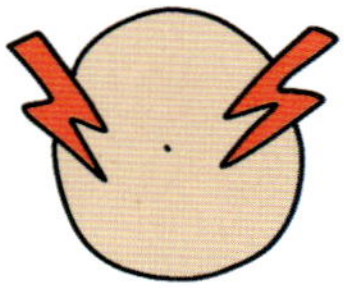

Starke vaginale Blutung

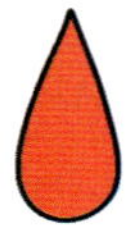

Veränderung der Sehfähigkeit

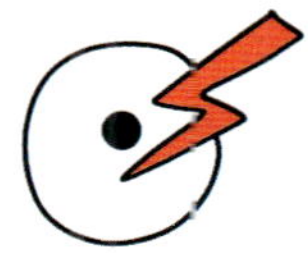

Kopfschmerzen, die nicht weggehen oder mit der Zeit schlimmer werden

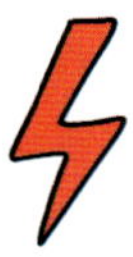

Starke Schwellung, Rötung oder Schmerzen in Bein oder Arm

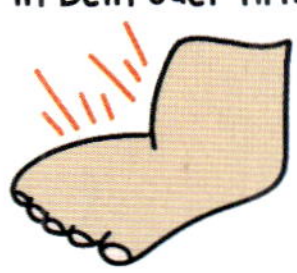

Extremes Anschwellen von Gesicht oder Händen

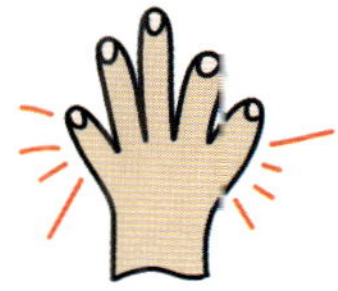

Atemprobleme

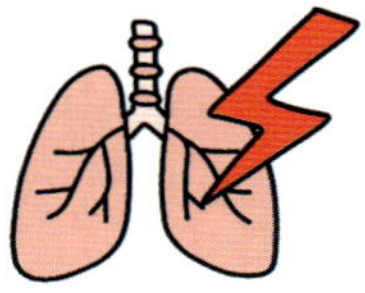

Ständiger hoher Blutdruck

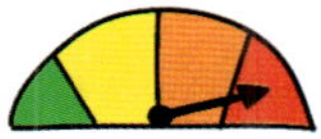

Unerklärliche Übelkeit und Erbrechen

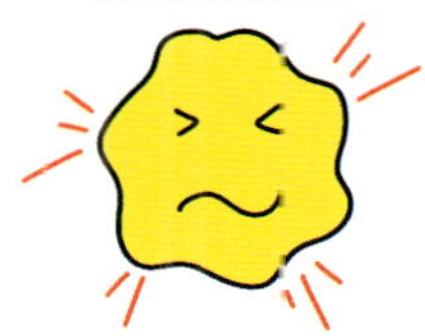

Es wird eingeleitet!

Die Einleitung ist ein medizinisches Verfahren, das die Wehen künstlich auslöst. Sie kann mit verschiedenen Methoden erfolgen.

In Gesprächen über die Geburt kommt das Thema Einleitung IMMER zur Sprache. Wenn du deine Optionen und individuellen Umstände kennst, kannst du fundiert entscheiden, was für dich am besten ist. Du solltest die Vor- und Nachteile einer Geburtseinleitung kennen. Diese sollte nur aus medizinischen Gründen erfolgen, nicht aus Bequemlichkeit oder Ungeduld, auch wenn ich das Gefühl verstehe. Der »errechnete Geburtstermin« zwischen der 37. und der 42. Woche ist oft ungenau, und eine frühe Einleitung kann mehr schaden als nützen, da sich das Baby noch entwickelt. Stelle daher Fragen und vergiss nicht, dass du immer Nein sagen kannst.

DENK DRAN

Du hast die Karten in der Hand und solltest so entscheiden, wie es dir richtig erscheint. Betrifft das eine Einleitung, denk dran, dass du sie in jeder Hinsicht BEEINFLUSSEN kannst!

In folgenden Fällen sollte nicht routinemäßig eingeleitet werden:

- Vermutlich großes Baby
- Vorherige überstürzte Geburten
- Steiß- oder Querlage
- Vorherige Kaiserschnittgeburt
- Gut kontrollierter Schwangerschaftsdiabetes
- BMI oder Alter der Mutter gesundheitlich unbedenklich
- Gesundes IVF-Baby
- Frühe grundlose Beendung der Schwangerschaft
- Mutter und Baby sind wohlauf

Sie kann infrage kommen bei:

- Präeklampsie
- Anderen Erkrankungen

Was die Forschung sagt

Eine große Studie mit mehr als 47000 Geburten über 16 Jahre ergab, dass Einleitungen bei einigen Geburten mehr Eingriffe wie Zangengeburten, Kaiserschnitte, Dammschnitte sowie Nachgeburtsblutungen bei Müttern zur Folge hatten, als bei natürlich einsetzenden Geburten. Babys, die nach Einleitung zur Welt kamen, hatten einen holprigeren Start, mehr Aufenthalte auf der Neugeborenen-Intensivstation, Traumata und Atemprobleme. Langfristig mussten sie häufiger wegen Infektionen vor allem von Ohren, Nase und Hals in die Klinik. Eine unnötige Einleitung brachte keine Vorteile.

Muttermunddehnung

Gegen Ende der Schwangerschaft wird oft angeboten, den Muttermund zu dehnen, um die Schwangerschaft voranzubringen. Diese Form der Einleitung kann den Muttermund reizen. Dabei wird mit einem Finger der innere Muttermund massiert, um die Freisetzung von Prostaglandin anzuregen. Das wirkt nicht immer und birgt ein Infektionsrisiko. Es ist wirksamer, je weiter die 40. Woche überschritten ist. Stimme nur zu, wenn dir das zusagt.

Überlegungen

Die Einleitung führt möglicherweise nicht zu sofortigen Ergebnissen; die Wehen können vom üblichen Muster abweichen und kontinuierlicher und stärker auftreten. Künstliches Oxytocin wirkt anders als natürliches, das Endorphine freisetzt. Wenn du dich für diesen Weg entscheidest, wende die Techniken aus dem Kapitel »Körper« an.

Tipp: ***Eine positive Einleitung ist möglich. Mach deinen Körper und deine Umgebung bereit, relaxte Miene, relaxte Muschi, und du schaffst das!***

FRAGEN, DIE DU STELLEN KANNST

- Besteht Sorge um mein Wohlbefinden oder das des Babys?
- Gibt es Gründe, eine Einleitung in der x. Woche zu erwägen?
- Welche Vorteile hat eine Einleitung in der x. Woche für mich und mein Baby?
- Welche langfristigen Folgen gibt es für mich und mein Baby?
- Erfolgsrate der Einleitungen in diesem Stadium?
- Geschätzte Dauer von der Einleitung bis zu den aktiven Wehen?
- Optionen bei erfolgloser Einleitung?
- Risiken des Wartens auf natürliche Wehen?
- Risiken eines geplanten Kaiserschnitts?
- Wie wird mein Baby überwacht, wenn ich nach dem errechneten Termin weiter auf die Wehen warten will?

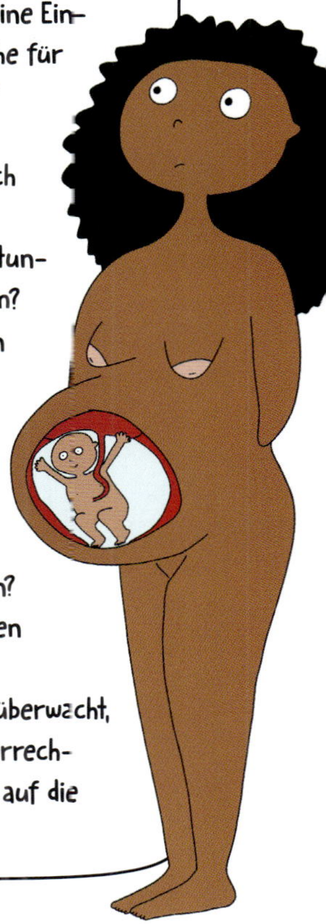

Einleitungs-Methoden

Dilapan-Stäbchen

Diese Stäbchen absorbieren die Feuchtigkeit im Muttermund, schwellen 12–24 Stunden lang an und drücken auf den Muttermund. Dieser wird weicher und öffnet sich, was Wehen auslösen kann. **Pro:** Öffnung vorhersehbar, medikamentenfrei, geeignet für vaginale Geburt nach Kaiserschnitt **Kontra:** eventuell unangenehm, langwierig, leichtes Infektionsrisiko, Wehen setzen nach Entfernen nicht unbedingt gleich ein.

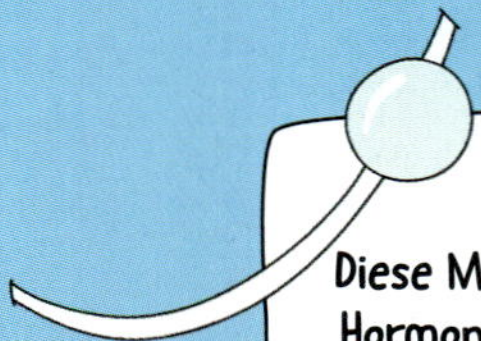

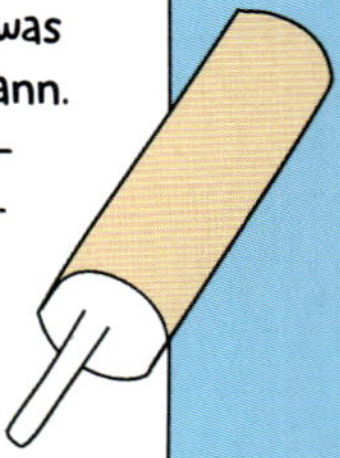

Ballonkatheter

Diese Methode eignet sich, wenn du Hormone vermeiden möchtest oder bereits einen Kaiserschnitt hattest. In den Muttermund wird ein steriler Ballon eingeführt und mit Kochsalzflüssigkeit gefüllt. Sein Druck auf den Zervix regt die Prostaglandin-Ausschüttung an, die den Muttermund weitet. **Pro:** Hormonfrei, reversibel, allmähliche Öffnung **Kontra:** Unbehagen beim Einführen, langsameres Öffnen, leichtes Infektionsrisiko.

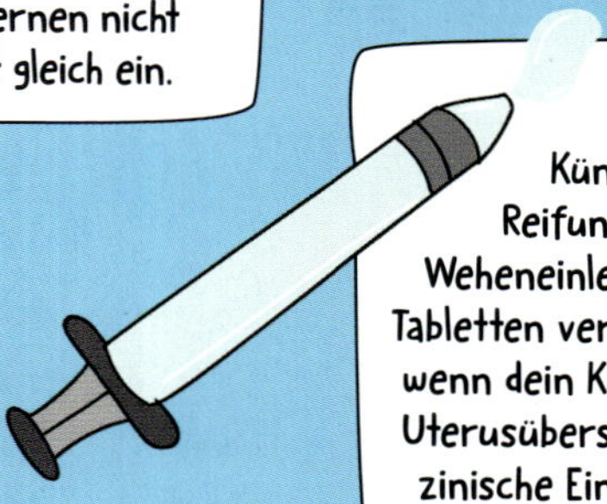

Prostaglandine

Künstliche Prostaglandine werden zur Reifung des Gebärmutterhalses und zur Weheneinleitung vaginal in Form von Gel oder Tabletten verabreicht. **Pro:** wirksame Einleitung, wenn dein Körper bereit ist **Kontra:** Risiko der Uterusüberstimulation, potenziell mehr medizinische Eingriffe, körperliche Beschwerden.

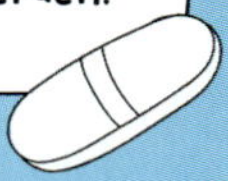

Künstliches Oxytocin

Synthetisches Oxytocin wie Pitocin oder Syntocinon wird über einen Tropf verabreicht. Es leitet die Wehen ein oder verstärkt sie. Gut ist, dass du mit geringer Dosis anfangen und aufhören, kannst, wenn die Wehen einsetzen. Man riskiert aber die Überstimulation des Uterus und damit Sauerstoffmangel beim Baby, was einen Kaiserschnitt erfordern kann. Stärkere Überwachung ist nötig, um z. B. Wassereinlagerung bei der Mutter zu vermeiden. Die Wehen können stärker und unnatürlich sein, die körpereigene Hormonübertragung wird gestört.

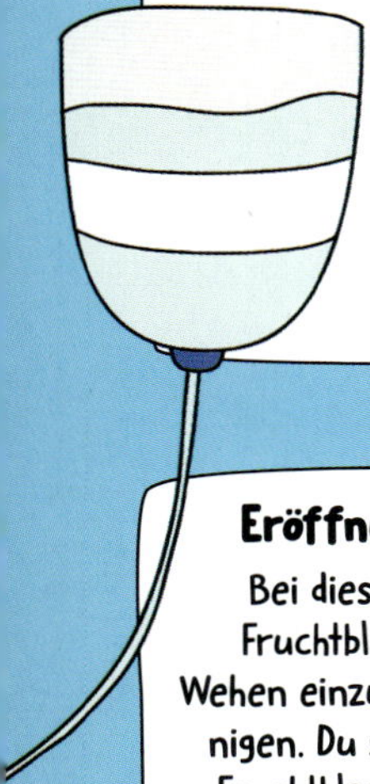

Eröffnung der Fruchtblase

Bei dieser Methode wird in die Fruchtblase gestochen, um die Wehen einzuleiten oder zu beschleunigen. Du solltest wissen, dass die Fruchtblase dem Baby als Schutz und Polster dient. Die Fruchtblase bei einer Einleitung zu öffnen, ist gängige Praxis, kann aber bei einer nicht eingeleiteten Geburt riskant sein und zu einem raschen Anstieg der Wehenintensität führen, die Interventionen erfordert. Es kann die Wehen in Gang bringen, birgt aber auch Risiken wie Infektionen für Mutter und Kind, seltene Nabelschnurprobleme sowie das Risiko, dass es nicht funktioniert.

Natürliche Einleitung: Mythos und Wahrheit

Für werdende Eltern, die sich für ihre Geburt möglichst wenig medizinische Intervention wünschen, klingt der Begriff »natürliche Geburtseinleitung« attraktiv. Vom Verzehr scharfer Speisen und Ananas bis hin zum Sex versprechen viele Methoden, die Wehen auf natürliche Weise einzuleiten. Ich sage jedoch: Das ist Quatsch! Die Wehen zu erzwingen, insbesondere mit Methoden wie Rizinusöl, kann sehr gefährlich sein. Die Wahrheit ist: Das Baby kommt, wenn es kommt. Auch wenn du mit Oxytocin steigernden Aktivitäten wie »Geburtsmond« und Bewegung die Wehen anregen kannst, passiert nur etwas, wenn dein Körper bereit dafür ist. Denk dran, dass er sich wie ein komplexer Motor warmläuft und das große Ereignis vorbereitet! Selbst bei den medizinischen Einleitungsmethoden kann es Tage dauern, bis sie wirken. Ist der Muttermund bereits leicht geöffnet und die Dinge entwickeln sich, verzichte auf medizinische Einleitung und lass deinen Körper tun, wofür er gemacht ist. Du kannst deine Meinung jederzeit ändern. Dein Körper, deine Entbindung, deine Entscheidung.

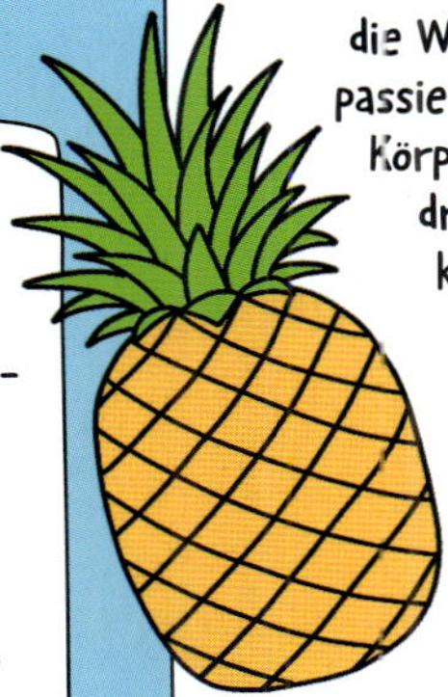

Die Wehenphasen

Den Lehrbüchern zufolge verläuft die Geburt nach einem bestimmten Schema, aber aus Erfahrung weiß ich, dass das nicht so ist! Wir sind alle EINZIGARTIG, ebenso wie unsere Schwangerschaft und Entbindung. Unabhängig davon, wo du gerade stehst – hier erfährst du, wie diese Phasen aussehen und sich anfühlen können.

Vorbereitungen

- Leichtes Ziehen, leichte Schmerzen
- Darmentleerung, Schleimpfropf-Abgang, blutiger Ausfluss
- Rückenschmerzen, Braxton-Hicks-Kontraktionen
- Unbehagen, Müdigkeit oder Energieschub

Wie wir uns die Wehenphasen vorstellen

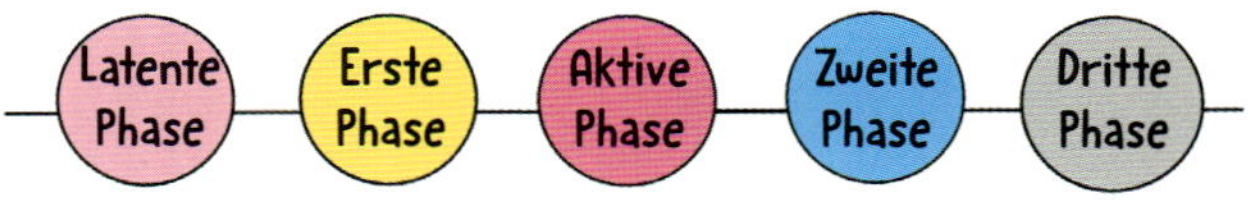

Wie sie aussehen könnten

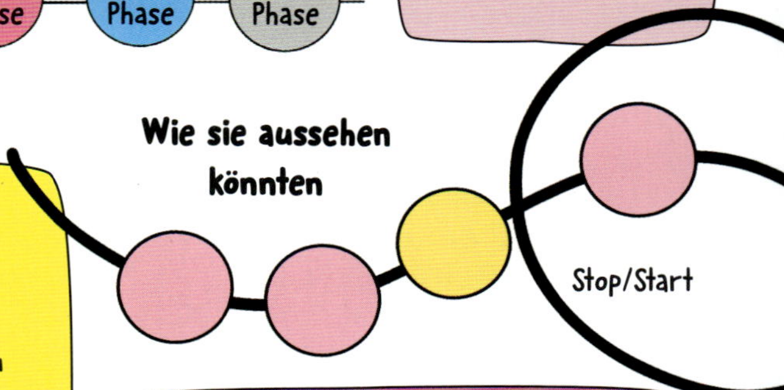

Erste Phase: Eröffnungswehen

- Der Muttermund beginnt sich zu verkürzen und zu öffnen;
- Die Wehen sind anfangs leicht und selten, werden aber allmählich regelmäßiger;
- Diese Phase ist in der Regel die längste, aber weniger intensiv als die aktiven Wehen.

Aktive Phase: Regelmäßige Wehen

- Der Muttermund weitet sich schneller, von etwa 4 cm auf 7 cm.
- Die Wehen sind stärker, häufiger und regelmäßiger.
- Komfortmaßnahmen und Unterstützung sind nun willkommen.

Übergangsphase

- Der Muttermund weitet sich.
- Die Wehen können sich sehr stark anfühlen, dauern etwa 60–90 Sekunden und treten alle 2–3 Minuten auf.
- Dies ist oft die schwierigste, aber auch die kürzeste Phase.

Zweite Phase: Geburt

Pressen:

- Sobald der Muttermund vollständig geweitet ist, spürst du einen starken Drang zu pressen.
- Jede Wehe schiebt das Baby tiefer.
- Das Köpfchen »schneidet« durch den Muttermund, wenn seine breiteste Stelle in der Vaginalöffnung liegt.

Austritt:

- Wenn das Köpfchen geboren ist, kann die Mutter das Baby berühren und sich Zeit lassen, bevor es sich dreht und die Schultern herauskommen.
- Sind die Schultern da, folgt der Rest in der Regel schnell.
- Die Mutter kann das Baby an die Brust nehmen oder erst eine Pause einlegen.

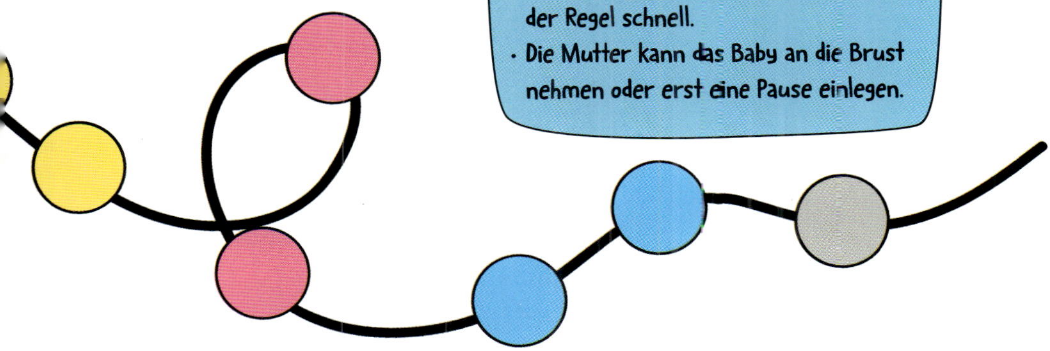

Dritte Phase: Geburt der Plazenta

- Ist das Baby da, stößt die Gebärmutter mit weiteren Wehen die Plazenta aus.
- Dies geschieht zumeist 5 bis 60 Minuten nach der Geburt, manchmal später.
- Es ist wichtig, dass die gesamte Plazenta ausgestoßen wird, um Komplikationen zu vermeiden. Reichlich Oxytocin und Hautkontakt zum Baby helfen hier!

Tricks und Tipps für die Wehen

Dein Körper weiß, was er tun muss, und Oxytocin fließt auch während der Wehen reichlich. Doch diese Tricks können dir helfen, im Fluss zu bleiben!

Faultiermäßig?

Was passiert, wenn alles fantastisch läuft, aber plötzlich langsamer wird? Das ist ein normales Phänomen. Aber höre gut in dich hinein, denn es kann ein Zeichen dafür sein, dass etwas nicht stimmt!

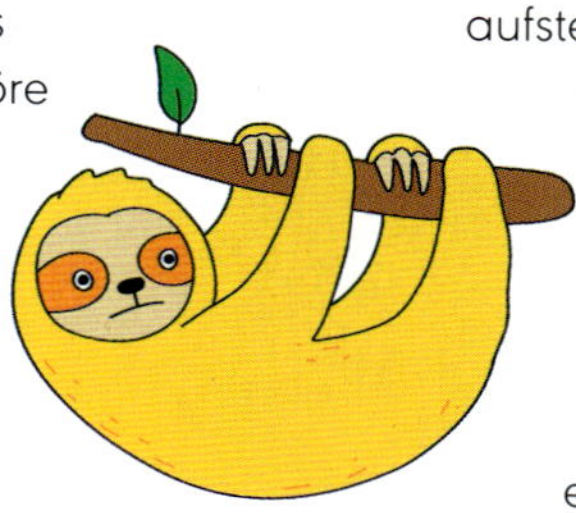

Die Umgebung

Ist es plötzlich laut, hell oder lenkt etwas ab? Sorge für mehr Privatsphäre, steck deine Ohrhörer ein und dimme das Licht – oder setze eine Augenmaske auf.

Dein Gehirn

Wie geht es dir? Bist du ängstlich? Angst kann die Bienenkönigin Oxytocin verschrecken. Sprich deine Ängste laut aus, und mache die praktischen Übungen von S. 40–41.

Dein Körper

Fühlst du dich wohl? Oder eingeengt? Vielleicht liegst du, obwohl du lieber aufstehen würdest? Fühle, was dein Körper braucht, und gib es ihm.

Eingriffen vorbeugen

Dein Körper arbeitet verdammt hart, und du weißt, dass er genau das tut, was er tun muss. Sobald du Zweifel daran spürst, vertraue auf deinen Bauch und deine Intuition. Du kennst deinen Körper und seine Empfindungen besser als jeder andere, glaub mir! Aber es gibt ein paar kleine, wichtige Dinge, die du vielleicht im Hinterkopf behalten solltest ...

DENK DRAN

Ein Eingriff ist nicht dein Feind, aber er muss sich für dich richtig anfühlen.

Bleib hydriert

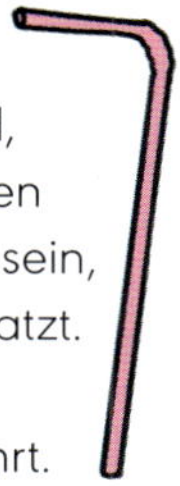

Wasser ist dein bester Freund, aber in Maßen! Denk an einen Marathon: Du musst hydriert sein, aber nicht so, dass du fast platzt. Bist du dehydriert, wird dir Flüssigkeit intravenös zugeführt.

Denk ans Pinkeln

Wasser rein bedeutet Wasser raus. Pinkle regelmäßig! Eine volle Blase ist im Weg, wenn das Baby sich senkt.

Vergiss die Zeit

Nur weil es länger dauert, ist kein Eingriff nötig. Fühle dich nicht unter Druck gesetzt, etwas in einer bestimmten Zeit zu tun. Denk dran, dass die Wehen nicht linear verlaufen und Druck sie verlangsamen oder sogar ganz stoppen kann.

Etwas Hilfe

Wenn du dehydriert bist, deine Blase einen Katheter benötigt oder du eine Periduralanästhesie gegen Schmerzen brauchst, hab keine Angst! Du kannst weiterhin dein Umfeld, deine Positionen und Bewegungen beeinflussen.

Katheter

Ein Katheter wird häufig bei einer Periduralanästhesie oder zur Vermeidung eines Harnverhalts gelegt. Er hilft, kann aber unangenehm sein und die Beweglichkeit einschränken.

Intravenöse Flüssigkeitszufuhr

Ein intravenöser Zugang während der Wehen ermöglicht eine schnelle Flüssigkeits- und Medikamentenzufuhr zur Hydrierung und für Notfälle. Generell unproblematisch, kann er unangenehm sein, die Bewegungen einschränken und das Infektionsrisiko erhöhen.

CTG-Überwachung

Eine Kardiotokografie zeichnet die Herzfrequenz des Babys mit Sensoren auf deinem Bauch auf. Sie soll fötale Notlagen erkennen. Aufgrund der Bewegungen ist sie nicht immer genau, und ihr Anbringen kann Eingriffe erfordern, die die Bewegung einschränken und Stress verursachen.

Intervallweise Kontrolle

Statt ständiger Kontrolle der Herzfrequenz des Babys und deiner Wehen werden Sensoren in Intervallen angebracht oder ein tragbarer Monitor zur Datenerfassung benutzt. Dies bietet größere Bewegungsfreiheit.

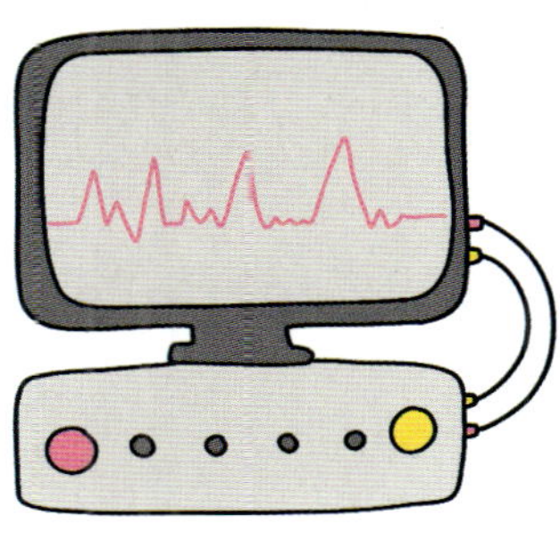

Die ideale Umgebung

Du kannst deine Umgebung beeinflussen, egal wo oder wie du gebärst. Dein Baby weiß, wie's geht.

Die Umgebung ist zentral für eine gute Entbindung, denn sie beeinflusst, wie du dich fühlst: je wohler, desto besser kannst du dich in deinen Körper einfühlen. Ein kleines Geheimnis ist, dass dein Baby weiß, wie die perfekte Umgebung sein sollte. Stell dir vor: Du schwebst umher, fühlst dich geliebt und geborgen, kannst dich frei bewegen, bist eingehüllt in rötlich-schwarze Dunkelheit, Nahrung und Wasser und fühlst dich pudelwohl. Warm, gemütlich und extrem glücklich ... Nun, genauso ist die ideale Geburtsumgebung: Verwandle sie einfach in eine große Gebärmutter. Das kann man so ziemlich überall hinbekommen, sogar auf einer Entbindungsstation!

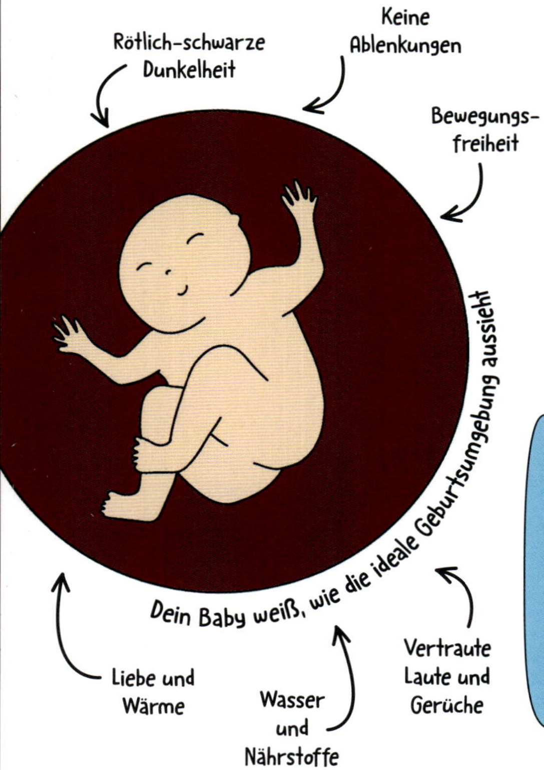

So gestaltest du dir die perfekte Umgebung

- Kissen
- Decke
- Wohlfühl-Objekte
- Fotos
- Schwangerschaftskissen
- Ohrhörer
- Augenmaske
- Beleuchtung
- Privatsphäre
- Musik
- Komfort
- Geräte verborgen oder woanders

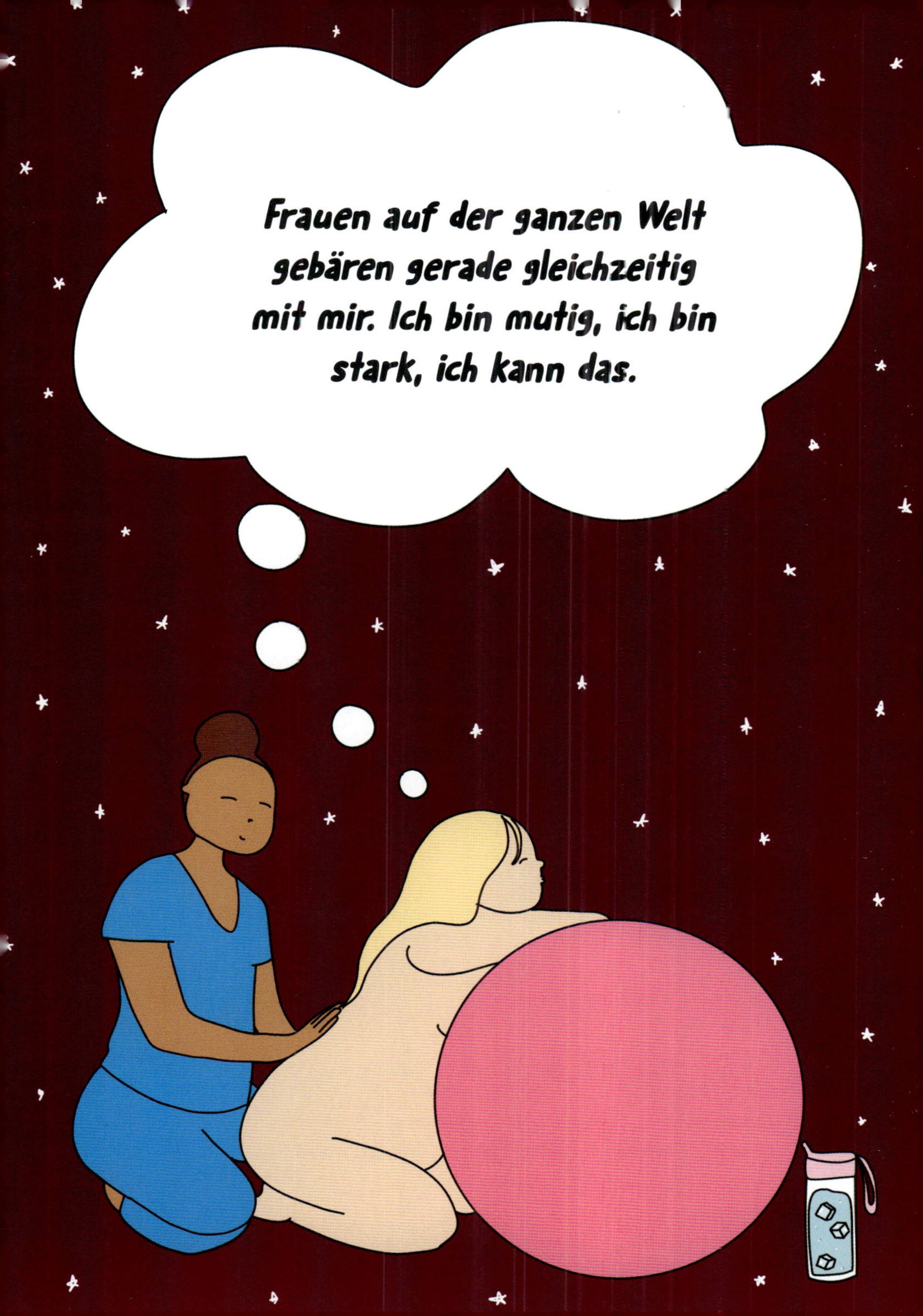
Frauen auf der ganzen Welt gebären gerade gleichzeitig mit mir. Ich bin mutig, ich bin stark, ich kann das.

Geburtsbegleitung

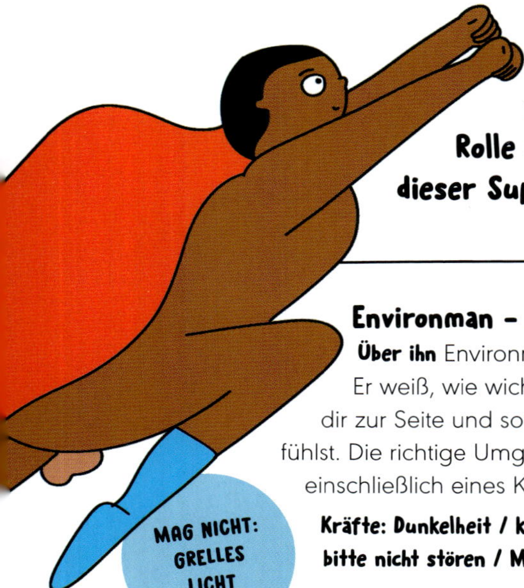

Die Begleitperson ist extrem wichtig für eine erfolgreiche Geburt. Für ihre Rolle als Begleitung sollte sie sich jede dieser Superkräfte zu eigen machen.

Environman – Eier aus Stahl (keine echten Hoden benötigt)

Über ihn Environman hat die Geburtsumgebung im Griff. Er weiß, wie wichtig es ist, sie richtig zu gestalten. Er steht dir zur Seite und sorgt dafür, dass du dich wie zu Hause fühlst. Die richtige Umgebung senkt das Risiko von Eingriffen einschließlich eines Kaiserschnitts.

Kräfte: Dunkelheit / keine Ablenkung / Komfort wie zu Hause / bitte nicht stören / Musik / sichere Räume

MAG NICHT: GRELLES LICHT

Supportia – Der achtsame Engel

Über sie Supportia unterstützt dich während der Wehen und der Geburt: bei den Entscheidungen und bei allem, was jeweils benötigt wird. Ihre Aufgabe ist es, bei Bedarf da zu sein und sich sonst zurückzuziehen. Sie ist aufmerksam und hört gut zu. Je besser sie zuhört, desto achtsamer nimmt sie wahr, wobei sie gebraucht wird.

Kräfte: Achtsamkeit / bei Bedarf da / Zuhören / Entscheidungen mittragen / für Leichtigkeit sorgen / bedingungslos unterstützen

MAG NICHT: IGNORIERT ZU WERDEN

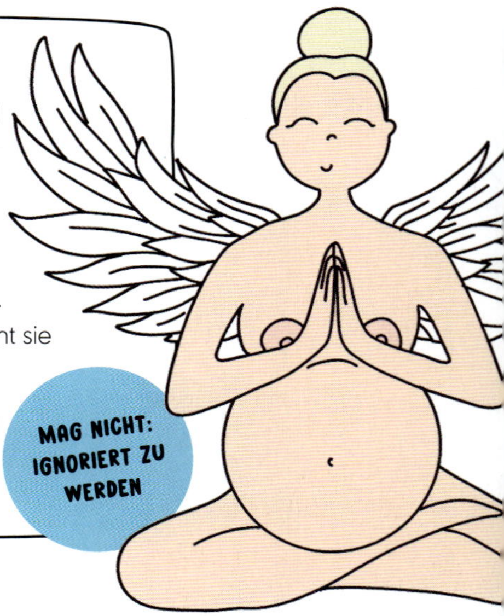

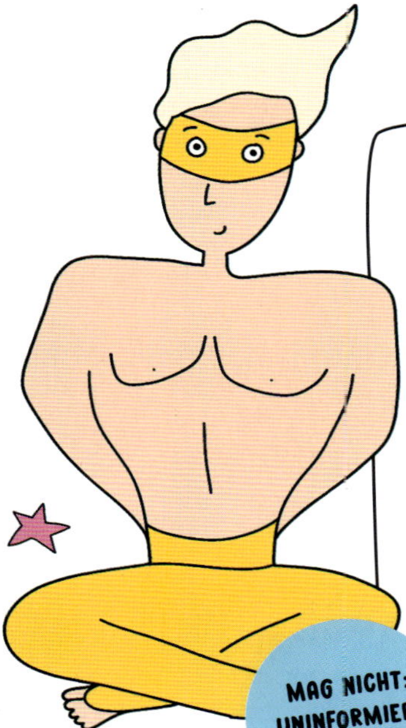

Planaman – weiß, was Sache ist

Über ihn Die Geburtsplanung ist DAS BESTE! Mit ihm erfährst du nicht nur, was dich erwartet, er hilft dir auch zu entscheiden, wofür du offen bist und was du auf keinen Fall willst. Das gibt dir ein Gefühl von Kontrolle, und dein Geburtsteam kann dir helfen, deine Ziele zu erreichen. Entscheide nach den Prinzipien auf S. 114.

Kräfte: Unterstützt Pläne / Wächter / Rechte bei der Entbindung / Beistand / gut informierte Entscheidungen / Wissen

MAG NICHT: UNINFORMIERT ZU SEIN

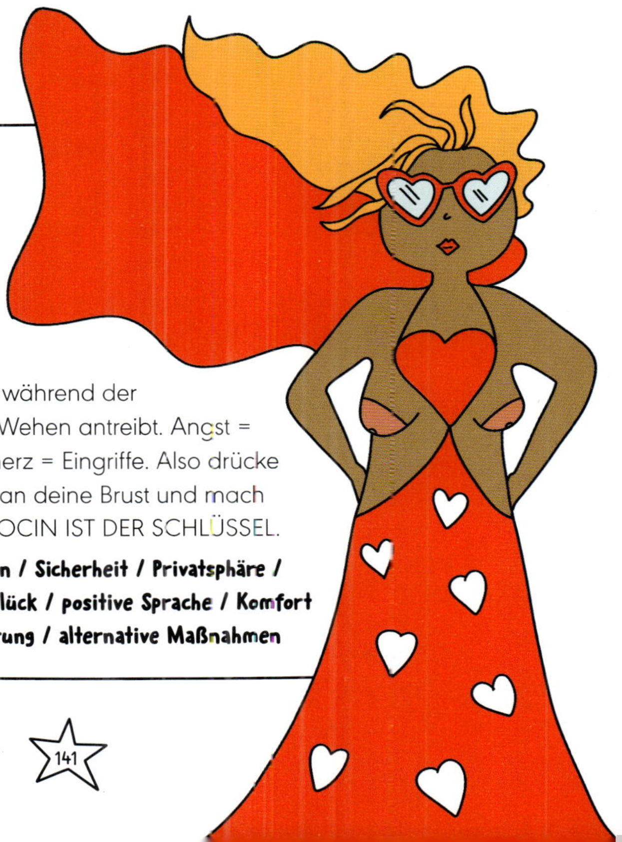

Oxytocina – Königin der Geburt

Über sie Oxytocina ist die Hüterin des Oxytocins, mit das Wichtigste während der Wehen, da es die Wehen antreibt. Angst = Spannung = Schmerz = Eingriffe. Also drücke diese Superheldin an deine Brust und mach gute Miene! OXYTOCIN IST DER SCHLÜSSEL.

Kräfte: Liebe / Lachen / Sicherheit / Privatsphäre / informiert sein / Glück / positive Sprache / Komfort und Schmerzlinderung / alternative Maßnahmen

MAG NICHT: ANGST

Schmerzen lindern

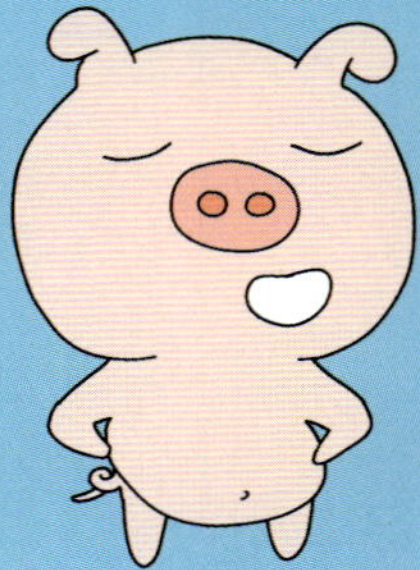

Schmerzlinderung ist äußerst wichtig. Hier sind einige nicht-medizinische Methoden für eine Geburt ohne Medikamente.

Relaxte Miene, relaxte Muschi

Vergiss nicht die Technik, von der Frauen nach ihrer Geburt am meisten sprechen! Der Trick dabei ist, dass man mit den Wehen kooperiert, statt gegen sie zu arbeiten. Lass deinen Kiefer, deine Gesichtsmuskeln und deine Schultern fallen. Je lockerer dein Gesicht, desto lockerer ist dein Beckenboden, er macht der Gebärmutter Platz und lindert die Wehen.

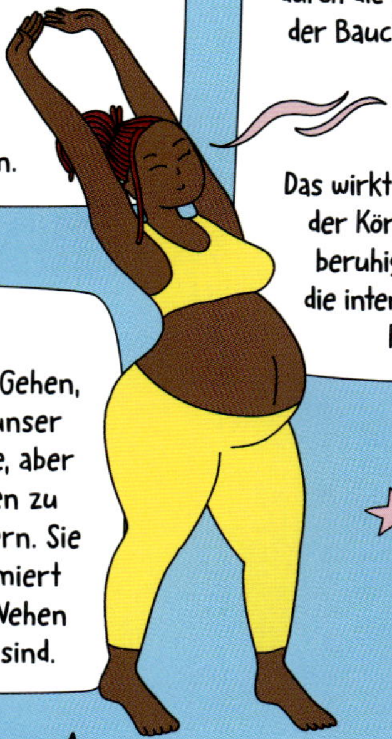

Atemarbeit

Nutze die Kraft der tiefen, rhythmischen Atmung während der Wehen. Sie verbessert deine Konzentration, versorgt das Blut mit Sauerstoff und entspannt deine Muskeln, sodass du die Wehen leichter bewältigst. Atme tief durch die Nase ein, sodass der Bauch sich hebt, und atme dann vollständig durch den Mund aus. Das wirkt wie ein Zauber, der Körper und Geist beruhigt und dir über die intensiven Momente hinweghilft.

Bewegung

Bewegung während der Wehen wie Gehen, Schaukeln, Positionswechsel oder unser berühmtes Tanzen, ist eine einfache, aber wirksame Methode, um Schmerzen zu lindern und die Geburt zu erleichtern. Sie regt die Durchblutung an und optimiert die Position des Babys, sodass die Wehen effizienter und eventuell kürzer sind.

Geburtskamm-Akupressur

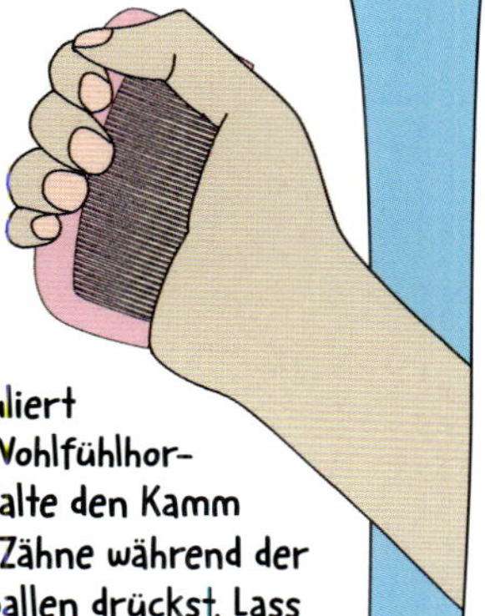

Akupressur mit einem Geburtskamm ist sehr wirkungsvoll. Sie lenkt dein Gehirn von den Wehen ab und stimuliert den Vagusnerv, der Wohlfühlhormone ausschüttet. Halte den Kamm so, dass du dir seine Zähne während der Wehen in den Handballen drückst. Lass den Griff zwischendurch locker. Indem du die Zähne des Kammes fest in deine Hand presst, aktivierst du die Nerven in deinen Händen, was dein Gehirn von den Wehenschmerzen ablenkt und auf die Hand konzentriert, statt auf die intensive Aktivität deiner Gebärmutter.

Massage

Die Kraft der Berührung bei Massage und Gegendruck kann starke Linderung bringen. Hast du eine Begleitperson, kann diese als Masseur fungieren und Verspannungen im Rücken, an den Hüften oder an anderen Stellen wegkneten. Das lindert Schmerzen und schafft eine intime, beruhigende Atmosphäre. Eine beliebte Technik ist das Hüftdrücken. Und denk an all das Oxytocin, das bei den Berührungen ausgeschüttet wird!

Aromatherapie

Aromatherapie bringt einen Hauch von Wellness in den Kreißsaal. Bei dieser natürlichen Methode schaffen ätherische Öle wie Lavendel, Kamille oder Weihrauch eine beruhigende Atmosphäre, die dich körperlich und seelisch entspannt. Muskatellersalbei wirkt sehr stark und sollte maßvoll verwendet werden. Wenige Tropfen auf einem Wattebausch können Ängste lindern und die Stimmung heben. Hole vorher ärztlichen Rat ein, ob die Düfte deiner Wahl für dich und dein Baby unbedenklich sind.

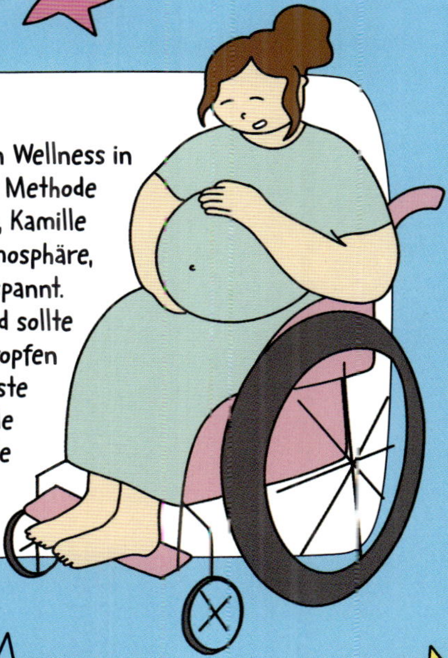

Etwas Hilfe erwünscht?

Schmerzlinderung sollte dir nie verwehrt werden, wenn du darum bittest. Diese Möglichkeiten gibt es, wenn du Unterstützung benötigst.

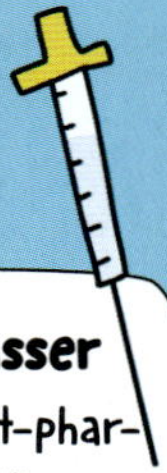

Paracetamol

Paracetamol kann jederzeit zur leichten bis mittleren Schmerzlinderung eingesetzt werden. Es ist frei erhältlich und wirkt 2–3 Stunden lang. Mit Fortschreiten der Wehen wird es weniger wirksam und kann den natürlichen Geburtsverlauf beeinträchtigen. Selten treten Nebenwirkungen wie Übelkeit und Schläfrigkeit auf. Willst du stillen, vermeide codeinhaltiges Paracetamol. Halte dich stets an die Dosieremfehlung und hole dazu ärztlichen Rat ein.

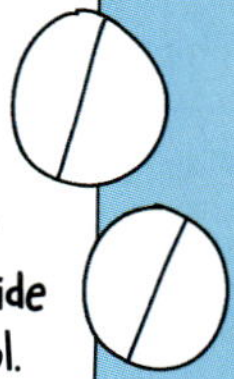

Injektion von sterilem Wasser

Diese Injektionen bieten eine nicht-pharmakologische Alternative zu herkömmlichen Schmerzmitteln. Sie lindern vor allem Rückenschmerzen. Die ersten Injektionen können etwas stechen, aber viele Frauen verspüren schnelle Linderung. Diese Maßnahme wird nicht überall angeboten, aber wenn sie verfügbar und für dich geeignet ist, macht sie Medikamente vermeidbar. Wie bei jeder Hautverletzung besteht ein geringes Infektionsrisiko.

TENS (Transkutane elektrische Nervenstimulation)

Vier Elektroden auf dem Rücken senden sanften elektrischen Strom durch deinen Körper. Leichtes Kitzeln fördert die Endorphinproduktion und stört die Schmerzsignale an dein Gehirn. Du regulierst das Gerät selbst. Besonders hilft es bei Rückenschmerzen und den frühen Wehen. Es ist jedoch keine schnelle Lösung (es kann dauern, bis die Wirkung einsetzt), ist im Wasser ungeeignet und lindert Schmerz eventuell nicht komplett.

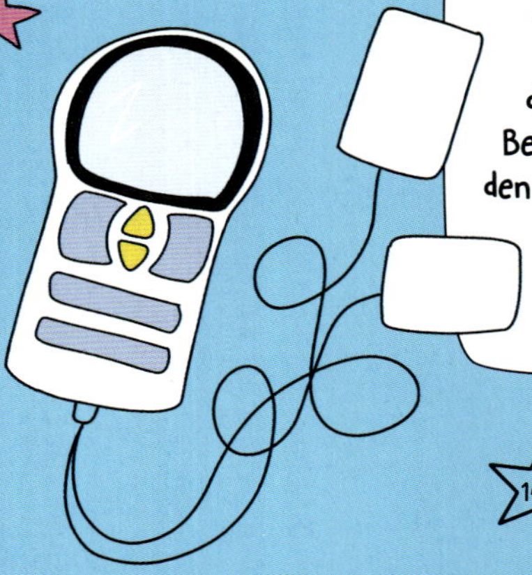

Gas und Luft

Entonox, eine Mischung aus Lachgas und Sauerstoff, inhaliert man zur Schmerz- und Angstlinderung während der Wehen. Weniger stark als Periduralanästhesie und Opioide, gilt es als sicherer, und es hemmt die natürlichen Wehen nicht. Du bestimmst selbst, wie viel du inhalierst; es wirkt schnell und nur kurz. Du musst die Inhalationen aktiv auf die Wehen abstimmen, und es kann Schwindel oder Übelkeit verursachen. Am besten beginnt man kurz vor dem Höhepunkt der Wehen zu inhalieren.

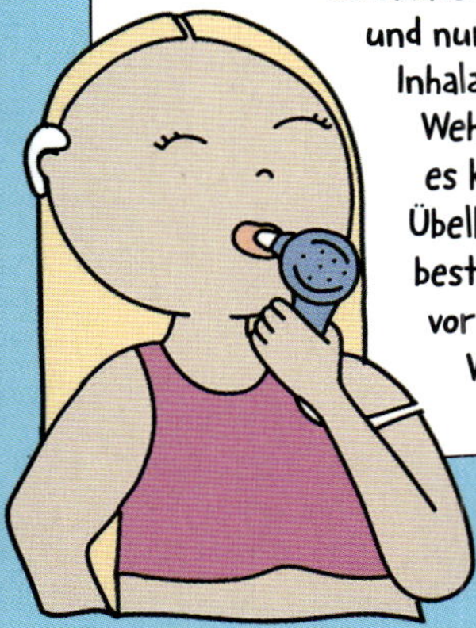

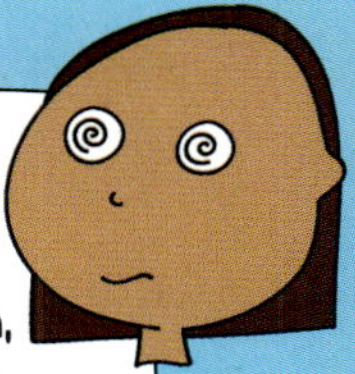

Opioide

Opioide können dir eine Pause verschaffen, sind aber nicht immer effektiv. Per Injektion oder Infusion verabreicht, wirken sie schnell. Doch sie können Übelkeit, Müdigkeit und selten sogar einen reduzierten Sauerstoffgehalt verursachen, das Baby müde machen, seine Atmung beeinträchtigen und das Stillen erschweren. Zeitpunkt und Dosierung sind entscheidend. Während der frühen Wehen sind sie weniger riskant, bleiben aber bis zu 72 Stunden im Körper.

Periduralanästhesie (PDA)

Eine PDA betäubt die untere Körperhälfte und unterbricht die Schmerzsignale zwischen Körper und Gehirn, was super ist, wenn du erschöpft bist! Sie ist hochwirksam und flexibel. Eine mobile PDA macht dich beweglich. Jedoch können Blutdruckabfall bei dir und dem Baby, Kopfschmerzen nach der Entbindung und selten schwere Komplikationen wie Infektionen oder Nervenverletzungen auftreten. Zusätzliche Eingriffe wie eine Zange oder künstliches Oxytocin können nötig werden, um die Wehen zu beschleunigen.
Die PDA wird unter örtlicher Betäubung gesetzt, indem eine Nadel und ein Katheter in deine Wirbelsäule eingeführt werden. Du und dein Baby werdet kontinuierlich überwacht.

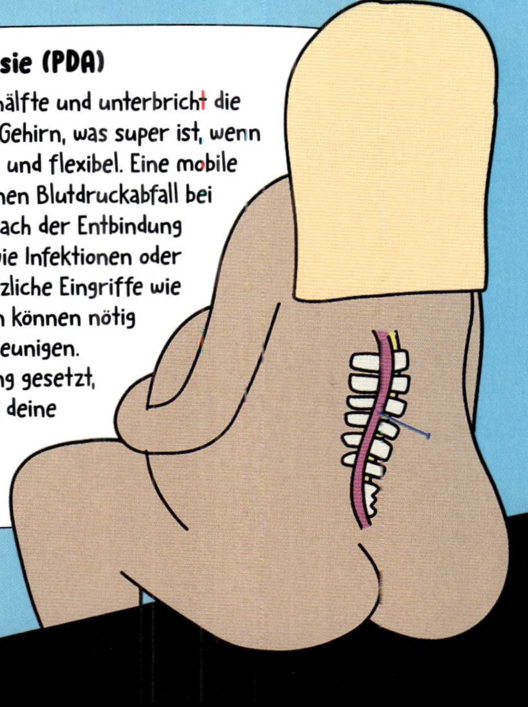

STEISS-Check

... und andere Methoden, die Öffnung des Muttermundes ohne Finger in der Vagina zu prüfen.

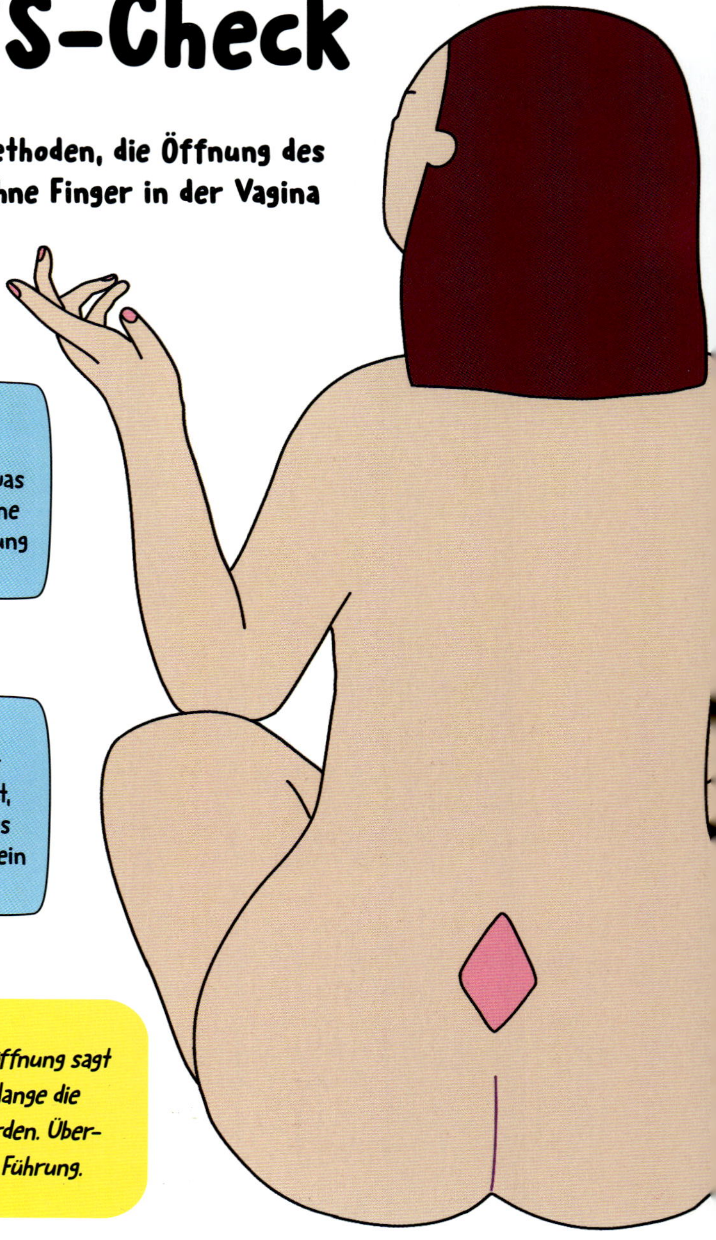

Intuition

Vertraue deiner Intuition. Du weißt, was Sache ist – habe keine Angst, deiner Eingebung zu folgen!

Schreien

Je weiter sich der Muttermund öffnet, desto lauter wird es zugehen! Kriege ich ein »Muuu«?

Tipp: *Die Muttermundöffnung sagt nichts darüber aus, wie lange die Wehen noch dauern werden. Überlasse deinem Körper die Führung.*

Denk dran, was Geburtsrechtsexpertin Emma Ashworth auf S. 66 über Vaginaluntersuchungen gesagt hat.

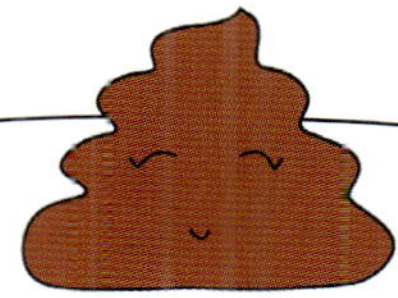

Shit happens und das ist super

Hast du Angst davor, kacken zu müssen? Sieh es positiv! Stuhldrang ist ein Zeichen dafür, dass das Baby bald kommt. Die Hebammen freuen sich, wenn es passiert. Ich nenne sie gerne »Kein-Scheiß-Ninjas«, denn sie machen das Zeug so schnell weg, wie es kommt. Es passiert im Wasser? Kein Drama. Sieb rein, Sieb raus, alles wieder sauber!

Zen-Zone

Die Hardcore-Zone, in der Gespräche der Realität weichen. Die aktiven Wehen sind im Gange.

Rautenform

Wenn sich das Kreuzbein nach außen bewegt, um Platz zu schaffen, wird die »Michaelis-Raute« sichtbar – die Geburt steht bald bevor!

»Purple Line«

Eine Linie am Steißbein, lila auf heller Haut, silbern auf dunkler, wird bei über 75 % der Frauen mit Fortschreiten der Wehen länger und deutlicher. Keine Sorge, diese Linie vor den Wehen ist normal. Sie verändert sich, wenn es losgeht.

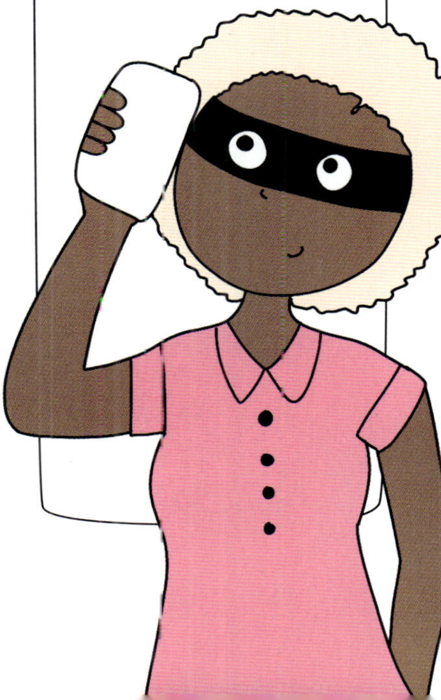

Das Köpfchen zeigt sich

Der Moment, auf den du gewartet hast! In Kürze ist dein Baby da.

Intuitives Pressen

Nutze deinen Atem und schicke diese Energie nach unten. Gib dich hin! Vermeide Zähneknirschen und den Atem anzuhalten, wenn möglich. Intuitives statt angeleitetes Pressen gibt dir ein Gefühl der Kontrolle, vielleicht ziehst du aber ein wenig Anleitung vor. Du entscheidest.

Feuerring

Das brennende Gefühl dauert nur wenige Sekunden. Natürlicher ist es ohne Hilfe, du kannst die Hebamme aber bitten, den Damm zu stützen.

Blättere zurück auf S. 90 und vergegenwärtige dir all die coolen Positionen für die Geburt deines Babys.

Position

Du weißt, was zu tun ist: Halte das Kreuzbein frei, und tue vor allem das, was sich am besten anfühlt. Begib dich nicht in die Rückenlage, wenn du Eingriffe vermeiden willst.

Das Baby in Empfang nehmen

Du entscheidest, in wessen Armen dein Baby ankommt. Willst du dein Baby selbst entgegennehmen? Cool! Ist deine Begleitperson bereit? Ja! Lieber doch die Hebamme? Sie wird für dich da sein.

Dammriss

Dein Damm kann sich bei Bedarf dehnen und reißen. Normalerweise bemerkst du das nicht einmal. Relaxte Miene, relaxte Muschi und Atemarbeit können das Risiko eines Risses senken.

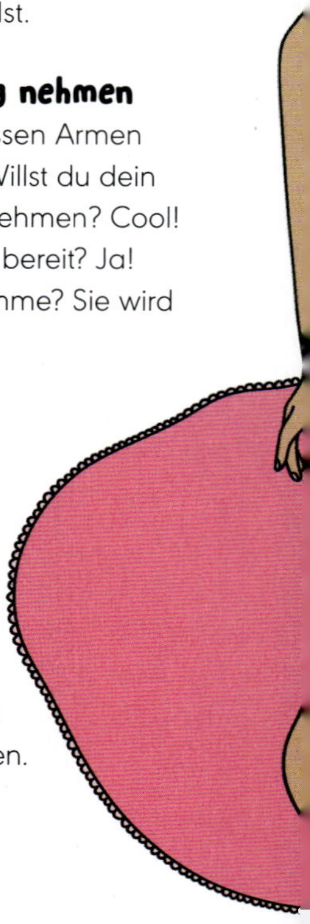

DENK DRAN

Keine Grund zur Eile! Gönne deinem Körper Pausen, um sich zu dehnen und zu bewegen.

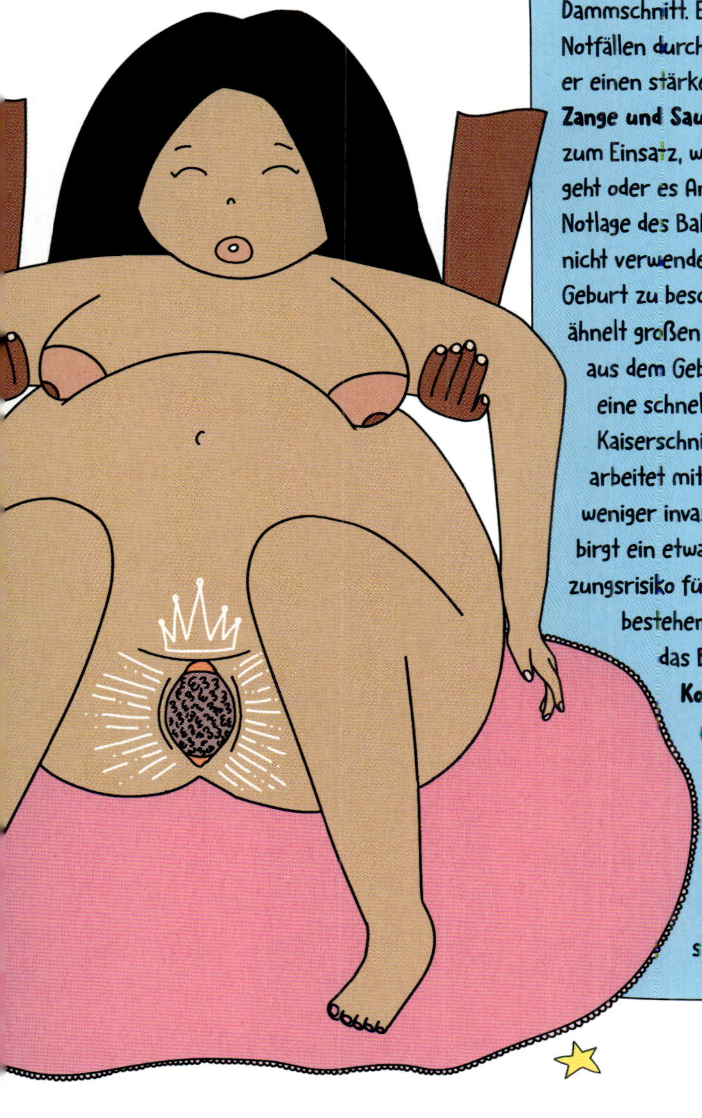

Ein wenig Unterstützung?

Vielleicht träumst du von einer selbstbestimmten Geburt, aber mach dir keine Vorwürfe, wenn du Hilfe brauchst. Folgende Eingriffe sind möglich: Eine **Episiotomie** ist ein Dammschnitt. Er sollte nur in echten Notfällen durchgeführt werden, da er einen stärkeren Riss riskiert. **Zange und Saugglocke** kommen zum Einsatz, wenn es nicht weitergeht oder es Anzeichen für eine Notlage des Babys gibt. Sie sollten nicht verwendet werden, um die Geburt zu beschleunigen! Die Zange ähnelt großen Löffeln, die das Baby aus dem Geburtskanal holen – eine schnellere Alternative zum Kaiserschnitt. Die **Saugglocke** arbeitet mit Unterdruck, gilt als weniger invasiv als die Zange und birgt ein etwas geringeres Verletzungsrisiko für die Mutter. Dennoch bestehen Risiken, auch für das Baby. Die winzige **Kopfschwartenelektrode** kann zur Überwachung der Herztöne am Babykopf angebracht werden. Gegen Komplikationen hilft sie alllerdings nicht.

Du hast es geschafft!

Du hast dein Baby auf die Welt gebracht! Du bist wunderbar. Dein Oxytocinspiegel ist so hoch wie nie zuvor!

Das Baby säubern

Höchstwahrscheinlich ist dein Baby mit Käseschmiere bedeckt, einer MAGISCHEN antimikrobiellen weißen Substanz, die schlechte Bakterien abhält. Sie unterstützt euer Bonding und befeuchtet Babys Haut. Nach einer vaginalen Geburt hat dein Baby auch ein Mikrobiom aus dem Vaginalkanal, das für Immunität sorgt. Vielleicht siehst du etwas Blut – das ist okay. Sanft wegwischen und entspannen.

Babys Farbe

Es ist normal, wenn dein Baby lila oder dunkelrot ist. Dies ändert sich zumeist innerhalb weniger Minuten, kann aber länger dauern. Solange die Nabelschnur pulsiert, bekommt es Sauerstoff. Haut-zu-Haut-Massage hilft.

Neugeborene müssen nicht gerubbelt oder gekniffen werden, damit sie weinen oder sich bewegen. Sie sind intelligente Wesen, die nicht immer bei der Geburt weinen. Sie müssen ihre Lunge nicht befreien, manche Babys schreien überhaupt nicht. Gib ihm Zeit.

Untersuchungen aufschieben

Um dich nicht von deinem Baby zu trennen, können Untersuchungen, u. a. des Gewichts, aufgeschoben werden. Deine Geburtshelfer können dein Baby in deinen Armen beobachten, um es dir nicht wegnehmen zu müssen.

Augensalbe

Die routinemäßige Gabe von antibiotischer Augensalbe direkt nach der Geburt ist heutzutage kaum noch üblich. Hast du nicht gerade eine Geschlechtskrankheit, ist dies auch völlig unnötig, da es die Sicht des Babys beeinträchtigen und euer Bonding stören kann.

Apgar-Wert

Dieser Wert stuft die Gesundheit deines Babys nach der Geburt ein: 7, 8 oder 9 ist normal und spricht für gute Gesundheit. Der Wert steigt normalerweise innerhalb weniger Minuten. Du hast das Recht, bei deinem Baby zu bleiben, Umstände egal.

Vitamin K

Alle Neugeborenen haben einen niedrigen Vitamin-K-Spiegel. Um den 12. Lebenstag steigt er auf den Normalwert an. Um dem seltenen Fall einer Vitamin-K-Mangel-Blutung (VKMB) vorzubeugen, wird Vitamin K sofort oral als Tropfen verabreicht, was noch zweimal bei den Untersuchungen U2 und U3 wiederholt wird. Dies ist nicht Pflicht, sodass du dies auch ablehnen kannst. In seltenen Fällen wird Vitamin K dem Neugeborenen auch als Spritze verabreicht. Stillst du es dabei, wirkt dies schmerzlindernd.

Notfälle

Auf unerwartete Notfälle vorbereitet zu sein, kann beruhigen. Stelle alle Ausrüstung bereit, die für Notmaßnahmen erforderlich ist. Überlege mit deinem Partner, wie er Hautkontakt zum Baby sicherstellen kann, insbesondere für den Fall, dass ihr aus irgendeinem Grund getrennt werdet. Erhältst du eine Vollnarkose, bitte um eine verzögerte Abnabelung und Hautkontakt zum Baby im Operationssaal, wenn möglich. Besprich auch die Möglichkeit, die Nabelschnur länger dranzulassen, wenn das Baby Hilfe beim Atmen benötigt, da sie weiterhin Sauerstoff liefert. Mit diesen Maßnahmen seid ihr auf unerwartete Entwicklungen gut vorbereitet.

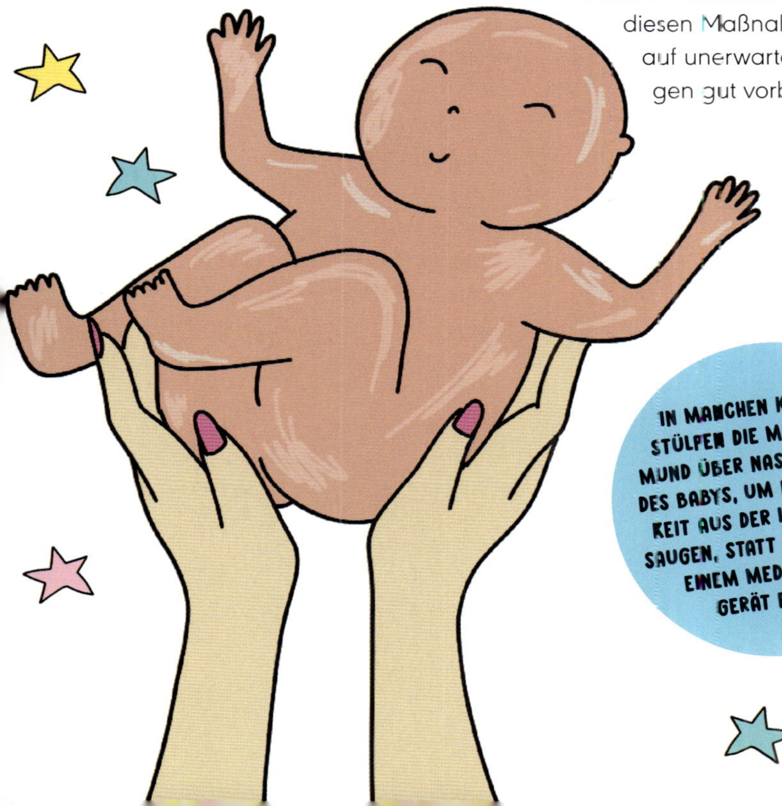

IN MANCHEN KULTUREN STÜLPEN DIE MÜTTER DEN MUND ÜBER NASE UND MUND DES BABYS, UM RESTFLÜSSIGKEIT AUS DER LUNGE ABZUSAUGEN, STATT DASS DIES MIT EINEM MEDIZINISCHEN GERÄT ERFOLGT.

Die Goldene Stunde

Goldene Stunde heißen die magischen ersten 60 (oder mehr) Minuten nach der Geburt. Hier beginnt eine lebenslange Bindung.

Nun kannst du dein Baby bei stundenlangem Hautkontakt, erstem Stillen und viel Ruhe kennenlernen. Diese Momente prägen eure Bindung. Doch nicht jede junge Mutter erlebt das so, und wenn du dich darin wiederfindest, denk dran: Bindung ist ein Prozess und tritt nicht immer sofort ein.

Nicht gleich abnabeln

Optimal ist ein verzögertes Abnabeln, insbesondere für zu früh gekommene Babys. Wartet man mit dem Abnabeln, bis sich die Nabelschnur weiß färbt, ergibt das mehrere Vorteile für das Baby, wie eine Zunahme des Blutvolumens um 30 %, höherer Hämoglobinwert, höherer Blutdruck, bessere Sauerstoffversorgung des Gehirns,

Genieße die Stunde, um eure Bindung zu stärken und die Geburt der Plazenta zu fördern, mit:

- Ruhe
- Gedimmtem Licht
- Bonding
- Direktem Hautkontakt
- Stillen

Direkter Hautkontakt mit dem Baby auf deiner nackten Brust ist dem Leben im Mutterleib am ähnlichsten und das, was dein Baby gewöhnt ist. Das tut ihm gut und stimuliert:

- Immunsystem
- Sauerstoffsättigung
- Nervensystem
- Verdauungssystem
- Atemrhythmus

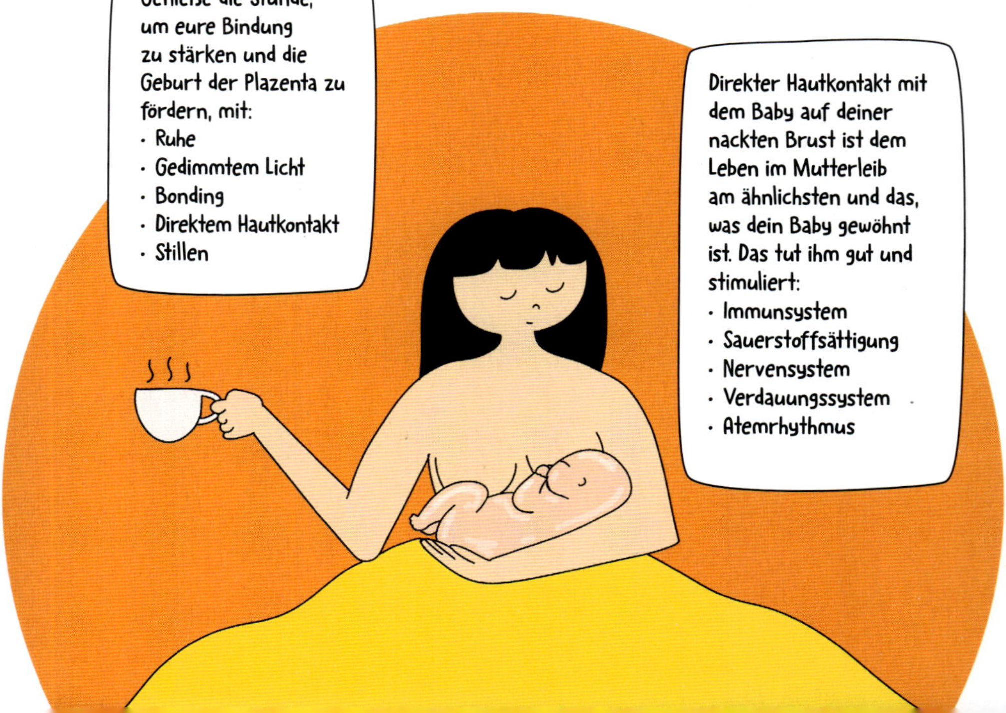

besserer Fluss der roten Blutkörperchen, längere Stilldauer, größeres Stammzellvolumen und stärkeres Immunsystem. Darüber sinkt das Risiko für Komplikationen wie Hirnblutungen, Dünndarmentzündung, später einsetzende Sepsis, Erfordernis von Bluttransfusionen oder Anämie, Notwendigkeit der Beatmung und Nabelschnurentzündungen. Verzögertes Abnabeln ist ein einfaches, aber wirkungsvolles Mittel, um das Wohlbefinden von Neugeborenen, insbesondere zu früh Geborenen, zu fördern.

Die Plazenta gebären

Die Geburt der Plazenta verdient ebenso viel Aufmerksamkeit und Ehre wie die Geburt selbst. Daten deuten darauf hin, dass aktives Managen der dritten Wehenphase nach einer physiologischen Geburt das Risiko eines starken Blutverlustes erhöhen kann. Daher sollte die dritte Phase, ähnlich wie die Geburt, umsichtig und gut informiert erfolgen.

Die Nachgeburt fördern

Oxytocin, Hautkontakt, Stillen und sogar auf dem Klo sitzen! Ja, das funktioniert wie geschmiert (benutze einen Toilettenstuhl, um sie aufzufangen). Du kannst deine Plazenta auch ausatmen. Auch hier gilt: Hände weg – niemand sollte an der Plazenta ziehen. Die Gebärmutter zu massieren ist nicht notwendig, es sei denn, es handelt sich um einen Notfall. Nimm auch bei den Nachwehen den Geburtskamm zu Hilfe.

Wozu nützt die Plazenta?

Manche bewahren die Plazenta auf, konserviert durch Verfahren wie Plastination. Ein neuer Trend ist auch, aus der Plazenta Tabletten herzustellen, die gesundheitsfördernd sein sollen, obwohl die wissenschaftliche Beweislage dünn ist. Andere verwenden die Plazenta in einer Zeremonie. Ob du sie sehen, aufbewahren, für Zeremonien oder zur Förderung der Gesundheit verwenden möchtest – Gesundheitsdienstleister sind zunehmend bereit, diese Wünsche zu erfüllen.

Nicht jede Mutter erlebt mit ihrem Baby eine Goldene Stunde, etwa wenn das Baby auf der Intensivstation versorgt werden muss. Besprich mit dem Pflegepersonal, wann du mit deinem Baby neben dem Füttern regelmäßig Hautkontakt haben und ihm z. B. vorsingen kannst, um die Bindung zu ihm aufzubauen.

Vaginale Geburt nach Kaiserschnitt

Nach einem Kaiserschnitt eine vaginale Geburt zu planen, kann beängstigend sein. So schaffst du es.

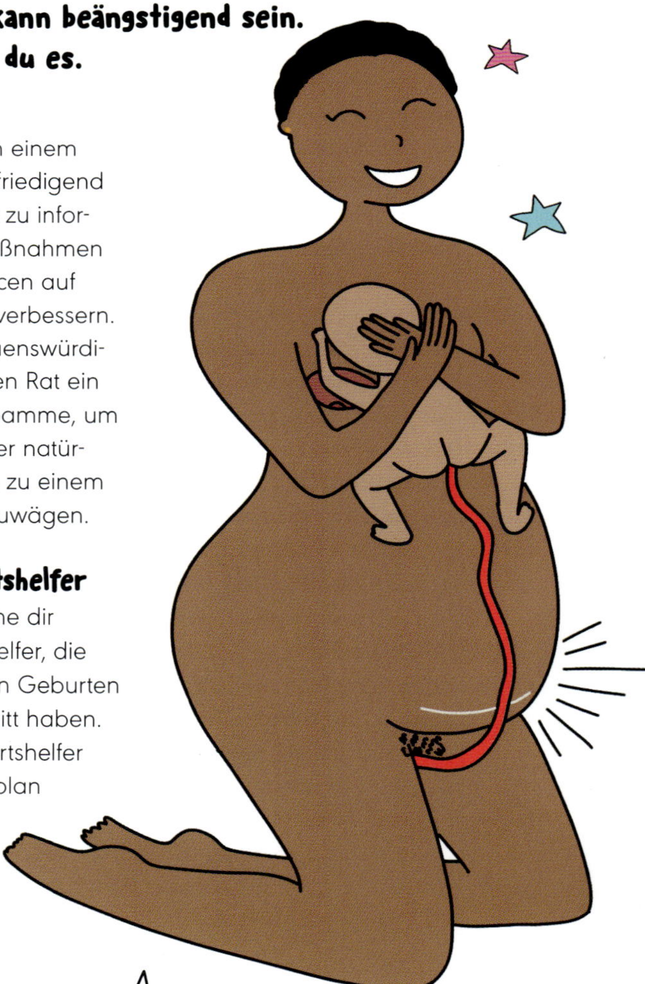

Eine vaginale Geburt nach einem Kaiserschnitt kann sehr befriedigend sein. Es ist wichtig, sich gut zu informieren und bestimmte Maßnahmen zu ergreifen, um die Chancen auf eine natürliche Geburt zu verbessern. Informiere dich aus vertrauenswürdigen Quellen, hole ärztlichen Rat ein und frage auch deine Hebamme, um die Vor- und Nachteile einer natürlichen Geburt im Vergleich zu einem erneuten Kaiserschnitt abzuwägen.

Wähle geeignete Geburtshelfer

- **Erfahrung ist wichtig** Suche dir medizinische Geburtshelfer, die Erfahrung mit vaginalen Geburten nach einem Kaiserschnitt haben.
- **Kooperation** Deine Geburtshelfer sollten deinen Geburtsplan respektieren und offen sein, dir deine Wunschgeburt zu ermöglichen.

Eingriffe minimieren (Hände-weg-Ansatz)

- **Spontan einsetzende Wehen abwarten** Wartest du auf den spontanen Wehenbeginn, wachsen die Chancen auf eine natürliche Geburt.
- **Informiertes Abwarten** Machen die Wehen keine Fortschritte, besprich mit deinen Geburtshelfern die Risiken und Vorteile des Abwartens und des Eingreifens.
- **Natürlicher Fortschritt** Schreiten die Wehen von allein voran, minimieren sich Interventionen wie Pitocin, die die Geburt erschweren können.
- **Informierte Einwilligung** Vergewissere dich, dass du alle vorgeschlagenen Eingriffe, ihre Risiken und Alternativen vollständig verstehst, bevor du dazu einwilligst.

Wehen oder Geburt im Wasser

- **Schmerzlinderung** Auftrieb und Wärme des Wassers können Schmerzen natürlich lindern.
- **Größere Beweglichkeit** Im Wasser sind Positionswechsel einfacher, was das Fortschreiten der Wehen erleichtern kann.

Vertraue deinem Körper

- **Achtsamkeit und Entspannung** Techniken wie tiefe Atmung und Visualisierung können dir helfen, entspannt zu bleiben, was für den Wehenverlauf entscheidend ist.
- **Körperliche Vorbereitung** Leichte Übungen und Beckenbodentraining bereiten deinen Körper auf eine erfolgreiche Geburt vor.

Durchgehende Unterstützung

- **Doula** Eine Doula bietet dir kontinuierlichen emotionalen und körperlichen Beistand, was häufig den Geburtsverlauf verbessert.

Zusammenfassung

Eine gut verlaufende, kraftvolle natürliche Geburt ist mit den richtigen Informationen, den geeigneten Geburtshelfern und in der passenden Umgebung möglich. Denk dran, dass jede Geburt einzigartig ist, also gestalte diese Punkte nach deinen Wünschen. Bitte deinen ärztlichen Geburtshelfer um Rat, der deine Vorgeschichte und deinen aktuellen Zustand berücksichtigt.

Bist du umfassend informiert, ist nach einem Kaiserschnitt eine positive, kraftvolle vaginale Geburt möglich.

Mütterlich assistierter Kaiserschnitt

Eine Bauchgeburt ist wunderschön. Suche dir medizinisches Fachpersonal, das dir zu einer positiven und sanften Geburt verhilft – für dich und dein Baby.

Umgebung

Du kannst die Atmosphäre im OP mit gestalten. Bitte um gedämpftes Licht, Musik, Zugang zu deinen Bildern usw. Je mehr du tust, um deinen Oxytocinspiegel zu steigern und Angst und Adrenalin abzubauen, desto besser.

Hautkontakt

Das Baby kann dir sofort übergeben werden. Wird das EKG auf deinem Rücken statt vorne platziert, muss man dir das Baby nicht wegnehmen – alle Untersuchungen können warten.

Erst später abnabeln

Bei einer Lotusgeburt per Kaiserschnitt wird das Baby mit der Plazenta entbunden, sodass die Nabelschnur dran bleiben kann, bis sie weiß ist. Frage, ob das für dich möglich ist. Je länger man wartet, desto besser, auch wenn es nur wenige Minuten sind.

Von der Mutter assistiert

Hierbei bringst du dein Baby selbst zur Welt! Du trägst dazu OP-Handschuhe. Ist das Baby bereit, greifst du nach unten und ziehst das Baby heraus.

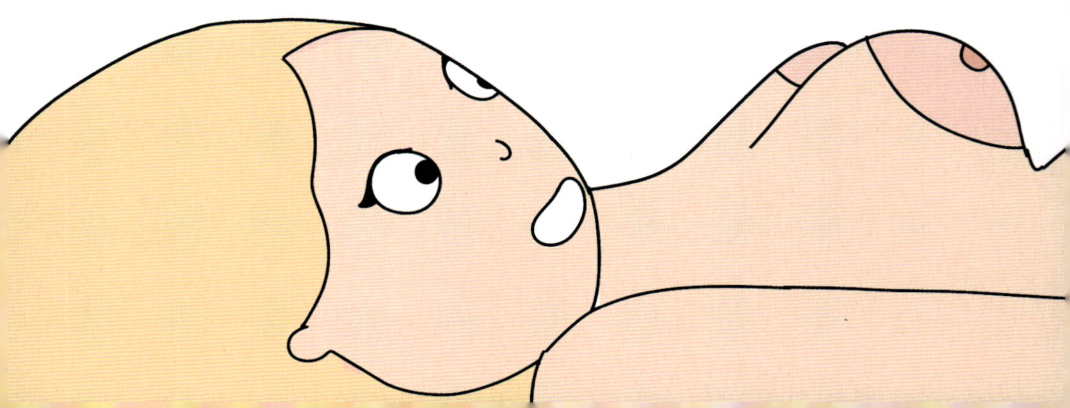

Wie es gemacht wird

In die Bauchdecke und die Gebärmutter wird ein 10–20 cm langer Schnitt gemacht. Das Baby wird innerhalb von 5–10 Minuten entbunden. Der gesamte Eingriff dauert in der Regel etwa eine Stunde. In den zwei Stunden davor darfst du nichts essen oder trinken, außer Wasser. Du erhältst ein Operationshemd und Kompressionsstrümpfe. Die Operation erfolgt bei lokaler Betäubung durch Spinal- oder Periduralanästhesie (selten unter Vollnarkose). Mit deinem Einverständnis wird ein Blasenkatheter gelegt. Eine Oxytocin-Spritze regt Gebärmutterkontraktionen an, um den Blutverlust zu verringern. Geschlossen werden die tief liegenden Schichten mit selbst auflösendem Faden, die Bauchdecke mit normalem Faden oder mit Klammern, die einige Tage später entfernt werden.
Du wirst in ein Zimmer verlegt, erhältst Schmerzmittel, Nahrung und Wasser und ggf. Hilfe beim Stillen.
Der Katheter wird am Tag nach der Operation wieder entfernt. Schon in den ersten 24 Stunden sollst du dich bewegen, aber etwa sechs Wochen lang musst du dich noch schonen.
Bist du wieder zu Hause, reinige die Wunde sanft. Trage lockere Kleidung und Baumwollunterwäsche. Achte auf Anzeichen einer Infektion, hole bei Problemen ärztlichen Rat ein, und sorge für Ruhe. Der Klinikaufenthalt nach der Operation beträgt 3–6 Tage.

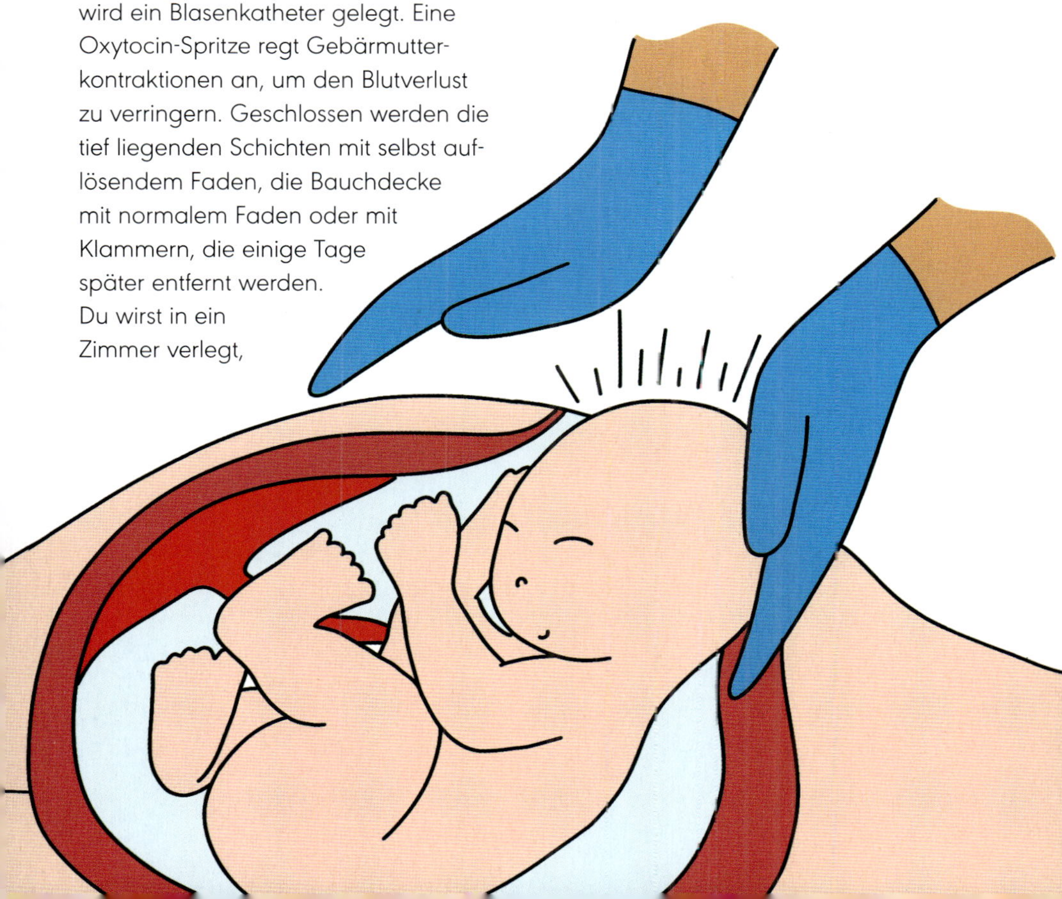

Was du im OP erwarten kannst

Personen Ärztliches Fachpersonal aus den Bereichen Anästhesie, Gynäkologie und Kinderheilkunde. Außerdem Hebamme, Schwestern und Studierende.

Wie ist es? Helles Licht ist in einem OP-Saal ziemlich normal, aber du kannst um gedämpfte Beleuchtung bitten. Das Operationsteam wird ein helles Licht verwenden.

Was siehst du? Deine Geburtsbegleitung sowie Narkosearzt oder -ärztin. In der Regel verdeckt ein Sichtschutz alle anderen Personen, manche gehen vielleicht an dir vorbei. Du siehst den Sichtschutz, bis das Baby kommt, es sei denn, du wünschst, dass er gesenkt wird.

Kaiserschnittbabys & Bakterien

Vaginal geborene Babys sind bedeckt mit Bakterien, die sich im Laufe der Schwangerschaft angesammelt haben. Bei einer Kaiserschnittgeburt bekommen sie diese speziellen Bakterien nicht.

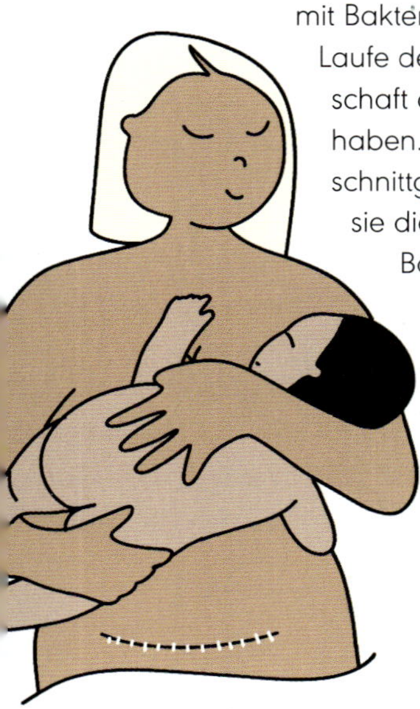

Was kannst du tun? Bitte um einen Vaginalabstrich, bei dem Gaze in deine Vagina eingeführt wird, um Bakterien aufzusaugen. Nach der Geburt wird das Baby mit dieser Gaze eingerieben. Wenige Wochen später ist der Bakterienhaushalt von Kaiserschnittbabys fast identisch mit dem vaginal geborener.

Erholung nach Kaiserschnitt

Du bleibst 3–6 Tage in der Klinik, musst dich aber mehrere Wochen lang schonen. Der Blasenkatheter bleibt mindestens 12 Stunden lang liegen. Die Wunde bleibt 24 Stunden lang mit einem sterilen Verband abgedeckt, und du erhältst Schmerzmittel. Du wirst dein Baby regelmäßig bei dir haben und kannst mit dem Stillen beginnen. Verlasse das Bett bald, um dich zu bewegen. Essen und trinken kannst du, sobald dich danach verlangt.

Rückkehr zur Normalität

Senke das Thromboserisiko durch sanfte Bewegung, z. B. durch tägliche Spaziergänge, aber überanstrenge dich nicht. Du solltest dein Baby halten können, wenn du zu Hause bist. Vermeide Autofahren, Sport, Sex und Dinge zu tragen, die schwerer sind als dein Baby. Tue nur, wozu du dich in der Lage fühlst und was dir nicht unangenehm ist. Das kann sechs Wochen oder länger dauern. Frage deine Hebamme um Rat, wenn du dir bei irgendetwas unsicher bist.

MEINE GEBURT

»Gut informiert kann man viel leichter umdenken und Ängste überwinden! Letztlich hatte ich einen Kaiserschnitt, aber so wie ich es wollte, mit Musik, ätherischen Ölen und nach unseren Wünschen.«

Regenbogenbabys und Verlust

Es ist schwierig, nach dem Verlust eines Babys ein neues zu planen. Du musst deine Ängste überwinden und dich der Zukunft öffnen.

Mehr als ein Drittel von uns erlebt irgendeine Form des Verlusts, sei es durch Fehlgeburt, Eileiter- oder molare Schwangerschaft, medizinisch indizierten Abbruch, Tod eines Neugeborenen oder Säuglings oder Totgeburt. Dazu zählen auch Schwangerschaftsabbrüche wegen medizinischer oder anderer Probleme der Mutter.

Nach solch einem traurigen Ereignis ist es kein Wunder, wenn eine erneute Schwangerschaft dich beunruhigt. Die Sorge, das Kind zu verlieren, kann die Freude an der Schwangerschaft trüben, und du kannst dich bei der Geburt machtlos fühlen aus Angst, falsche Entscheidungen zu treffen. Tatsächlich musst du dich besser vorbereiten denn je. Es ist äußerst wichtig, dass du deine Gedanken umprogrammierst, deine Gehirnbibliothek aufbaust und Selbstvertrauen entwickelst. Du kannst deine Ängste bekämpfen, ganz verschwinden werden sie wohl nicht. Halte dich an deinen Mut, dein Durchhaltevermögen und deine Fähigkeit, fundierte Entscheidungen zu treffen.

SCHON GEWUSST?
EIN REGENBOGENBABY IST EIN BABY, DAS NACH DEM VERLUST DES VORHERIGEN BABYS GEBOREN WIRD.

Ein ewiges Band

Während der Schwangerschaft kommt es zu einem unglaublichen Phänomen: Die fetalen Zellen deines Babys wandern in deinen Blutkreislauf und umgekehrt. Dieser kontinuierliche Zellaustausch schafft eine einzigartige Verbindung zwischen dir und deinem Kind. Noch erstaunlicher ist,

Halte dich an deinen Mut und deine Fähigkeit, durchzuhalten und fundiert zu entscheiden.

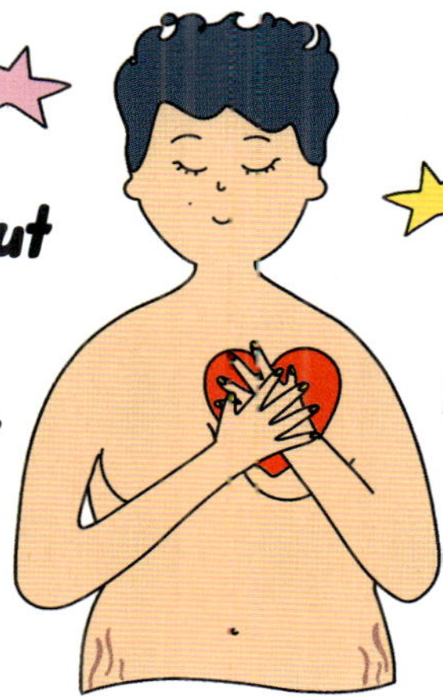

dass diese Zellen einen Abdruck in deinem Körper hinterlassen können, in Gewebe, Knochen, Gehirn und Haut, der jahrzehntelang bestehen bleibt.

Selbst wenn eine Schwangerschaft nicht zu Ende geführt wird, können die Zellen des sich entwickelnden Fötus in deinen Blutkreislauf gelangen. Studien zeigen, dass diese fötalen Zellen Heilung und Regeneration fördern. So hat man bei Herzerkrankungen beobachtet, dass fötale Zellen zum verletzten Herzen eilen, um es zu heilen. Auch 18 Jahre nach einer Geburt ließen sich noch fötale Zellen im Gehirn der Mutter nachweisen. Das erklärt die bemerkenswerte und dauerhafte Bindung zwischen Mutter und Kind.

Ein Regenbogenbaby erwarten

Zuerst einmal: Du bist nicht allein. Vielleicht fühlst du dich mit deiner erneuten Schwangerschaft einsam, weil Verlust ein großes Tabu ist. Zweitens: Du bist mutig, und dein Körper ist mehr als fähig, ein Kind auszutragen! Aber du musst Gehirn und Körper pflegen, um dich mit ruhiger, erdender Energie auf die Geburt vorzubereiten. Sprich mit deinem Geburts-Team über deinen Verlust und erkläre, dass du dir Sensibilität und eine achtsame Sprache wünschst. Gehe regelmäßig raus in die Natur, und beruhige dich mit Erdungstechniken, Atemübungen und Ritualen. Nimm täglich Kontakt zu deinem Baby auf, und dissoziiere dich möglichst nicht von der Schwangerschaft. Lass vielmehr einen Gipsabdruck von deinem Bauch machen, schreibe deinem Baby einen Brief, oder lies ihm regelmäßig vor. Ein Geburtsplan ist sehr wichtig, damit du dich sicher fühlst und all deine Möglichkeiten kennst.

Warnung: Die nächsten Seiten sind für jene, die einen Verlust erleben bzw. erlebt haben.

Ein Sternenkind gebären

Finde Unterstützung bei erwarteten und unerwarteten Stillgeburten, aber auch bei der Trauerbewältigung.

Als Mutter und Doula habe ich in meinem Leben einige Verluste erlebt, einschließlich einer frühen Fehlgeburt. Beruflich habe ich zwei Totgeburten miterlebt, und die Trauer dieser Familien werde ich nie vergessen. Ein Trost, der für jede Situation gilt, ist, dass es keine Dunkelheit ohne Licht gibt. Und wenn alles dunkel und bedrückend erscheint, sage dir, dass es für dich wieder Licht und Leben geben wird. Du schaffst das, du kannst das durchstehen, und auch wenn der Schmerz bleiben wird, kannst du lernen, deine Gefühle und Emotionen zu verarbeiten und dein Baby auf viele verschiedene Arten zu ehren.

DENK DRAN

Du bist nicht allein. Lass dir in einer Therapie, in Selbsthilfegruppen oder von dir Nahestehenden mit deiner Trauer helfen.

Eine Stillgeburt vorbereiten

Vielleicht fragst du dich, wie du die Geburt eines Sternenkinds positiv gestalten kannst. Auch wenn es anfangs schwer zu begreifen ist, kann es Eltern sehr viel geben, dies mit einem Plan bewusst zu gestalten. Auch ich konnte mir nicht vorstellen, ein solches Ereignis vorzubereiten, und erst durch eine Geschichte in meinem Posteingang verstand ich die wahre Kraft dieses Themas. Ein reizendes Paar hatte mir wunderschön berichtet, wie es sein Engelskind im Dunkeln mit Musik, Hypnobirthing und »relaxter Miene, relaxter Muschi« zur Welt gebracht hatte. Die Mutter hatte Atemtechniken angewendet und ihr Baby ausgeatmet. Die Eltern verbrachten Zeit mit ihrem Engel und verwandelten etwas Traumatisches in etwas Herzerwärmendes, Unvergessliches. In diesem Moment erkannte ich erst wirklich, wie schön es ist, angstfrei in die Geburt zu gehen.

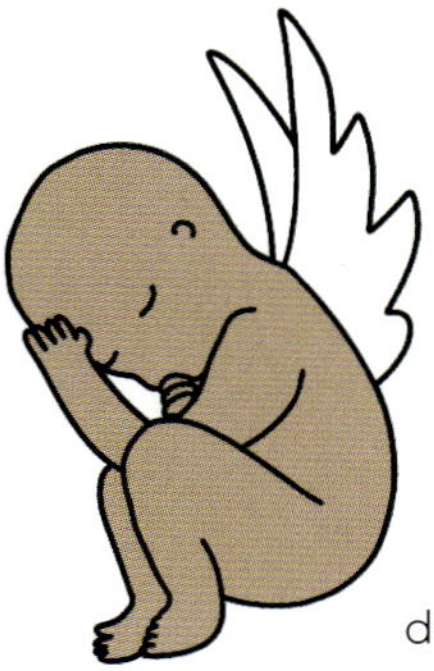

Die Stillgeburt bewältigen

Schaffe eine liebevolle Umgebung Schaffe im Geburtsraum eine friedliche und liebevolle Atmosphäre. Dimme das Licht, spiele sanfte Musik und umgib dich mit Dingen, die dir und deiner Familie etwas bedeuten und Trost bringen.

Höre auf deinen Körper Lass dich auf die Wehen ein, nutze »relaxte Miene, relaxte Muschi« und deine Atemtechniken. Deine Energie der Hingabe wird sich mit dem Geist deines Babys verbinden und die Geburt zu einer heiligen Erfahrung machen.

Teile das Erlebnis Wenn du möchtest, kannst du Angehörige oder dir nahestehende Personen bitten, bei der Geburt dabei zu sein. Dies kann dich emotional unterstützen und ermöglicht ihnen, ebenfalls eine Bindung zum Baby aufzubauen.

Schreibe Briefe oder Gedichte Drücke deine Gefühle zu deinem Baby in Briefen oder Gedichten aus. Solche Herzensbotschaften sind eine schöne Weise, eurer gemeinsamen Zeit zu gedenken.

Ratschläge für einen unerwarteten Verlust

Suche Hilfe Wende dich an Selbsthilfegruppen, Therapeutinnen oder Coaches, die auf Stillgeburten spezialisiert sind. Der Kontakt zu anderen, die Ähnliches erlebt haben, kann tröstlich sein und bei der Bewältigung der Trauer helfen.

Fotos und Erinnerungsstücke Halte die Momente mit dem Baby mit Fotos und Erinnerungsstücken fest. Viele Eltern finden Trost darin, die Hände und Füße ihres Babys zu fotografieren oder Fuß- und Handabdrücke zu machen.

Zeremonie und Rituale Erwägt eine private Abschiedszeremonie: Ihr könnt Kerzen anzünden, Luftballons steigen lassen oder einen Baum pflanzen.

Vergiss dich selbst nicht Kümmere dich in dieser Zeit um dich selbst. Ruh dich aus, iss genug und lass dich von Angehörigen und Experten unterstützen.

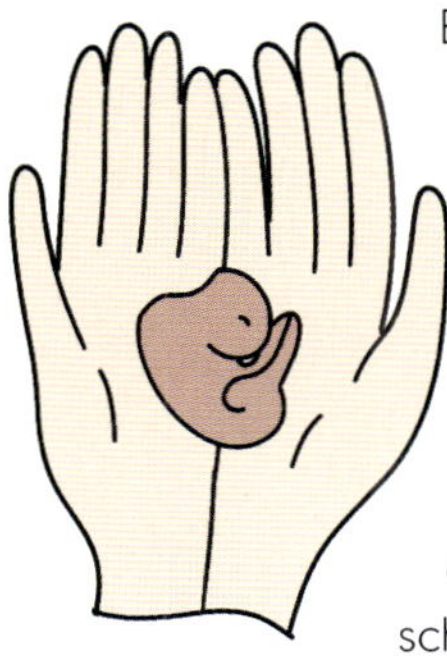

Jede Familie geht anders mit dieser Erfahrung um, es gibt keine richtige oder falsche Vorbereitung auf eine Stillgeburt. Am wichtigsten ist, dass ihr euch einen Raum der Liebe und des Mitgefühls schafft, um das Baby zu ehren und euch die Unterstützung zu geben, die ihr auf diesem zutiefst schwierigen Weg benötigt.

GEBURT Merke dir

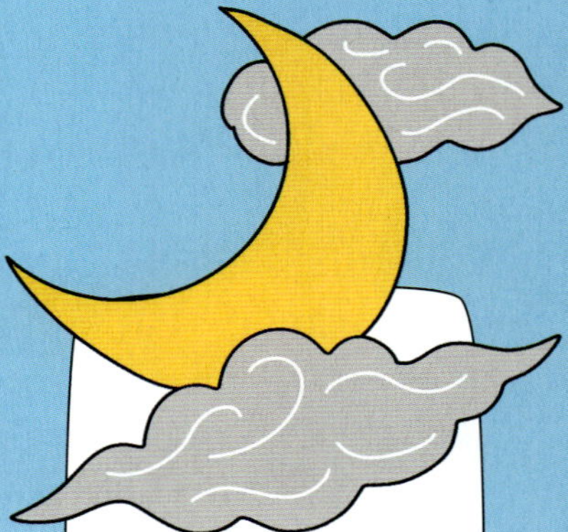

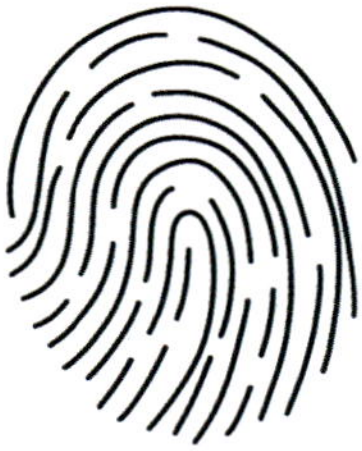

Du bist EINZIGARTIG

Deine Schwangerschaft ist einzigartig. Vergiss also, was Sarah und Julia machen, und konzentriere dich auf DEINE Werte, Wünsche und Gefühle. Erstelle dir einen flexiblen Plan, der deiner Version einer positiven Geburtserfahrung entspricht.

Geburtsmond

Der Geburtstermin ist da, du bist ganz aufgeregt, aber denk dran, dass der Termin ziemlich ungenau ist. Nutze die Zeit, kreiere den perfekten Geburtsmond und genieße jedes kleine Ziehen ohne Erwartung. Dein Körper läuft sich warm!

Geburtseinleitung

Dies ist ein großes Thema mit vielen Vor- und Nachteilen! Folge deinem BAUCHGEFÜHL, stelle viele Fragen, und tue, was dir richtig erscheint. Denk dran: Trotz einer Einleitung kannst du die Geburt mit deinen Techniken beeinflussen – vergiss deine Trigger nicht!

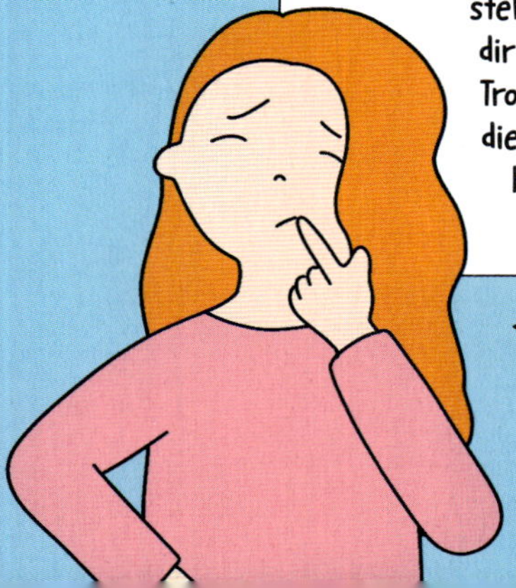

Auf S. 44 liest du alles Wichtige über Trigger und bekommst Ideen für deine eigenen!

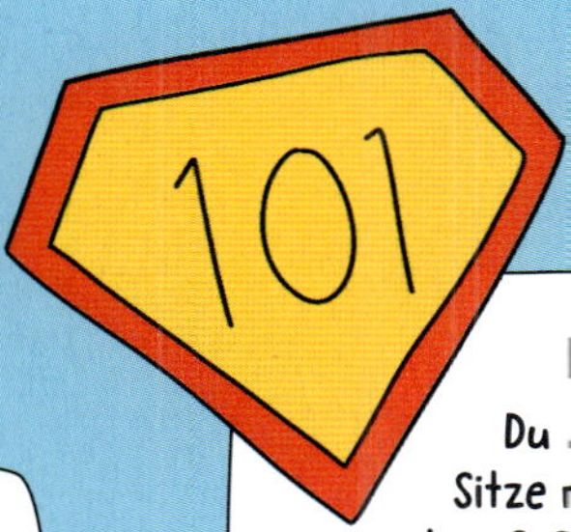

Das richtige Umfeld

Dein Baby weiß, wie die perfekte Geburtsumgebung aussieht. Gestalte sie so, dass du dich wohl und geborgen fühlst. So kannst du dich konzentrieren. Denk dran, dass die Geburt nicht linear verlaufen muss; höre auf dein Baby und stell dich auf seine Bedürfnisse ein.

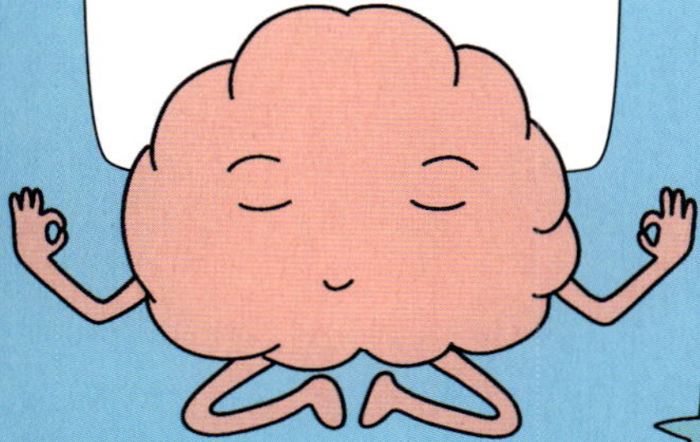

Begleitperson

Du wirst GEBRAUCHT! Sitze nicht scrollend auf dem Sofa, sondern erfülle deiner Partnerin alle Wünsche. Gestalte mit ihr die Geburtsumgebung, stehe ihr bei und lass dich von ihr anleiten. Halte alles fern, was sie ablenken könnte, und sei ihr eine verlässliche Stütze.

Schmerz und Linderung

Hier entscheidest du. Vielleicht wendest du Techniken wie Atmung, Aromatherapie oder den Geburtskamm an. Oder du willst ein wenig medizinische Hilfe. Kenne in jedem Fall deine Möglichkeiten, und wähle die Methode, die sich für dich richtig anfühlt.

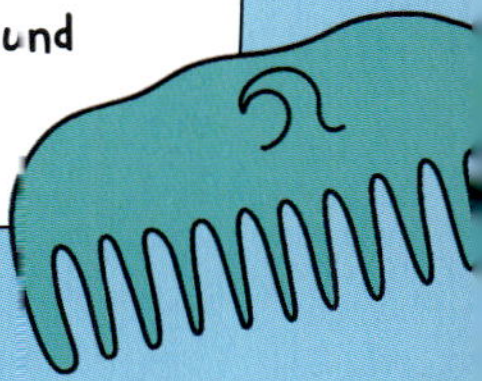

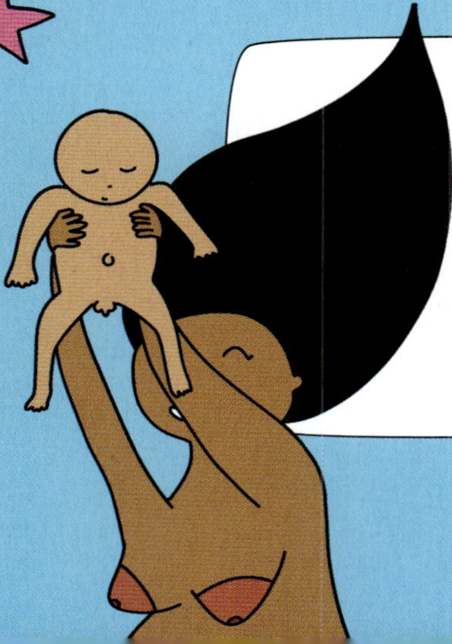

Dein Baby gebären

Jetzt bist du tief in den Wehen. Bewege deinen Körper, höre auf deine Bedürfnisse, und hole dir die Unterstützung, die dir richtig scheint. Vielleicht überlässt du deinem Körper die Führung, oder die Hebamme darf dir helfen. Deine Entbindung, deine Entscheidung.

BABY & DU

Bereit für die Zeit nach der Party

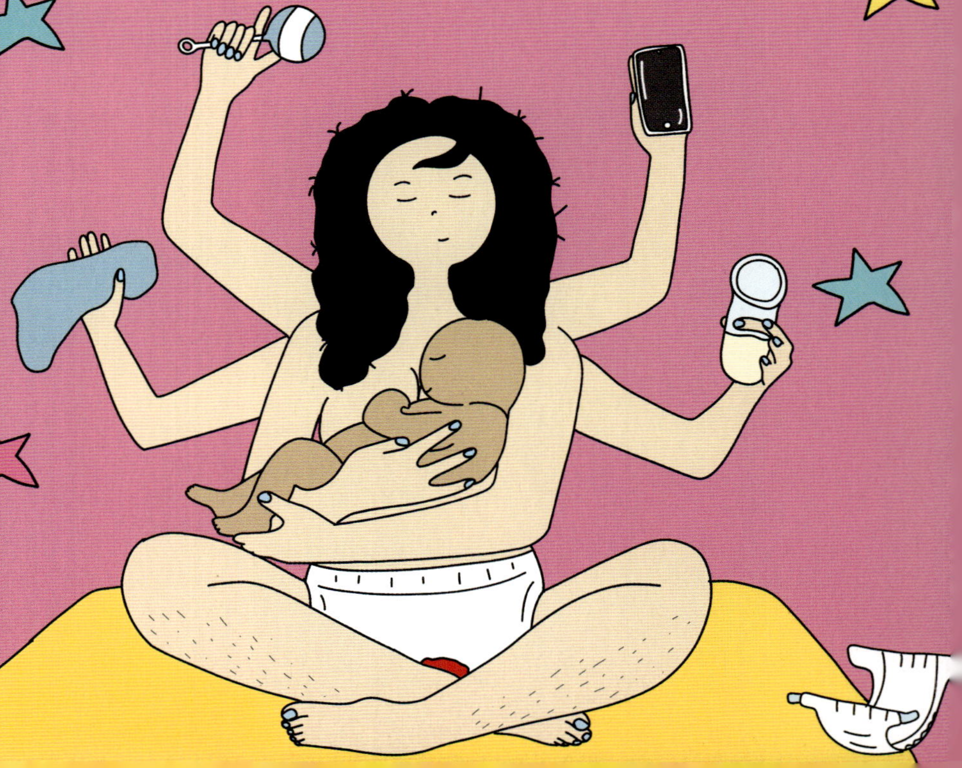

Herzlichen Glückwunsch!
Du hast ein Baby geboren und den gewaltigen Übergang zur Mutterschaft bewältigt. Nun durchlebst du wahrscheinlich eine Achterbahn der Gefühle. In diesem Kapitel wollen wir dir vieles einfach machen. Wir räumen mit Mythen auf und sprechen über das Baby: Signale, Windelinhalte und unangenehme Wahrheiten!

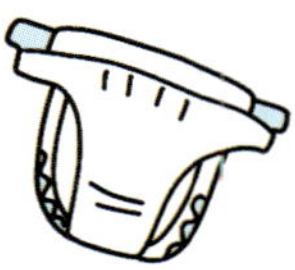

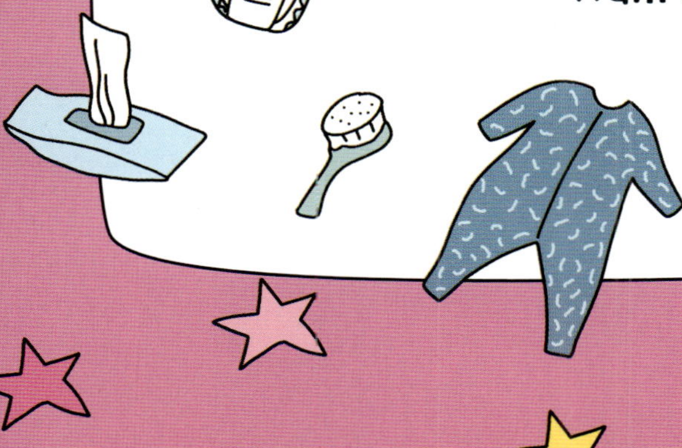

Oh Shit, ich bin jetzt Mutter!

Hattest du schon deinen OMG-Moment? Du schaust dein Baby an und denkst: WOW ... und jetzt? Ich will dir hier helfen, dich nicht überfordert zu fühlen.

Nach der Geburt werden viele Erwartungen an uns gestellt, doch wir haben Schmerzen, unsere Hormone spielen verrückt, und wir stellen alles infrage. Vielleicht wird uns plötzlich auch der Verlust unseres früheren Selbst und unseres Körpers vor der Geburt bewusst. Der Übergang zum Wochenbett kann uns umhauen, doch man erwartet, dass wir lächeln, aufstehen und weitermachen wie bisher.

Ich empfand die Zeit nach der Geburt als hart. Frisch Mutter geworden, trauerte ich um meine eigene Mutter, und dann kam noch der weltweite Lockdown. Mir fehlten der mütterliche Beistand und professionelle Unterstützung. Meine Kaiserschnittnarbe entzündete sich zweimal, ich fühlte mich unnütz und unförmig. Charlie hatte multiple Allergien, ich weinte fast jeden Tag, und man gab mir das Gefühl, durchgeknallt zu sein. Später bei George: Ängste um die Gesundheit und sekundäre Nachgeburtsblutungen. Ich fühlte mich von allem distanziert, und die Genesung war unglaublich schwierig, obwohl die Geburt toll war!

Inmitten eines solchen Sturms von Emotionen und Veränderungen müssen wir uns selbst pflegen. Gönn dir ein paar Minuten, um tief durchzuatmen. Bitte um Hilfe; du musst nicht alles allein machen. Binde deinen Partner, Angehörige oder eine Freundin mit ein. Selbstfürsorge ist nicht egoistisch, sondern notwendig. Du musst dein körperliches und emotionales Wohlbefinden pflegen, um deinem Baby die beste Version deiner selbst zu bieten.

Spüren wir die Magie dieser Situation, während wir knietief drinstecken, kann das Wochenbett wirklich schön sein. Wachse in dein neues Ich hinein. Lass uns gemeinsam durch diese Zeit gehen, die ich als die »Party danach« bezeichne, und lassen wir es krachen!

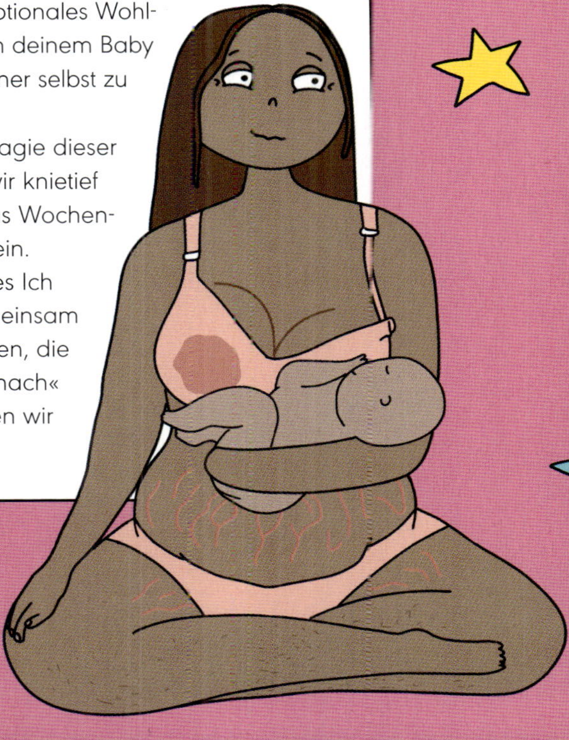

Muttermagie

Du bist gerade Mutter geworden. Weißt du, was das bedeutet? Deine Wiedergeburt und der Beginn der magischen Verwandlung zur Mutter.

Du hast es geschafft! Hallo Schmetterling, du hast eine Metamorphose durchgemacht, und du hast Muttermagie gewonnen. Du bist durchs Feuer gegangen und als Königin daraus hervorgegangen.

In diesem Abschnitt geht es um das ROHE und REALE, um die kleinen und großen (und manchmal beschissenen) Dinge nach der Geburt, aber wir wollen uns auch bewusst machen, wie unglaublich du bist. Du hast gerade ein neues Leben in die Welt gesetzt und große Veränderungen durchgemacht. Ich weiß, du siehst dich an und denkst: »Warum sehe ich immer noch schwanger aus?«, aber denke an deine KRAFT, deine Schöpfung und deine Selbstakzeptanz. Gerade jetzt fühlst du dich vielleicht nicht wie du selbst.

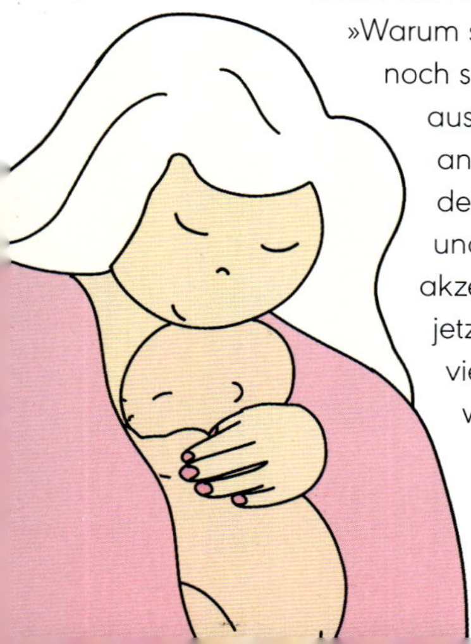

Vielleicht vermisst du dein altes Ich. Manche trauern auch um ihren Bauch. Wie dem auch sei, wisse, dass Millionen von Frauen auf der ganzen Welt genau das Gleiche durchmachen. Und wir stehen dir alle bei.

Lass dir Zeit

In den nächsten zwölf Wochen dreht sich alles um dich und dein Baby. Schließe die Türen, vertröste Besucher, kuschele dich ins Bett und lass alle fünfe gerade sein. Die westliche Kultur hat uns diese kostbare Zeit geraubt. Hollywood wieder, verdammt noch mal! Aber im Ernst: Du hast hart gearbeitet. Nun erhole dich und

Nutze diese Zeit, um dich auf dich selbst und auf dein Baby zu konzentrieren.

schmuse mit deinem Baby. Erlaube dir, soziale Normen zu ignorieren (z. B. Fotos online zu stellen, auf denen du bald nach der Geburt verkrampft lächelnd dein Baby spazieren fährst), und entspanne dich höllisch gut! Sage Besuche ab, und schicke an alle eine freundliche Nachricht, mit der du um etwas Privatsphäre bittest. Widme diese Zeit nur dir und deinem Baby. Ihr habt es verdient.

Genieße die Ruhe

Sorge dafür, dass du in dieser Phase gut unterstützt wirst – durch deinen Partner, eine Freundin oder ein Familienmitglied. Lass sie wissen, was du brauchst, denn in dieser langsamen Zeit willst du nur präsent sein und dich erholen und wünschst dir von ihnen, dass sie dir den Raum dafür schaffen.

Nimm dir Zeit zum Schlafen, Essen und Kuscheln mit dem Baby. Hänge dich nicht an Kleinigkeiten auf, an der Unordnung oder daran, dass das Kinderzimmer noch nicht fertig eingerichtet ist. Dein Baby will nur an dich gekuschelt schlafen und dich nah wissen, denn bis zum Alter von etwa sieben Monaten weiß es gar nicht, dass es von dir getrennt ist.

Deine Muttermagie aktivieren

Ja, sie ist real. Das Erste, was du über deine Muttermagie wissen musst, ist, dass du für dein Baby absolut perfekt bist. Du bist für es die allerbeste Mutter und ihm auf einzigartige Weise nah. Ganz gleich, ob du dies sofort gespürt hast oder noch dabei bist, dich zurechtzufinden – das macht deine Magie nicht weniger stark.

Auf diese Weise entdeckst du deine Kraft:

- Sei nett zu dir.
- Senke deine Erwartungen.
- Schreibe deine Gefühle auf.
- Stärke die Bindung zum Baby.
- Sei präsent.
- Wertschätze deinen Körper.
- Höre auf deine Intuition.
- Hole dir Unterstützung.

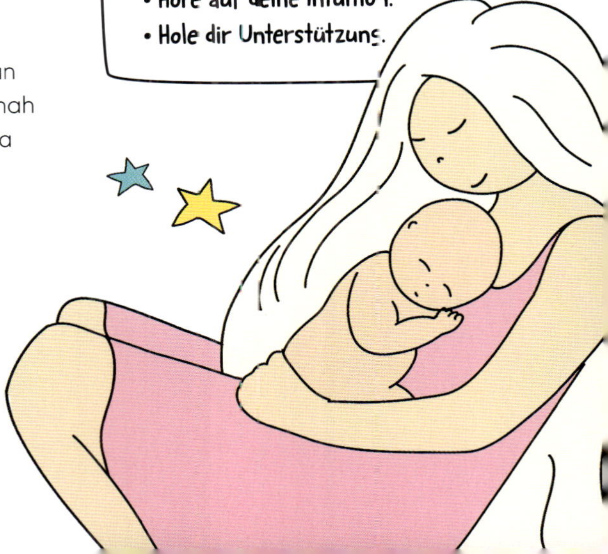

Bereit für danach

Die meisten Frauen vergessen, sich auf die Zeit nach der Geburt vorzubereiten. Aber wenn du dich auf dein Baby vorbereitest, denk auch an DEIN Wohl!

Ernährung

Sorge unbedingt dafür, dass du oder jemand anderes einige einfache, nahrhafte Mahlzeiten vorkocht und einfriert. So hast du immer etwas zu essen zur Hand, das du einfach in die Mikrowelle stellst, wenn du hungrig bist. Auch ein paar Snacks sind praktisch, um längere Nächte durchzustehen. Sobald das Baby da ist, musst du essen, auch wenn dir nicht danach ist. In dieser Zeit sind Nährstoffe und Vitamine wichtig für dein geistiges und körperliches Wohlbefinden. Hier sind einige Tipps zur Essenszubereitung, auch ohne Kochen!

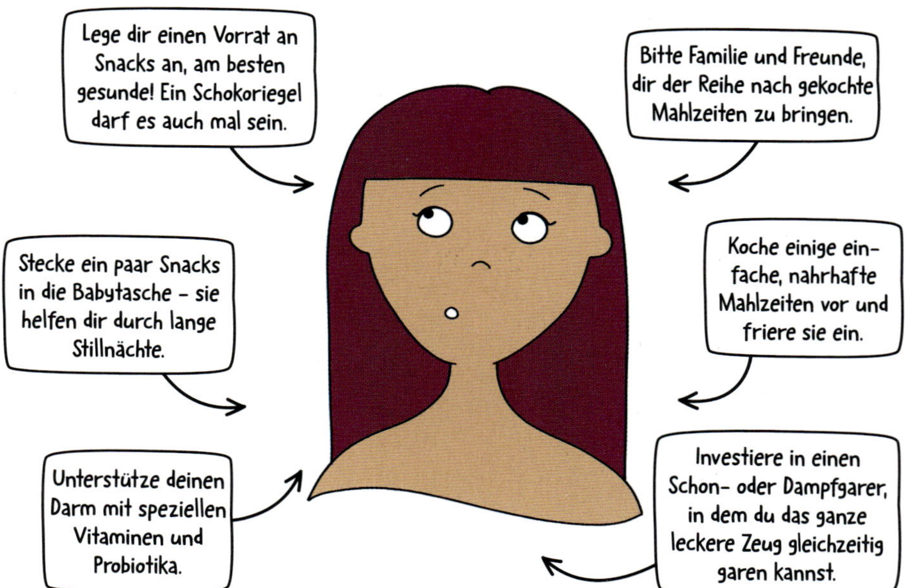

Checkliste
- Vorkochen, Snacks, Getränke
- Wichtige Telefonnummern
- Windeln, Watte und Thermosflasche
- Wickelunterlage, Wickeltasche, Wundcreme
- Stillkissen
- Große, dicke Binden
- Stilleinlagen
- Handy-Ladegerät und Ohrhörer
- Mull- und Flanelltücher
- Decke und Papiertücher
- Strampler für Baby und Wechselwäsche für dich

Hilfe

Nur allzu schnell verfällt man in die Haltung: »Das mache ich selbst« oder »Ich will nicht um Hilfe bitten«, aber in Wahrheit können wir Hilfe gut gebrauchen. Besprich vorher mit Familie und Freunden, bei welchen Dingen du Hilfe benötigen kannst, z. B. bei der Hausarbeit, beim Essen oder vielleicht auch nur Zuspruch bei einer Tasse Tee. Hier ist eine praktische Liste, die du an deinen Kühlschrank hängen kannst. Benutzt du einen Whiteboard-Stift, kannst du die Liste wegwischen oder verändern.

- Bitte wasch eine Maschine Wäsche.
- Bitte hilf mir beim Putzen.
- Hüte das Baby, während ich dusche.
- Ein heißer Tee wäre super.
- Bitte bring mir Essen.
- Pass auf die anderen Kinder auf.
- Schau nach dem Baby, während ich schlafe.

Wickelstationen

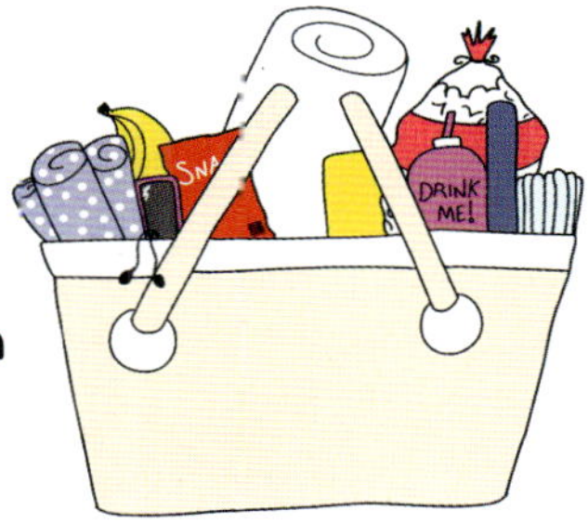

Glaub mir, das Kacka wird überall sein. Ich hab mittendrin gesteckt! Hier kommt einer meiner Lieblings-Hacks: Stationen. Das können Körbe, Kisten oder eine Tasche sein. Verteile sie überall, damit du immer alles zur Hand hast. Du brauchst mindestens zwei Stationen: Eine dort, wo du und dein Baby schlaft, und die andere dort, wo ihr euch tagsüber meistens aufhaltet. Jede Station hält alles, was du brauchst, bereit:

- Windeln
- Windelmülltüte
- Wattepads
- Stilleinlagen
- Brustcreme
- Windelcreme
- Mulltücher
- Wischtücher
- Babykleidung
- Schlafanzug für dich
- Wasserflasche
- Snacks
- Ladegerät
- Telefonliste

Von Kopf bis Fuß verändert

Was zum Teufel ist mit deinem Körper los?

»Hitzewallungen«
Die Hormone sind in Aufruhr, fast als wärst du noch mal schwanger. In dir ist über Monate ein Baby herangereift, und bis alles wieder beim Alten ist, stehen Hitzewallungen, Schweiß und häufiges Wasserlassen an.

»Milchstau«
Ein Milchstau zeigt sich durch harte, volle Brüste. Sie fühlen sich wund an und schmerzen. Ein Milchstau tritt häufig innerhalb von 24–72 Stunden nach der Geburt auf.

»Schüttelfrost«
Kurz nach der Geburt kann Schüttelfrost auftreten, der einige Minuten bis zu einer Stunde andauert. Dein Körper hat viel durchgemacht, und dieses Phänomen verdankst du deinen Hormonen.

»Schlaffer Bauch«
Ein vorgewölbter, schlaffer Bauch ist jetzt ganz normal. Die Haut hat sich neun Monate lang gedehnt – da kann sie nicht gleich wieder straff sein! Sind die Bauchmuskeln auseinandergedriftet, sollte sich das in 6–8 Wochen zurückbilden.

»Schmaler Muttermund«
Der Muttermund bleibt in den ersten Tagen nach der Geburt 2–3 cm geweitet. Seine vorherige Form nimmt er nicht wieder an. Anstelle einer glatten, runden Öffnung ist er nun ein großer, quer verlaufender Schlitz. Die vollständige Regeneration dauert 3–4 Monate.

»Tigerstreifen«
Dehnungsstreifen verändern sich von rosa/rot zu silbern. Sie sind dauerhaft. Chloasma und Hyperpigmentierung durch die Schwangerschaft verschwinden von selbst.

»Aaargh, meine Haare«

Einen bis fünf Monate nach der Geburt können die Haare ausfallen. Zumeist wachsen sie 6–15 Monate nach der Geburt wieder normal.

»Aua, mein Hintern«

Vielleicht hast du Verstopfung und wegen der hormonellen Umstellung und der Schmerzmittel Hämorrhoiden. Keine Sorge – auf S. 178 findest du Tipps dafür!

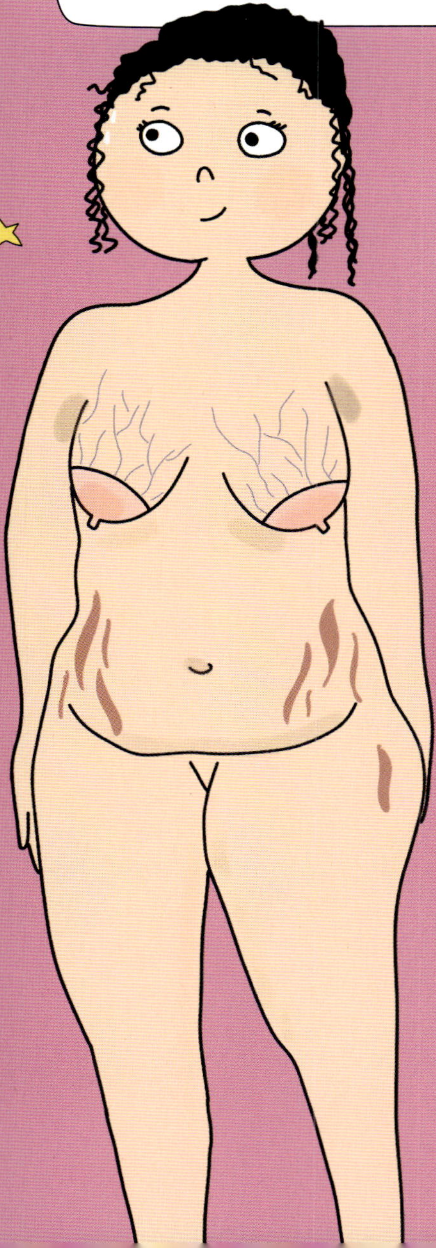

»Schmerzen danach«

Gleich nach der Geburt zieht sich die Gebärmutter zusammen, um die Schleimhaut abzustoßen und alles wieder zu normalisieren. Das kann unangenehm sein, dauert aber nicht ewig.

»Höllisch viel Blut«

Die Gebärmutterschleimhaut wird nach Ablösung der Plazenta abgestoßen, damit sich neues Gewebe bilden kann. Daher die lang anhaltende Regelblutung, auch Wochenfluss genannt. Eventuell merkst du ihn stärker beim Stillen, da sich dabei die Gebärmutter zusammenzieht. Er kann bis zu 12 Wochen andauern. Siehst du große Klumpen, hol ärztlichen Rat ein.

»Nicht ganz auf dem Damm«

Dein Damm wird ziemlich empfindlich sein, vermutlich, weil er sich stark gedehnt hat, um dem Baby Platz zu machen, weil er verletzt wurde oder gerissen ist. Das verheilt mit der Zeit.

Viele erste Male

Du denkst jetzt PUUH, stimmt's? Schauen wir uns deinen neuen Körper mal genauer an und wie wir ihm mit Muttermagie, Leichtigkeit und coolen Hacks helfen!

Dammprobleme

Fühlt sich dein Damm weich an? Vielleicht ist er gedehnt oder hat einen Riss. Hier sind einige Tipps, um einen schmerzenden Damm zu lindern.

Nimm ein warmes (nicht heißes) Sitzbad, in dem nur dieser Bereich bedeckt ist.

Gieße warmes Wasser aus einer Plastikflasche beim Pinkeln auf die Vagina.

Vermeide langes Stehen oder Sitzen.

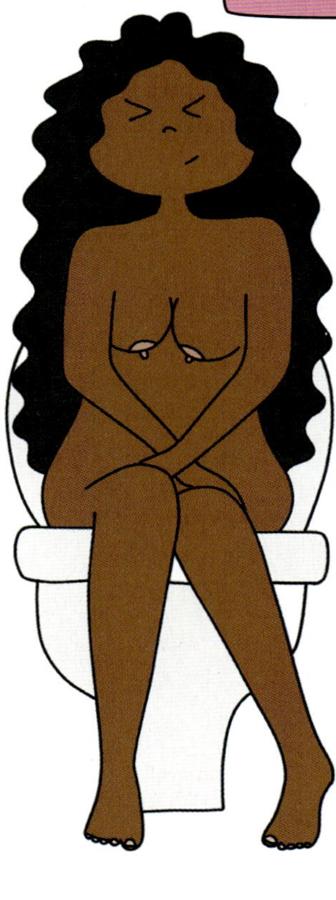

Vermeide 4–6 Wochen lang schweres Tragen und anstrengenden Sport.

Hamamelis! Mit Wasser mischen, auf eine Binde sprühen und in den Kühlschrank legen. Nicht einfrieren, denn ist sie zu kalt, wirkt sie sogar kontraproduktiv.

Verzichte aufs Rauchen, da es die Heilung behindert.

Baumwollunterwäsche muss sein – atmungsaktiv und bequem.

Beginne möglichst bald nach der Geburt mit Beckenbodenübungen. Sie erhöhen die Blutzufuhr und fördern die Heilung.

SO WAR'S BEI MIR

»Die Techniken ›relaxte Miene, relaxte Muschi‹ und ›das Baby ausatmen‹ funktionierten auch traumhaft beim ersten Stuhlgang nach der Geburt! Techniken fürs Leben!«

Schmerzender Hintern

Der erste Stuhlgang nach der Geburt kann komplex sein! Alles ist geschwollen, klar, und vielleicht hast du Hämorrhoiden oder etwas Verstopfung von den Wehen.

Vermeide zu pressen, da das Druck auf dein Rektum ausübt.

Trinke viel Wasser.

Nimm kein trockenes Toilettenpapier, sondern lieber duftfreie Tücher.

Ernähre dich ballaststoffreich. Dein Stuhl wird weicher und voluminöser. Ballaststoffe helfen gegen Verstopfung, die Hämorrhoiden verschlimmert.

Besorge dir einen Fußhocker. Er hilft ungemein!

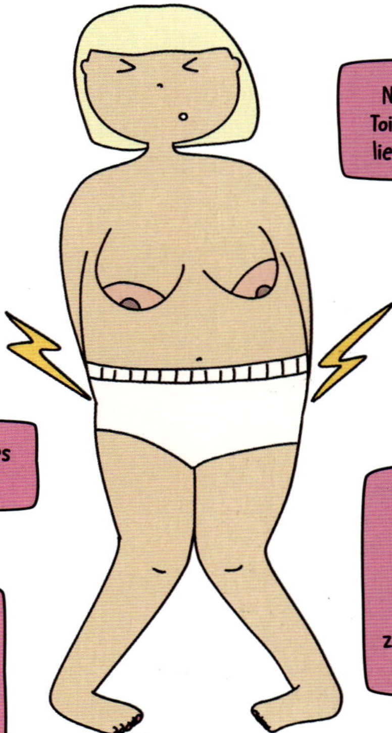

Nimm ein natürliches Abführmittel.

Nimm für nach dem ersten Stuhlgang ein großes U-förmiges Schwangerschaftskissen mit, und sitze zu Hause auf kleineren V-förmigen Kissen.

Denke »relaxte Miene, relaxte Muschi« – der gelockerte Kiefer entspannt den Beckenboden, der wiederum den Anus locker lässt.

Blutiger Ausfluss

Der Wochenfluss (Blutfluss nach der Geburt) tritt nach jeder Art von Geburt auf. Neun Monate lang hat die Gebärmutter nicht geblutet. Nun wird die Schleimhaut abgestoßen und zur Normalität zurückgekehrt.

Achte auf große Blutgerinnsel oder mehr als einen halben Liter Blut in 24 Stunden. Informiere in solchen Fällen sofort die Hebamme.

Blutungen bis zu sechs Wochen nach der Geburt sind völlig normal – stell sie dir als starke Periode vor.

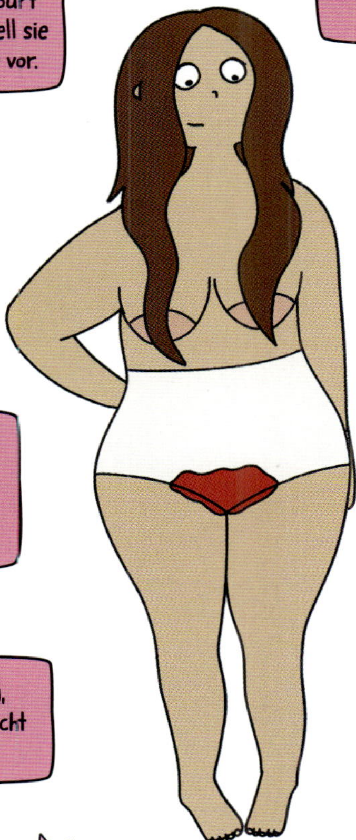

Bist du unsicher, sprich mit jemandem – keine Angst vor dem Anruf!

Stocke deine DICKEN Binden zum Waschen oder Wegwerfen auf.

Keine Tampons.

Beim Stillen wird sich deine Gebärmutter zusammenziehen (daher: mehr Blut).

Stecke Tücher und Binden für Notfälle in die Babytasche.

Das ist lästig, dauert aber nicht ewig!

Pflege der Kaiserschnittnarbe

Du hast eine große Bauchoperation durchgestanden. Nimm das nicht auf die leichte Schulter. Es ist wichtig, dass du auf dich und deine Narbe achtest!

Weite Kleider oder Hosen mit weitem, weichem Bund sind ein Muss!

Leg dir ein Kissen ins Auto, um deine Narbe vor dem Sicherheitsgurt zu schützen.

RUH DICH AUS! Du hattest gerade eine große Operation.

Grüner Tee und Pfefferminztee befreien von Blähungen.

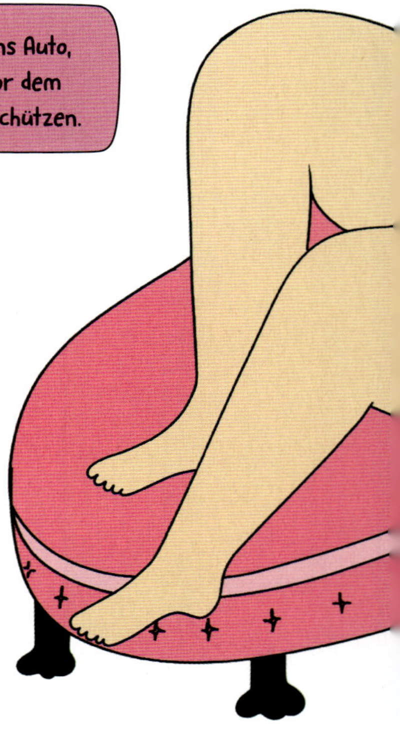

Dein Körper hat viel durchgemacht. Blättere auf S. 16, um dich in Selbstakzeptanz zu üben.

Lass möglichst viel Luft an die Narbe. Zeige zu Hause ruhig ein wenig nackte Haut.

Schlafe leicht aufrecht auf einem Schwangerschaftskissen, das erleichtert das nächtliche Aufstehen zum Füttern.

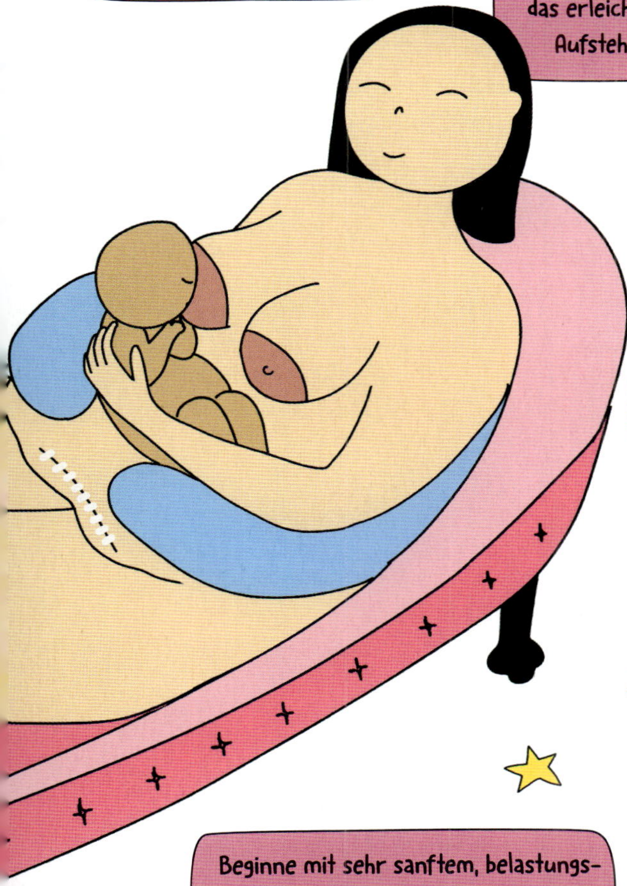

Probiere verschiedene Stillpositionen aus, z. B. die Football-Haltung oder Stillen im Liegen.

Bittersalzbäder lindern!

Achte auf Anzeichen einer Infektion und hole ärztlichen Rat ein, wenn du unsicher bist.

Narbenmassage!

Beginne mit sehr sanftem, belastungsarmem Sport, sobald du bereit bist. Das Beste und Einfachste sind Spaziergänge.

Wasche die Narbe täglich, tupfe sie trocken und benutze ab Woche 6 Narbencreme.

Geburtstrauma

Ein Geburtstrauma zu bewältigen ist schwer. Du trägst keine Schuld daran, und es ist okay, wenn du wegen der Geburt sehr emotional bist. Auch in der Dunkelheit ist Licht, du stehst es durch!

Über 45 % der Frauen erleben irgendeine Form von Geburtstrauma. Dieses kann sich unterschiedlich und unter verschiedenen Umständen zeigen. Ob es ein Erlebnis war, das deiner Kontrolle entglitten war, oder ob deine Traumgeburt nicht der Realität entsprach – ein Geburtstrauma kann tiefe emotionale Wunden hinterlassen. Möglicherweise fühlst du dich verloren, überfordert oder wie von deinem Körper und der Gegenwart getrennt. Vielleicht hast du aufgrund unvorhersehbarer Umstände den kostbaren ersten Moment mit deinem Baby verpasst. Es ist wichtig zu wissen, dass sich die Emotionen rund um die Geburt unseres Babys nachhaltig auf unser tägliches Befinden auswirken können.

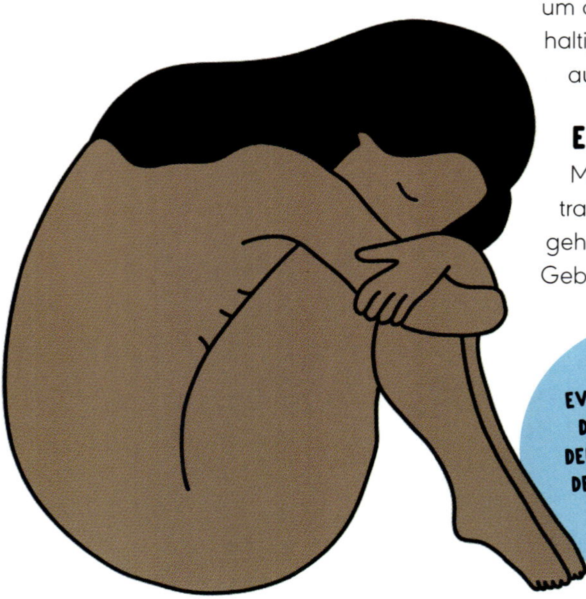

Ein Geburtstrauma verstehen

Meistens entsteht ein Geburtstrauma durch das Gefühl, nicht gehört zu werden oder während der Geburt die Kontrolle zu verlieren. Das Gefühl kann bleiben und dein Wohlbefinden und deinen Umgang mit dem Baby und anderen Menschen beeinträchtigen.

EVENTUELL FÜHLST DU DICH WIE VON DEINEM KÖRPER UND DEINER GEGENWART GETRENNT.

Mach dir deine Gefühle bewusst, praktiziere Selbstmitgefühl und hole bei Bedarf Hilfe.

Techniken zur Bewältigung

1. Selbstmitgefühl Beginne damit, für dich selbst genauso viel Mitgefühl und Liebe zu spüren wie du deiner besten Freundin entgegenbringen würdest. Erlaube dir, darüber zu trauern, dass die Geburt anders verlaufen ist, als du sie dir vorgestellt hattest.

2. Achtsamkeit Übe, im Augenblick präsent zu sein. Verbinde dich durch Achtsamkeitsübungen wieder mit deinem Körper und deinen Gefühlen. Das kann dir helfen, das Trauma zu verarbeiten und loszulassen.

3. Tagebuch schreiben Das Aufschreiben deiner Gedanken und Gefühle kann unglaublich therapeutisch sein. Ein Tagebuch ist ein sicherer Raum, um deine Gefühle zu verarbeiten.

4. Atem- und Entspannungstechniken Tiefenatmung und Entspannungstechniken können helfen, Angst und Stress zu bewältigen.

Hilfe suchen

Wenn ein Geburtstrauma dein emotionales Wohlbefinden stark beeinträchtigt, solltest du unbedingt Hilfe in Anspruch nehmen. Scheue dich nicht davor: Es zeugt von deiner Stärke.

1. Sprich mit Profis Eine Therapie bietet dir einen geschützten Raum für die Analyse und Heilung deines Traumas. Du kannst dort Bewältigungsstrategien lernen, die auf dich zugeschnitten sind.

2. Selbsthilfegruppe Vielleicht möchtest du dich einer Selbsthilfegruppe für Frauen anschließen, die Ähnliches erlebt haben. Dort tauscht ihr eure Erfahrungen aus. Es kann unglaublich tröstlich sein zu wissen, dass andere ähnliche Erlebnisse hatten.

3. Beistand von Nahestehenden Lass dich auch von deiner Familie emotional unterstützen. Teile dein Befinden mit Menschen, denen du vertraust.

Ein Geburtstrauma zu bewältigen braucht Mitgefühl, Geduld und manchmal professionelle Unterstützung. Indem du dir deine Gefühle bewusst machst, dich in Selbstmitgefühl übst und bei Bedarf Hilfe suchst, findest du wieder zu innerer Stärke und Resilienz zurück. Denk dran: Du bist nicht allein.

SO WAR'S BEI MIR

»Es ist eine emotionale Achterbahnfahrt. Ich fand aber heraus, dass niedrige Erwartungen und Atemtechniken mir halfen, meine Gefühle in den Griff zu kriegen.«

Hormone und Emotionen

Was ansteigt, muss auch wieder sinken. Lies hier, was dich erwartet, wenn die hohen Hormonspiegel nach der Geburt crashen.

Die Geburt deines süßen Wonneproppens ist sicher einer der tollsten Momente deines Lebens. Egal, wie lange die Wehen dauern und wann du entbindest – ja, sogar um 3 Uhr morgens spürst du vermutlich ein unbeschreibliches Hochgefühl, wenn du dein Baby erstmals siehst oder kurz danach. Doch dieser Hormonrausch flaut in den nächsten Tagen wieder ab. Denn Folgendes passiert:

Progesteron und Östrogen sinken, sobald das Baby und die Plazenta geboren sind.

Oxytocin steigt unmittelbar nach der Geburt an, um den anfänglichen Abfall von Progesteron und Östrogen auszugleichen. Dieses Hormon sorgt für einen ausgeprägten Mutterinstinkt. Trotzdem kann bald der »Babyblues« kommen, weil das Oxytocin allmählich zurückgeht.

Prolaktin steigt, um die Produktion der Muttermilch anzuregen (lies auf S. 200 mehr über das Stillen).

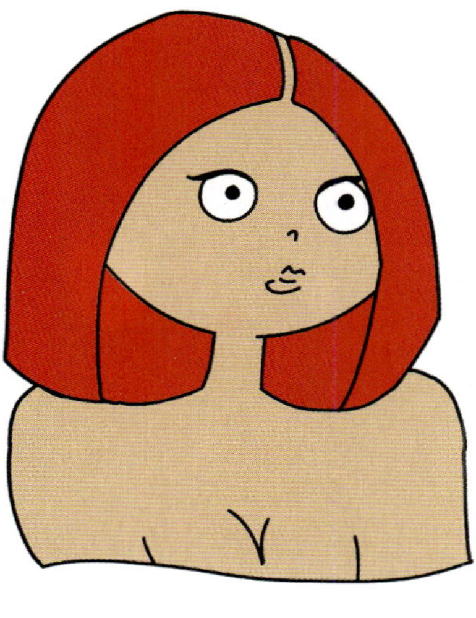

In den nächsten Wochen wirst du feststellen, dass jede Menge Emotionen, Schlafmangel und Adrenalin durch deine Adern fließen. Wenn du die Sechs-Wochen-Marke erreichst, beginnen die positiven Hormone zu schwinden – das kann sich in deinen Gefühlen bemerkbar machen. Behalte sie im Auge und suche bei Bedarf Hilfe.

Augen auf Etwa sechs Wochen nach der Geburt können die ersten Symptome einer postpartalen Depression auftreten, da die positiven Hormone nach der Geburt abklingen. Achte auf Folgendes: Du willst nicht duschen oder auf Hygiene achten; du hast Angst davor, dein Baby bei jemand anderem zu lassen; du kannst nicht richtig schlafen, weil du ständig nach deinem Baby schauen musst; und du hast keine Lust auf Alltagsaufgaben.

Den Hormonabfall auffangen

Ausgewogen ernähren Gute Ernährung reguliert den Hormonhaushalt. Iss Nahrungsmittel, die nährstoffreich sind, und solche, die die Hormone ausgleichen, wie Fisch und Leinsamen, die Omega-3-Fettsäuren enthalten.

Hydriert bleiben Trinke ausreichend, um die Hormone im Gleichgewicht zu halten – Wasser zu trinken unterstützt deine natürlichen Körperfunktionen.

Sanfter Sport Während du es dir in den ersten Wochen mit dem Baby gemütlich machst, bewege dich auch regelmäßig.

Nahrungsergänzung Spezielle Ergänzungsmittel für das Wochenbett oder deine Plazenta-Pillen gleichen deine Hormone und deine Stimmung aus.

Auf S. 75 kannst du noch mal nachlesen, was all diese Hormone bewirken.

Etwa sechs Wochen nach der Geburt kann eine Depression auftreten.

Erfolge feiern

Junge Mutter zu sein ist schwer. Senke deine Erwartungen, feiere deine Erfolge und hake ab, was du geschafft hast. Du bist affengeil!

- ☐ Habe geduscht – juhuu!
- ☐ Habe mich angezogen.
- ☐ Erster Spaziergang im Park
- ☐ Erstmals was unternommen
- ☐ Erste Autofahrt
- ☐ In der Öffentlichkeit gestillt
- ☐ Mit meinem Baby gespielt
- ☐ Mich bewusst gut gefühlt
- ☐ Heißen Tee getrunken
- ☐ Meine erste Mutter-Baby-Gruppe besucht
- ☐ Eine Freundin getroffen
- ☐ Habe mir Hilfe geholt
- ☐ Mich nicht unter Druck gesetzt
- ☐ Ein paar Erfolge aufgeschrieben

Es ist normal, wenn du ängstlich und besorgt bist und unter dem Babyblues leidest. Denk an deine Geburtsvorbereitung zurück und nutze die Atemtechniken, die du gelernt hast. Sie können dich sofort sehr effektiv beruhigen. Wenn du dich überfordert fühlst, gib dein Baby in sichere Obhut und gewinne etwas Abstand. Spielst du mit dem Gedanken, dir oder dem Baby etwas anzutun oder bist du um jemanden besorgt, rufe jetzt sofort eine psychologische Beratungsstelle an oder bitte eine Person deines Vertrauens, dir bei dem Anruf zu helfen.

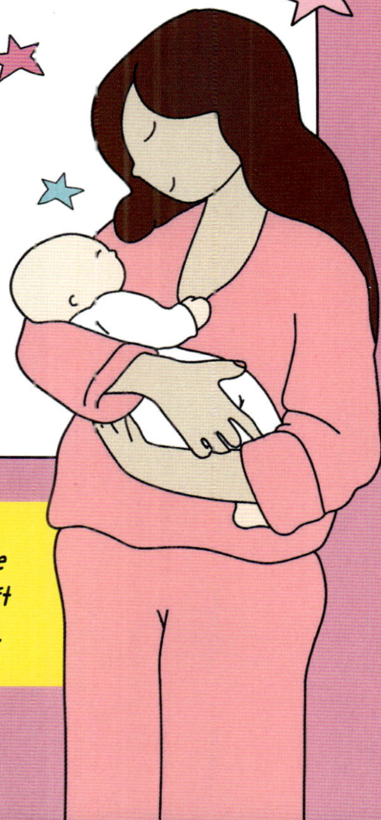

Tipp: *Schreibe abends vor dem Schlafengehen eine kleine Liste mit allen »Erfolgen« des Tages. Das hilft dir, positiv zu bleiben und den Blues zu bekämpfen.*

Bonding zwischen Mutter & Baby

Der Aufbau einer sicheren Bindung zwischen dir und deinem Baby ist äußerst wichtig – für euch beide und auch für die Gehirnentwicklung deines Babys.

Bonding nach der Geburt

Die tiefe und wunderschöne Bindung zwischen einer Mutter und ihrem Baby beginnt in dem Moment, in dem der winzige Herzschlag entdeckt wird. Sie endet nicht mit der Geburt, sondern beginnt dann erst richtig. Schauen wir uns mal an, wie sich diese Bindung durch kleine, aber wichtige Dinge festigt. Nicht jede Mutter empfindet Liebe auf den ersten Blick, wie es oft als Norm gilt. So oder so ist es in Ordnung. Manchmal braucht man Zeit. Bei Charlie habe ich die Liebe sofort gefühlt, aber bei George war alles etwas verschwommen. Ich spürte nicht dieselbe Aufregung und Freude, erst ein paar Wochen später hat es bei mir Klick gemacht.

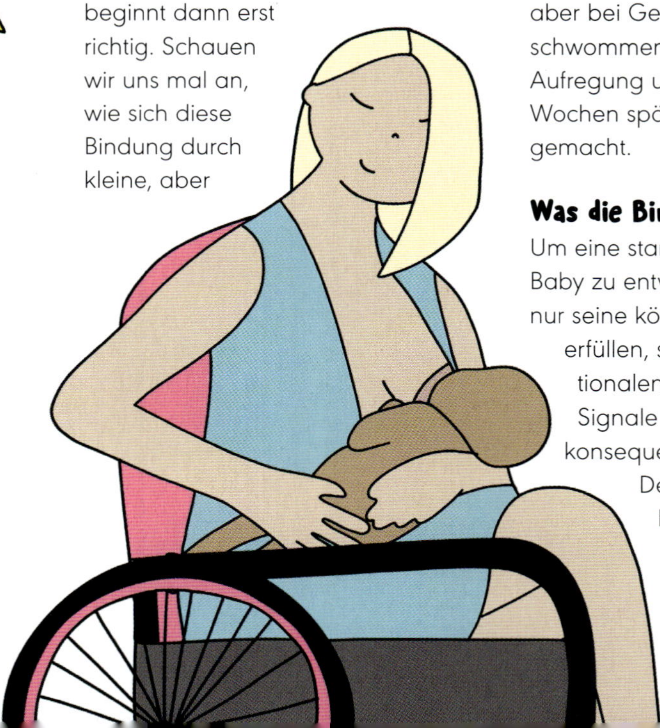

Was die Bindung stärkt

Um eine starke Bindung zu deinem Baby zu entwickeln, musst du nicht nur seine körperlichen Bedürfnisse erfüllen, sondern auch die emotionalen. Reagierst du auf die Signale deines Babys prompt und konsequent, fühlt es sich sicher. Dein Baby lernt, dass seine Bedürfnisse erfüllt werden, was sein Vertrauen stärkt.

Bonding durch Tragen des Babys

Babys nahe am Herzen zu tragen ist eine uralte Praxis von unschätzbarem Wert. Es bietet deinem Kind Komfort und Sicherheit, und zugleich kannst du deinen täglichen Aktivitäten nachgehen. Egal ob Tragetuch oder Trage, euer Körperkontakt stärkt die Bindung zwischen dir und dem Baby, indem es durch deine Perspektive mit der Welt in Kontakt kommt. Genial ist nicht nur, dass du die Hände frei hast, sondern es bringt viele weitere Vorteile mit sich. Hier ist meine Anleitung, damit du es genauso genießen kannst wie ich.

Kleine, aber wichtige Dinge festigen die Bindung zu deinem Baby.

Das Baby tragen – Vorteile

- Hilft Wirbelsäulen- und Schädeldeformationen zu vermeiden.
- Beug- Flachkopfsyndrom vor
- Unterstützt das Stillen
- Babys können ihre physiologischen Funktionen (Atmung, Herzfrequenz, Temperatur) besser regulieren
- Du hast beide Hände frei

Tipps

- Nimm eine weiche, strukturierte Babytrage
- Babys Luftwege sollten frei sein
- Prüfe die Trage regelmäßig auf Beschädigung oder Abnutzung
- Baby sollte aufrecht sitzen

Ziehe den Stoff bis zu Babys Knien, um einen Sitz zu formen, der die Hüfte richtig hält.

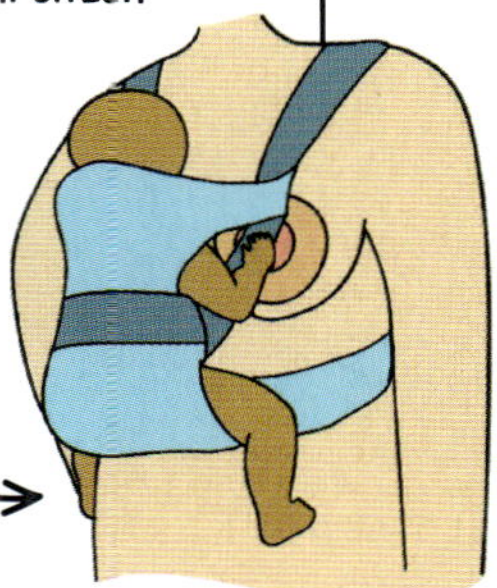

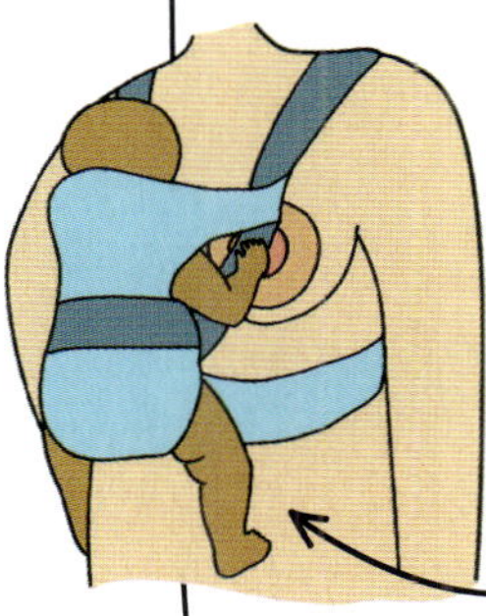

Babys Hüften stehen falsch. So wirkt Kraft auf das Hüftgelenk ein, die Hüftdysplasie verursachen kann.

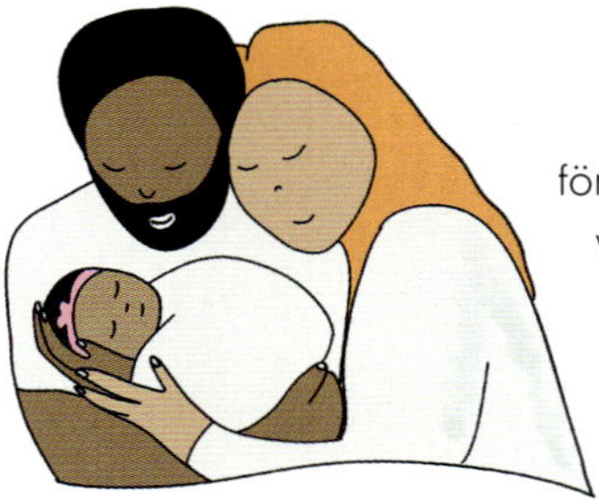

Aktivitäten, die die Bindung stärken

1. Massage Sanfte Babymassage entspannt dein Baby und stärkt eure körperliche Verbindung. Sie ist eine hervorragende Möglichkeit, dich dem Baby voll und ganz zu widmen.

2. Vorlesen Durch Vorlesen kannst du dein Baby auf wunderbare Weise in die Welt der Worte und Geschichten einführen und beruhigen, selbst wenn es noch sehr klein ist.

3. Singen und sprechen Deine Stimme ist für dein Baby eine Quelle des Trostes. Wenn du deinem Baby Schlaflieder vorsingst oder einfach nur mit ihm sprichst, wird es mit deiner Stimme vertraut, und du stärkst eure emotionale Bindung.

4. Spielen Altersgerechte Spielaktivitäten, wie z. B. Guck-Guck, Spielen in Bauchlage oder mit Kuscheltieren, fördern nicht nur die Entwicklung deines Babys, sondern vertiefen auch eure Bindung durch gemeinsame Erlebnisse.

Eine sichere Bindung fördern

Der Aufbau einer sicheren Bindung ist ein fortlaufender Prozess, der Liebe, Geduld und Konsequenz erfordert. Hier sind einige Tipps:

- **Geh auf dein Baby ein** Reagiere prompt und einfühlsam auf dein Baby. Dann fühlt es sich geborgen und verstanden.
- **Vertraue deinem Instinkt** Eltern kennen ihr Baby am besten. Vertraue deinem Instinkt und festige eure einzigartige Bindung.
- **Selbstfürsorge** Vergiss dich selbst nicht! Ein ausgeruhter und ausgeglichener Elternteil geht besser auf die Bedürfnisse seines Babys ein.

Kleine Dinge, die zählen

Oft sind es die kleinen Gesten, die die größte Wirkung entfalten. Lächeln, Kuscheln und Blickkontakt beim Füttern oder Wickeln schaffen für dein Baby eine liebevolle Umgebung und Geborgenheit.

Die Mutterschaft ist eine Reise, geprägt von Liebe, Freude und Verbundenheit. Indem du dich auf Bonding, Nähe, anregende Aktivitäten und kleine, aber wichtige Gesten fokussierst, schaffst du ein Fundament aus Liebe und Geborgenheit, das die Entwicklung deines Kindes begleitet und eure Bindung für die kommenden Jahre stärkt. Genieße jeden Moment dieser bemerkenswerten Reise.

»Braves« Baby

Das Bild vom »braven Baby« ist ein gesellschaftliches Problem, das enormen Druck erzeugt, wie ein Baby zu sein hat.

Okay, lass uns über den berüchtigten Mythos des »braven Babys« sprechen. Bei diesem Ausdruck rollen sich mir die Fußnägel hoch. Er bringt mich echt auf die Palme, denn überall begegnet man ihm! Aber die Wahrheit ist: So etwas wie ein »ungezogenes« oder »manipulatives« Baby gibt es nicht! Babys sind die Reinheit und Unschuld in Person und unfähig zur Manipulation.

Wenn ein Baby weint, grunzt oder andere Geräusche macht, sendet es uns ein Signal, eine Botschaft, die unsere Aufmerksamkeit erfordert. Denken wir mal an den Schlaf. Stell dir vor, dass man von einem Baby erwartet, dass es die ganze Nacht durchschläft, ohne zu trinken oder Zuwendung zu bekommen. Wann hast du es das letzte Mal geschafft, 12 Stunden durchzuschlafen, ohne dich hin- und herzuwälzen oder einen Schluck Wasser zu trinken? So gut wie nie, oder?

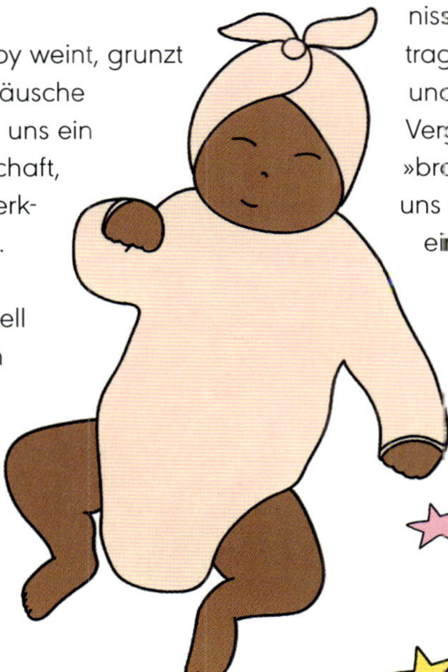

Glaube mir, jedes Baby ist so einzigartig wie eine Schneeflocke, und sein Verhalten wird durch viele, viele Faktoren beeinflusst. Der Geburtsverlauf, die individuellen Bedürfnisse und seine Umgebung tragen dazu bei, wer es ist und wie es sich ausdrückt. Vergessen wir also das »brave Baby« und erfreuen uns an diesem wundervollen, einzigartigen Wesen!

DENK DRAN

Verliere dich nicht im Dschungel dessen, was »man sollte« und »müsste« – folge den Bedürfnissen deines Babys, und ihr werdet eure Bindung spüren.

Baby verstehen

Die Signale eines Neugeborenen können verunsichern, widersprüchlich scheinen oder einfach etwas verwirren. Hier kommen Tipps, um sie zu verstehen! Dies sind meine absoluten Favoriten.

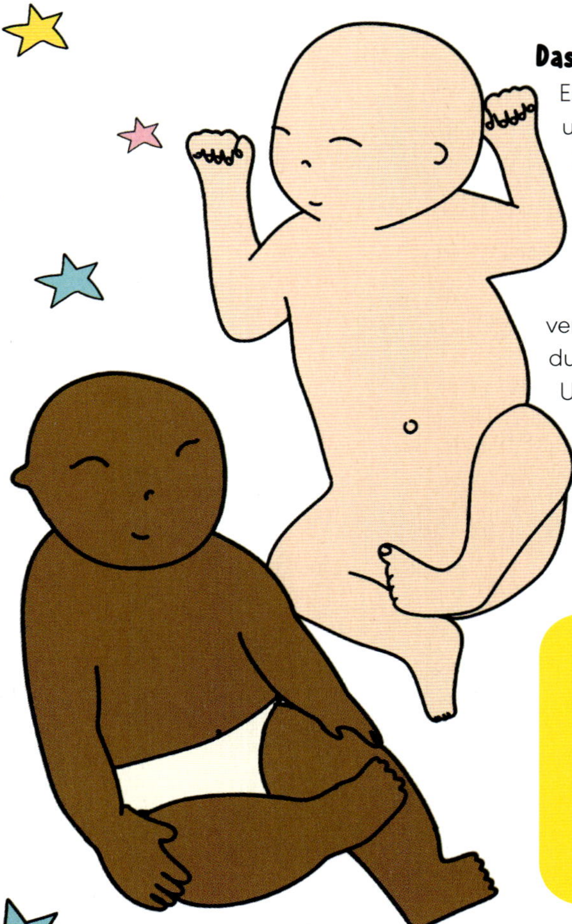

Das Baby füttern

Es ist normal, wenn dein Baby unregelmäßig trinkt. Ein fester Zeitplan mit drei Stunden Pause zwischen den Mahlzeiten kann problematisch sein. Fütterst du dein Baby nach Bedarf, berücksichtigst du, dass es wächst, sich verändert und sein Bedarf individuell ist. Das kann anfangs wegen Unregelmäßigkeit, mehrmaligem Füttern in Folge und häufigem An- und Ablegen schwierig sein. Doch dein Baby wird seinen Rhythmus finden.

Tipp: *Gib deinem Baby in den ersten sechs Wochen möglichst noch keinen Schnuller, da er die natürlichen Trinksignale stören kann. Möchtest du ihm dennoch einen anbieten, füttere dein Baby zuvor.*

HUNGERSIGNALE

Hier sind ein paar Signale, die dein Baby dir eventuell gibt.

Frühe Signale (Langsam werde ich hungrig.)

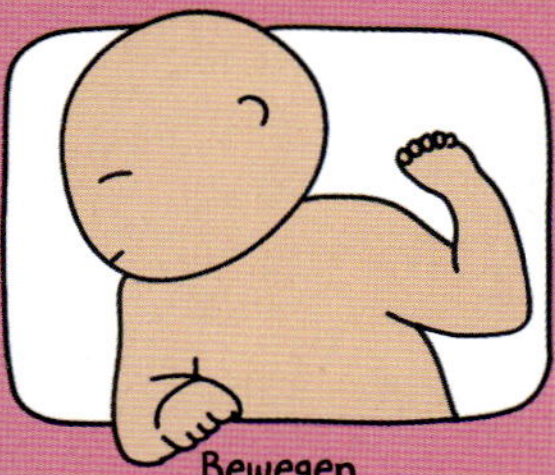
Bewegen

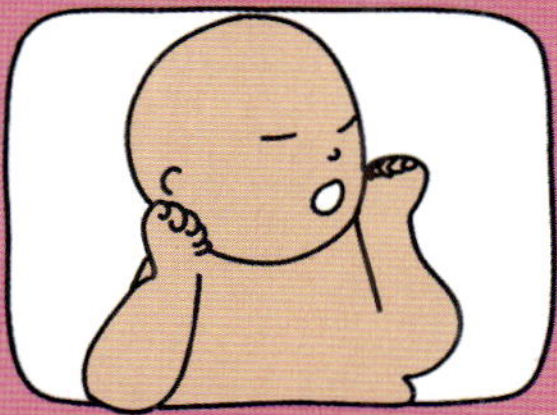
Mund öffnen

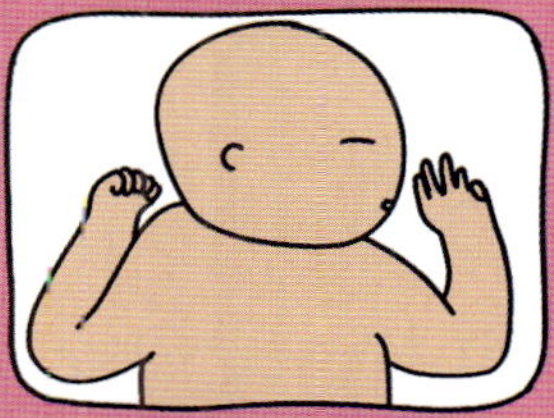
Kopf drehen/suchen

Mittlere Signale (Jetzt habe ich echt Hunger.)

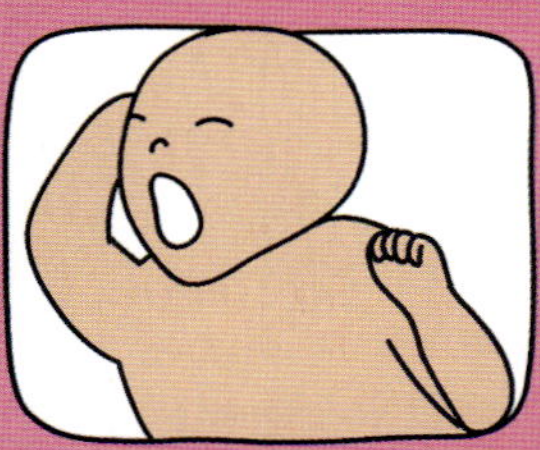
Dehnen

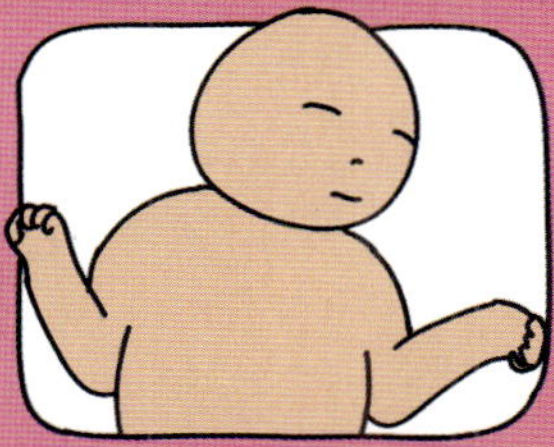
Verstärktes Bewegen

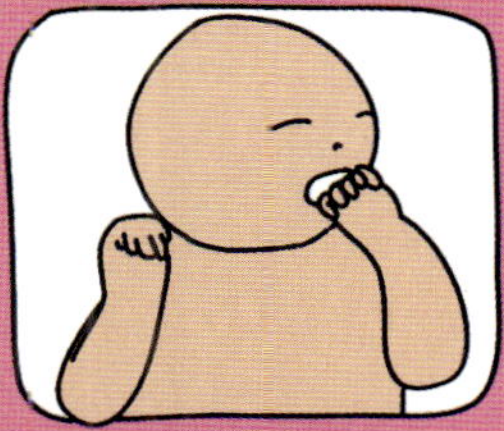
Hand in den Mund

Späte Signale (Beruhige mich und füttere mich SOFORT)

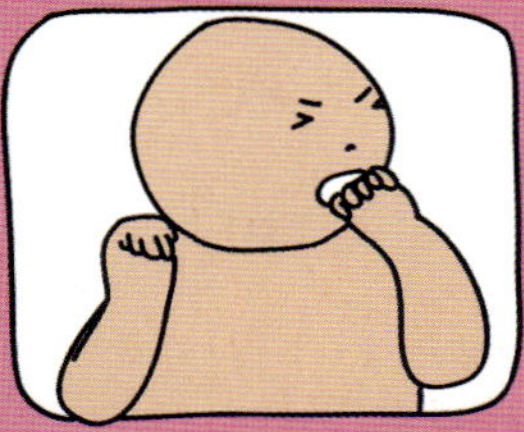
Schreien

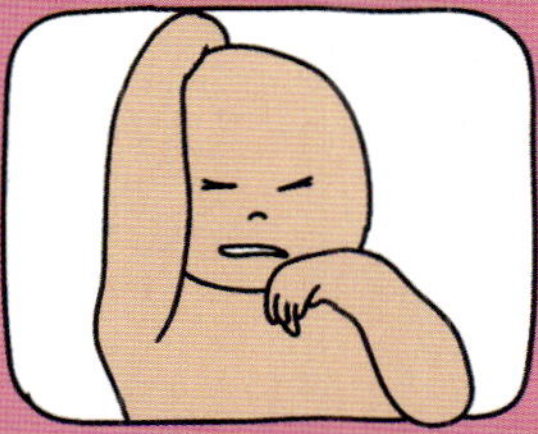
Aufgeregte Bewegungen

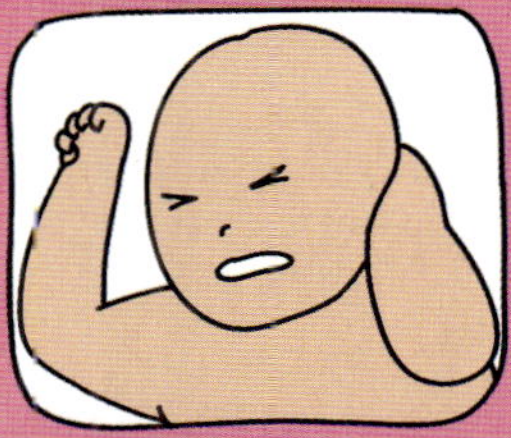
Rot anlaufen

Zum Beruhigen: · Hautkontakt auf der Brust · Schmusen · Sprechen · Streicheln · »Schsch«

STUHL DES NEUGEBORENEN

Grün/schwarz (klebrig, teerartig)
Dies ist normal für den ersten Stuhl. Er wird Mekonium genannt und verändert sich in den ersten Tagen.

Senfgelb
Dies ist für ein gestilltes Baby normal. Der Stuhl ist locker und ein wenig flüssig.

Dunkelgelb
Wird Ersatzmilch gefüttert, ist der Stuhl oft etwas dunkler und fester.

Schaumig grün
Dies kann auftreten, wenn Babys häufig mit beiden Brüsten gestillt werden. Gib eine Brust, bis sie leer ist, bevor du wechselst. Kann auch ein Zeichen für eine Allergie sein.

Dunkelgrün
Manchmal bei Babys, die Säuglingsmilch bekommen aufgrund des enthaltenen Eisens. Es besteht kein Grund zur Sorge.

Grün/braun
Bei der Einführung fester Nahrung ist dies eine von vielen Farben, die der Stuhl deines Babys nun haben kann.

Orange
Ein weiteres Beispiel dafür, wie vielfältig feste Nahrung den Stuhl des Babys färben kann.

Braun
Wenn das Baby älter wird, ähnelt sein Stuhl mehr dem Erwachsener.

Suche in folgenden Fällen unbedingt deinen Arzt oder deine Ärztin auf und nimm eine volle Windel mit:

Rot Blut im Stuhl kann von Verstopfung, blutenden Brustwarzen der Mutter oder etwas Ernsterem kommen. Ein Mädchen kann eine »falsche Periode« haben, wenn die mütterlichen Hormone ausgeschieden werden.

Kalkweiß Weißer oder grauer Stuhl ist nicht normal und kann Leberprobleme bedeuten.

Schwarz Der Stuhl des Babys sollte nur in den ersten Tagen schwarz oder grün sein. Danach kann er auf ein ernsteres Problem hindeuten.

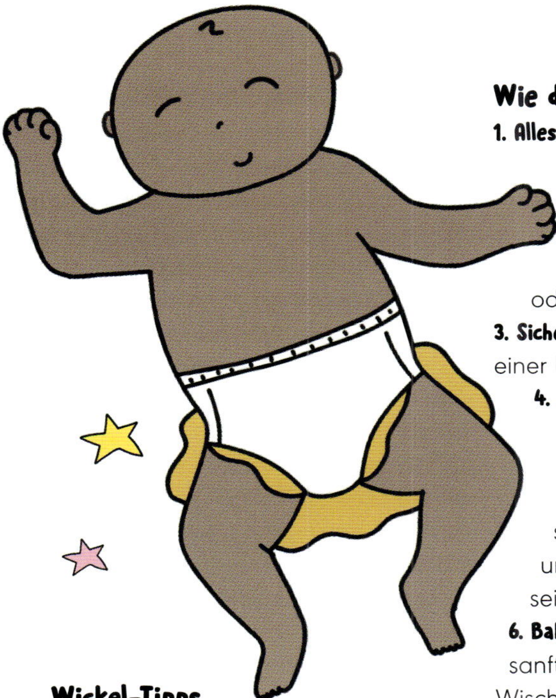

Wie du die Windel wechselst

1. Alles bereitlegen Halte eine saubere Windel, Tücher und eine Wickelauflage bereit.

2. Das Baby ablegen Lege dein Baby auf die Wickelauflage oder eine saubere, glatte Fläche.

3. Sicherheit Halte dein Baby stets mit einer Hand fest, damit es nicht rollt.

4. Die alte Windel öffnen Säubere Babys Po zuerst mit Tüchern und lege die Windel zusammen.

5. Beine heben Hebe Babys Beine sanft an den Fußgelenken an, und ziehe die schmutzige Windel seitlich weg.

6. Baby säubern Reinige Babys Po sanft, aber gründlich mit Tüchern. Wische von vorne nach hinten.

7. Die saubere Windel unterlegen Schiebe die saubere Windel unter das Baby. Die Verschlüsse liegen hinten.

8. Fest verschließen Klappe die Vorderseite hoch und verschließe die Windel.

9. Müll entsorgen Sichere das Baby, und entsorge Windel und Tücher.

10. Hände waschen Säubere dir die Hände gründlich.

Wickel-Tipps

Farbanzeige Du bist unsicher, ob das Baby schon gewickelt werden muss? Windeln mit einem Streifen, der die Feuchtigkeit anzeigt, helfen dir.

Nächste Größe Wenn die Windel ständig ausläuft, probiere die nächste Größe. Vielleicht kann das zusätzliche Volumen Unglücke verhindern.

Von vorne nach hinten Wische immer von vorne nach hinten, um Infektionen zu verhindern, insbesondere bei einem Mädchen.

Kleine Vorräte Lege dir etwas Wickelzeug in alle Räume, die du häufig nutzt. Das spart dir Wege!

Sanft säubern Feuchttücher sind gut, aber ein warmes, nasses Tuch schont die Haut und beugt Ausschlägen vor.

DENK DRAN

Übung macht den Meister. Das Wickeln wird von Mal zu Mal schneller gehen.

DER SCHLAF DES BABYS

Zunächst einmal: Jeder, der dir sagt, dass Neugeborene nachts durchschlafen sollten, züchtet vermutlich auch Einhörner oder hat keine Ahnung vom menschlichen zirkadianen Rhythmus! Genau wie wir wachen Babys aus bestimmten Gründen auf, etwa weil sie Hunger, Durst oder Stuhlgang haben oder Trost brauchen.

Für sicheres Bonding wünschen sich Babys die Nähe ihrer Mutter. Lass dein Baby mindestens sechs Monate oder sogar ein Jahr lang bei dir im Zimmer schlafen. Und wenn ihr damit glücklich seid, sogar länger.

Tipp: *Regeln für den sicheren Babyschlaf findest du u. a. unter kindergesundheit-info.de.*

Magischer Neugeborenenschlaf

Babys sind erstaunliche kleine Schläfer, aber sie haben ihre eigenen Regeln. Denk dran, dass jedes Baby einzigartig ist – was für eines funktioniert, gilt für ein anderes vielleicht nicht. Ein paar Grundregeln sind:

Übliche Wachfenster (bis zu 12 Wochen)

0–2 Wochen Dein Neugeborenes schläft die meiste Zeit und wacht alle 2–3 Stunden zum Füttern auf.
2–6 Wochen Vielleicht ist das Baby zwischen den Schläfchen etwas länger wach, aber es macht trotzdem tagsüber und nachts mehrere kurze Schläfchen. Halte durch; das ist normal!
6–12 Wochen Manche Babys entwickeln allmählich eine Routine. Sie können zwischen den Schläfchen 45 Minuten bis 1½ Stunden wach bleiben.

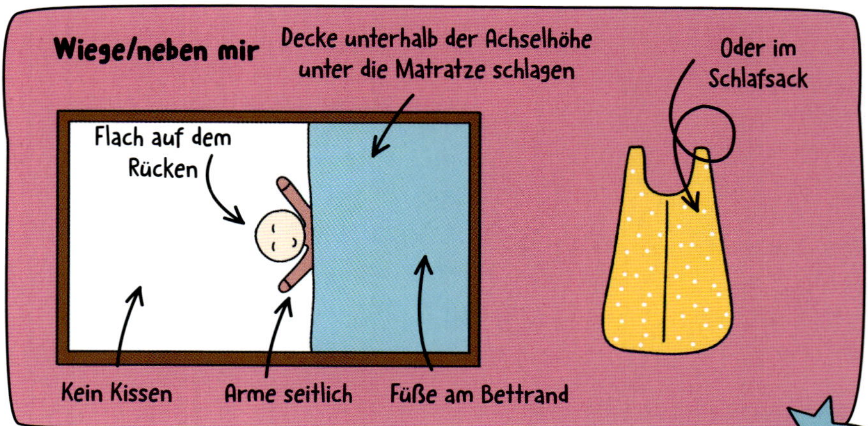
Wiege/neben mir
Decke unterhalb der Achselhöhe unter die Matratze schlagen
Oder im Schlafsack
Flach auf dem Rücken
Kein Kissen
Arme seitlich
Füße am Bettrand

Akzeptiere Rückschritte

Um den 4. Monat herum machen viele Babys im Hinblick auf den Schlaf Rückschritte. Eine kleine Wendung in der Geschichte! In dieser Zeit können sie häufiger aufwachen oder Einschlafprobleme haben. Aber keine Sorge – das ist ein wunderbares Zeichen für ihr Wachstum und ihre Entwicklung.

Tipps für friedlichen Schlaf

1. Gemütliche Schlafumgebung Ein dunkler, ruhiger und angenehm kühler Raum ist ideal. Sanftes Rauschen wirkt Wunder.

2. Pucken oder Schlafsack Manche Babys fühlen sich fest eingewickelt wohl, andere lieben die Freiheit im Schlafsack.

3. Folge den Signalen Achte auf Schlafsignale: Bei Gähnen, Augen reiben und Fahrigkeit ist es Schlafenszeit.

4. Beruhigende Bettroutine Ein beruhigendes Bad, ein Schlaflied oder ein schönes Buch können dem Baby signalisieren, dass eine Ruhezeit kommt.

5. Arbeit teilen Bitte den Partner, Freunde und Familie um Hilfe. Ausgeruhte Eltern sind glückliche Eltern.

DENK DRAN

Dein Baby wird einen Schlafrhythmus finden. Nimm den Weg dorthin an, tausche dich mit anderen Eltern aus, und sei stolz auf deinen Einsatz.

Wenn dein Baby bei dir im Bett schläft:

- Lass keine Haustiere oder anderen Kinder ins Bett.
- Lege dein Baby immer auf den Rücken und lass es nie unbeaufsichtigt.
- Das Baby darf nicht aus dem Bett fallen oder sich zwischen Matratze und Wand einklemmen können.
- Schlaft nicht gemeinsam auf dem Sofa/im Sessel.
- Halte Kissen, Laken und Decken vom Baby fern.
- Lege das Baby zum Schlafen in ein eigenes Bett, wenn du getrunken oder geraucht hast.

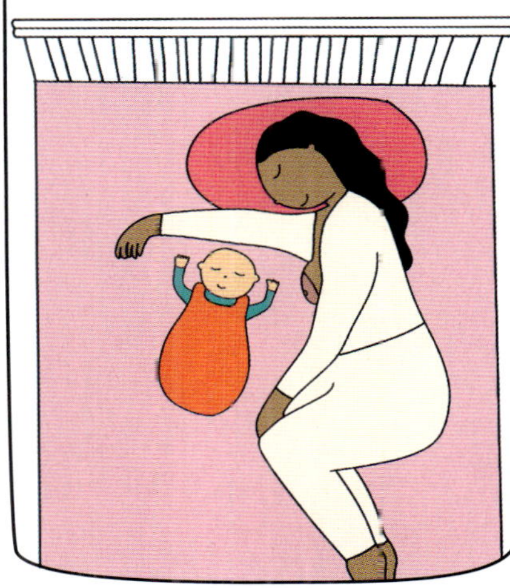

ROUTINEN UND REINLICHKEIT

In den ersten Tagen sind Versuche, Routinen einzuführen, oft vergeblich. Worte von Freunden oder Familie wie: »Also, ich habe immer ...« können einen da schnell auf die Palme bringen. Denk dran: Du selbst weißt am besten, was für dein Baby gut ist, und auch wenn etwas Routine hilfreich sein könnte, ändert sich anfangs ständig alles!

Babys Nabelschnur

Die Nabelschnur trocknet in den nächsten Tagen aus und kann seltsam aussehen. Bis sie von allein abfällt, muss man sie trocken und sauber halten. Ich benutze dafür Kolostrum, Muttermilch, und ein Wattestäbchen. Hebe die Nabelschnur an, und trage die Milch oder sauberes Wasser auf. Lass den Bereich an der Luft trocknen und verschließe ihn mit der Windel.

Das erste Bad

Warte mit Babys erstem Bad möglichst mindestens eine Woche. Erinnere dich an die wunderbare Käseschmiere und all ihre guten Bakterien! In dieser ersten Woche siedeln sich die guten Bakterien an und schützen dein Baby. Wenn du findest, dass es nun Zeit für ein Bad ist, nimm nur warmes Wasser, keine Waschprodukte, und weiche Wattepads, um in alle Falten zu gelangen. Bade das Baby nicht täglich, damit seine Haut nicht austrocknet, und nimm nur Wasser und Wattepads für die schwer zugänglichen Stellen wie Achselhöhlen und am Hals. Sie können wund werden, wenn sie nicht regelmäßig gereinigt werden. Lass auch sie an der Luft trocknen oder verwende ein Wattepad.

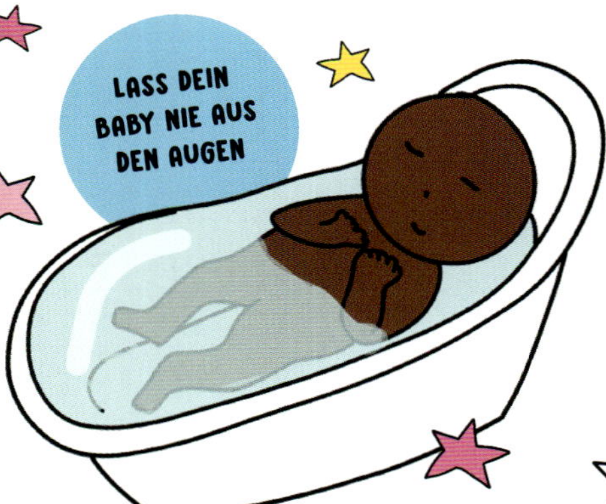

Neugeborene wachsen und ändern sich und ihre Bedürfnisse ständig.

Erwartungen senken

Routinen können eine schöne Sache sein. Doch Neugeborene wachsen und ändern sich und ihre Bedürfnisse ständig. Wenn dir also deine Routine um die Ohren fliegt, akzeptiere das Chaos und pass dich an, statt mit dem Kopf durch die Wand zu wollen. Auch das wird vorübergehen.

Babys Müdigkeitssignale

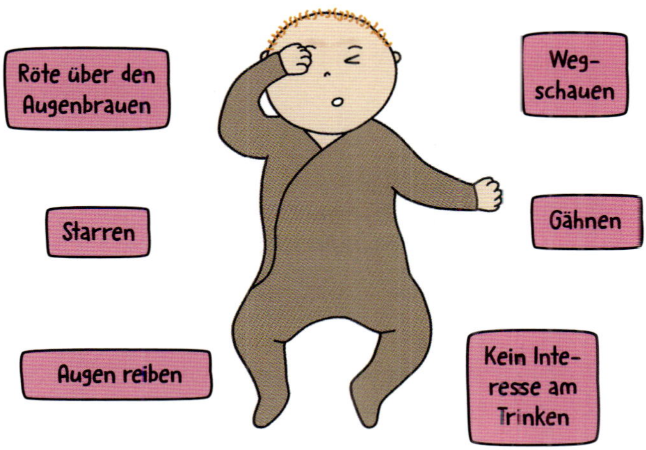
Röte über den Augenbrauen
Starren
Augen reiben
Weg-schauen
Gähnen
Kein Inte-resse am Trinken

SOS für ein übermüdetes Baby, das schreit

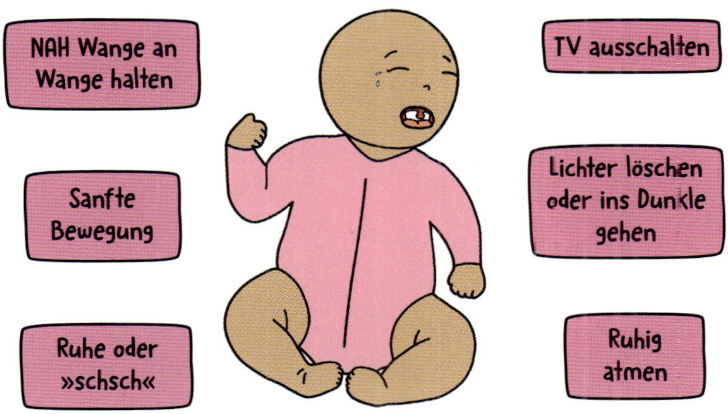

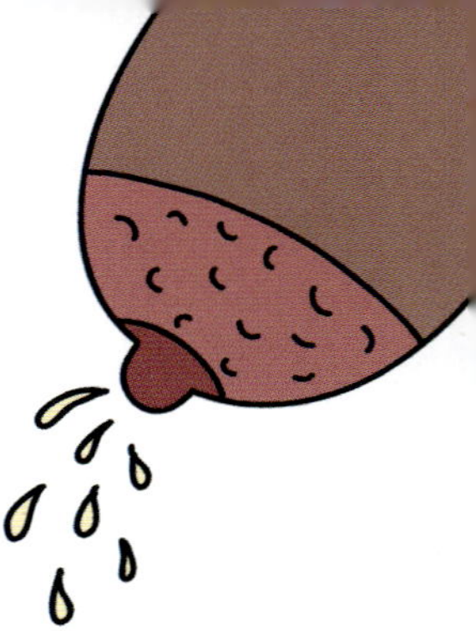

Stillen

Stillen hat so viele Vorteile, aber es ist nicht immer einfach oder möglich. Schauen wir uns an, wie du es hinbekommst.

Stillen ist mehr als nur Ernährung. Es erlaubt dir auf wunderbare Weise, dein kostbares Neugeborenes zu versorgen und eure Bindung zu stärken. Es bietet unglaubliche Vorteile für dein Kind und dich: von komplexer Immunität durch frische Muttermilch bis zu geringerem Risiko für Bluthochdruck, Diabetes und sogar bestimmte Krebsarten – Stillen ist ein Geschenk für Mutter und Kind. Ich habe mein erstes Kind zweieinhalb Jahre lang gestillt und stille nun, zum Zeitpunkt, da ich dieses Buch schreibe, mein zweites Kind seit sechs Monaten.

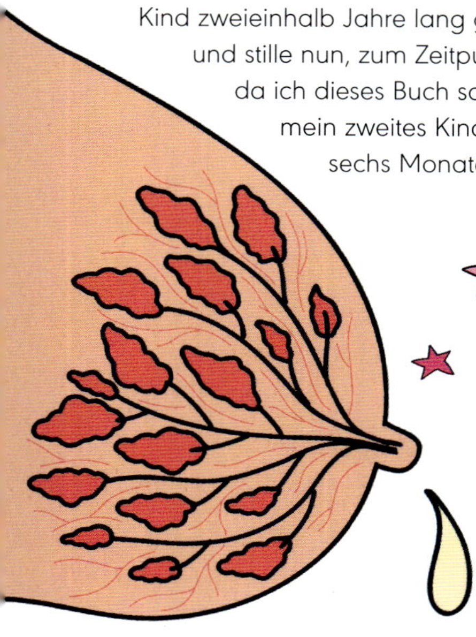

Beides war schwierig für mich, aber um nichts in der Welt würde ich darauf verzichten wollen. Ich bin glücklich und stolz, dass ich so lange stillen kann. Das heißt nicht, dass es für jede etwas ist, aber es hat verdammt viele Vorteile und nur sehr wenige Nachteile. Außerdem ist es umweltfreundlich, spart Geld und produziert wenig Abfall. Und, seien wir ehrlich, es ist superpraktisch, wenn dein Kleines unerwartet Hunger hat!

Herausforderungen

Stillen kann anfangs schwierig sein. Viele Mütter sehen sich mit Hürden konfrontiert, von Schmerzen bis hin zur Milchproduktion, sodass sie das Stillen oft schon nach wenigen Wochen reduzieren. Lass uns in die Details des Themas eintauchen, um dich mit dem Wissen

MUTTERMILCH ENTHÄLT 200 VERSCHIEDENE SUBSTANZEN UND VERÄNDERT SICH TÄGLICH, UM DEN BEDÜRFNISSEN DES BABYS GERECHT ZU WERDEN.

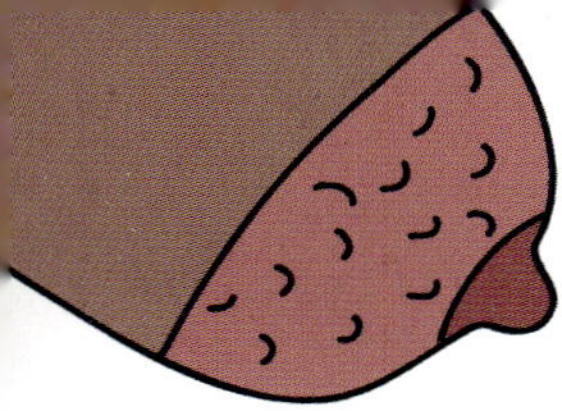

Wie eine Geheimsprache gibt der Speichel deines Babys Rückmeldung durch die Brustwarzen.

und der Unterstützung auszustatten, die du für eine informierte Entscheidung brauchst. Ganz gleich, ob du erstmals Mutter geworden bist oder einen Neuanfang wagen möchtest, wir lüften die Geheimnisse und verhelfen dir zum Stillen. Es ist an der Zeit, es in all seiner Schönheit und mit all seinen Vorteilen zu genießen!

Muttermilch und Baby

Die Neugeborenen-Wachstumstabellen können entmutigend sein, aber denk dran: Das Baby bekommt umso mehr Milch, je länger es an der Brust ist. Fütterst du bei Bedarf, produzieren die Brüste mehr Milch. Du kannst das Baby ausschließlich stillen. Ergänzt du Säuglingsnahrung, sinkt deine Milchproduktion. Lass dich beraten, bevor du dies tust, und entscheide so, wie es sich für dich gut anfühlt.

Magengröße des Neugeborenen

Es ist normal, dass ein Baby nach der Geburt abnimmt. Es ist auch normal, dass du nur winzige Mengen Milch produzierst. Vertraue bei Gesprächen darüber deinem Instinkt und glaube nicht, wenn jemand behauptet, deine Milch reiche nicht. Machst du dir deswegen Sorgen, empfehle ich dir eine Stillberaterin. Diese Frauen sind mit dem Stillen sehr erfahren. Zur Erinnerung: mehr Zeit an der Brust = mehr Muttermilch!

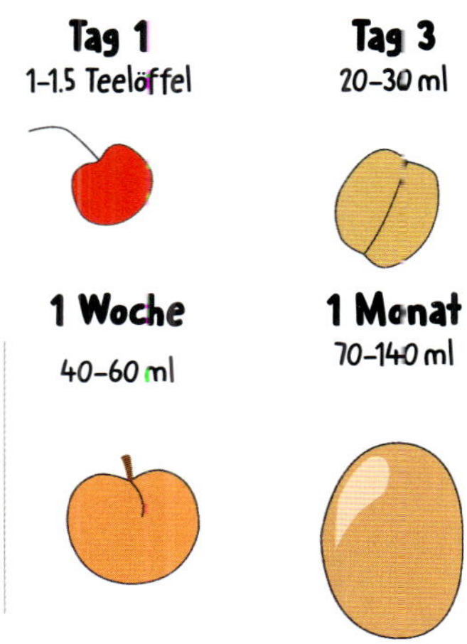

Baby richtig anlegen

Das Anlegen des Babys kann so schwierig erscheinen wie ein komplexes Tetris-Spiel! Wie gelingt das Stillen des Babys?

Zu kurzes Zungenband

Wenn sich dein Baby nicht richtig ansaugt und deine Brustwarzen schmerzen, Blasen bilden oder bluten, ist vielleicht Babys Zungenband verkürzt – die Zunge ist begrenzt beweglich. Das lässt sich leicht beheben. Hole dazu ärztlichen Rat ein.

Das Baby richtig anzulegen ist zwar entscheidend für erfolgreiches Stillen, aber es ist kein Weltuntergang, wenn es nicht sofort klappt. Nur nicht gleich das Handtuch werfen! Greife vorübergehend zu Hilfsmitteln wie Brusthütchen, bis es funktioniert.

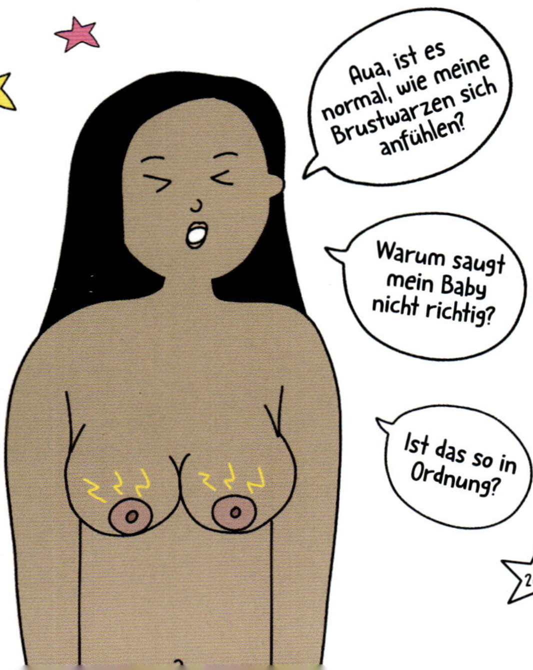

Stillfreundliche Umgebung

Suche dir eine ruhige Umgebung. Lehne dich an Kissen oder mach es dir anderweitig bequem. Lege dein Baby möglichst bei direktem Hautkontakt auf deine nackte Brust. Überlasse deinem Baby die Führung. Unterstütze dein Baby, aber versuche nichts zu erzwingen. Lass deine Brust natürlich hängen.

Brusthütchen

Also gut, räumen wir mit einigen Mythen über Brusthütchen auf. Diese kleinen Silikonwunder haben einen schlechten Ruf und gelten beim Stillen als letzter Ausweg oder sogar als No-Go. Dabei sind sie bei Stillproblemen tolle kleine Helfer. Dein ultimatives Ziel ist, dass sich dein Baby direkt an der Brust ansaugt. Benutzt du ein Brusthütchen, bedeutet das nicht, dass dein Kind das niemals bewerkstelligen

WIE DU DAS BABY GUT ANLEGST

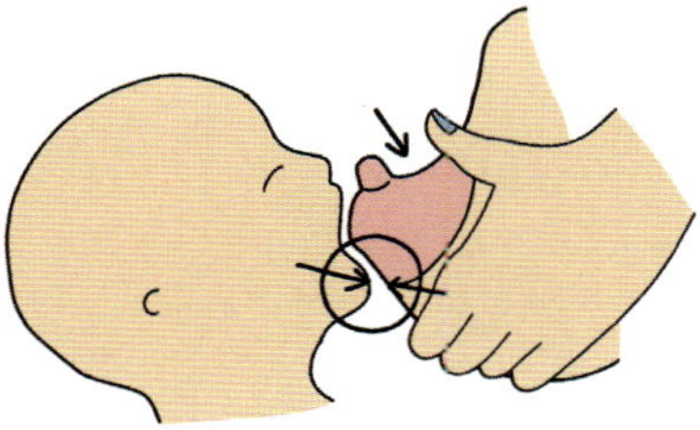

Führe die Brustwarze Richtung Nase des Babys und stimuliere die Oberlippe, bis sich der Mund weit öffnet.

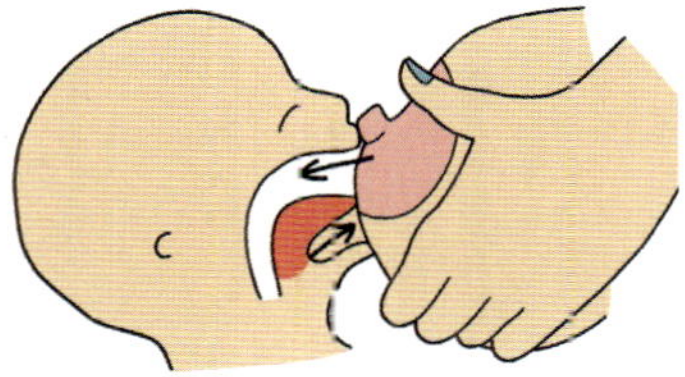

Mach es dir bequem. Unterstütze deine Brust mit der freien Hand, damit das Baby nah genug an den Warzenhof kommt.

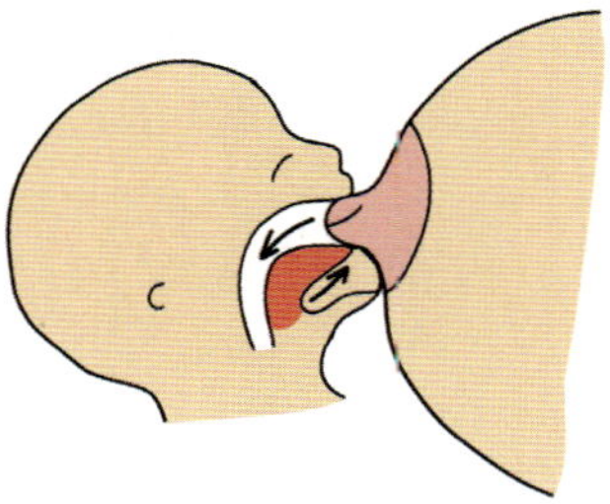

Das Kinn des Babys kommt mit der Brust in Kontakt und liegt unterhalb der Brustwarze an.

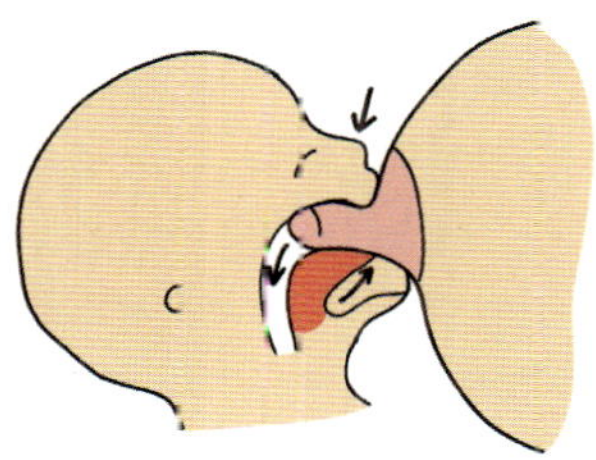

Die Lippen des Babys liegen auf Höhe des Warzenhofs fest an. Die Nase muss zum Atmen frei sein und Babys Kopf sollte frei beweglich sein.

wird! Das Brusthütchen ist ein Zwischenschritt: Bald saugt sich das Baby problemlos ohne es an.

Vor dem Stillen platzierst du einfach ein Brusthütchen auf deiner Brustwarze und legst dein Baby an, wie du es direkt an die Brust anlegen würdest. Denk aber dran, dich bei Stillproblemen erst beraten zu lassen, bevor du zu Brusthütchen greifst.

Tipp: *Wenn du außer Haus mit Brusthütchen stillen möchtest, lege das sterilisierte Hütchen vor dem Weggehen auf und trage darüber im BH eine Stilleinlage. Nimm sterile Flüssigkeit mit und wische das Hütchen vor dem Stillen damit ab.*

Abpumpen – praktisch perfekt

Ob du wieder arbeiten gehst, eine Pause brauchst oder andere Betreuungspersonen mit einbeziehen willst – Abpumpen ist die Lösung! Hier sind einige Tipps, die dir helfen, dieses neue Abenteuer zu meistern.

Die geeignete Pumpe

Musst du häufig Milch abpumpen, spart dir eine elektrische Doppelmilchpumpe Zeit. Pumpst du jedoch nur gelegentlich ab, genügt eine Handpumpe oder eine einfache elektrische Pumpe. Erhältst du damit keine Milch, probiere das Ausstreichen von Hand. Für manche Frauen ist das die einzige Technik, die funktioniert.

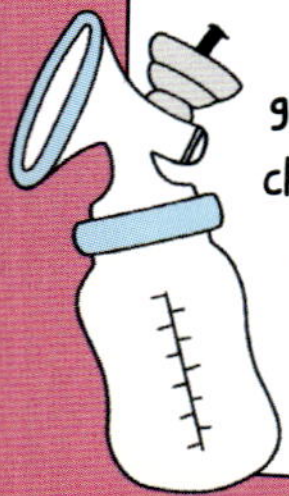

Mach's dir bequem

Suche dir einen ruhigen, schönen Platz. Stress kann den Milchfluss hemmen. Lege ruhige Musik auf oder stell dir ein Bild deines Babys auf, um den Milchspendereflex anzuregen.

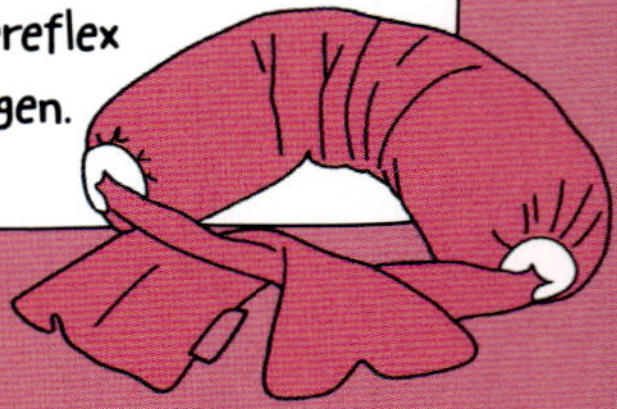

Tipp: *Ein Stillkissen bietet wichtige Unterstützung, denn es bringt dein Baby in die richtige Höhe und den richtigen Winkel zum Stillen. Es entlastet deine Arme und Schultern und macht die langen Stillmahlzeiten viel angenehmer und bequemer.*

Der richtige Zeitpunkt

Pumpe die Milch etwa zur selben Zeit ab, zu der du stillst, um Babys Rhythmus und deinen Milchfluss aufrechtzuerhalten. Trinkt dein Baby alle 3–4 Stunden, pumpe möglichst auch alle 3–4 Stunden ab.

Perfekt sitzender Flansch

Der Flansch ist der trichterförmige Teil der Milchpumpe, den du auf deine Brust setzt. Passt er nicht richtig, kann das Unbehagen verursachen und das Abpumpen beeinträchtigen. Viele Pumpen werden mit verschieden großen Flanschen angeboten.

Die Hände nehmen

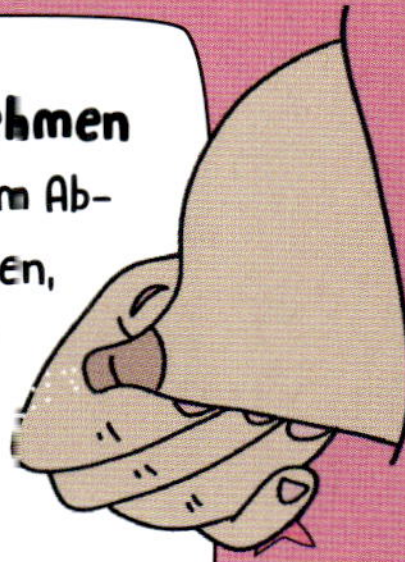

Hast du mit dem Abpumpen begonnen, massiere deine Brüste mit den Händen zu den Brustwarzen hin. Das kann dir helfen, schneller mehr Milch abzupumpen.

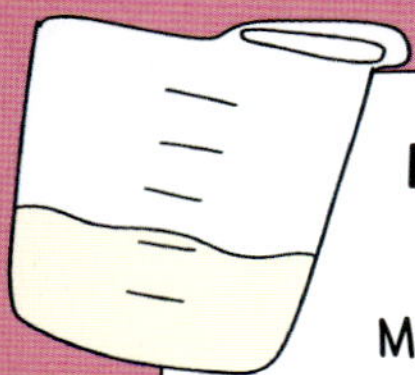

Kein Stress wegen der Milchmenge

Mach dir nicht zu viele Gedanken über die abgepumpte Milchmenge. Sie kann im Laufe eines Tages und sogar von Sitzung zu Sitzung variieren. Hauptsache, dein Baby ist satt und zufrieden.

Sicher aufbewahren

Lerne, deine Muttermilch sicher aufzubewahren. Frisch abgepumpte Milch hält sich bei Raumtemperatur bis zu vier Stunden, im Kühlschrank bis zu vier Tage und im Gefrierschrank etwa sechs Monate. Verwende luftdichte Behälter und beschrifte sie mit dem Datum.

Sauberkeit

Denk immer dran, alle Teile, die mit der Muttermilch in Berührung kommen, gründlich zu reinigen. Schließlich soll das flüssige Gold ja nicht durch Bakterien verunreinigt werden!

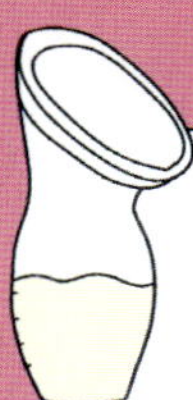

Haakaa-Milchpumpe

Diese Pumpe ist ideal, um beim Stillen die Milch von der freien Brust abzupumpen. Die Milch fließt durch den Unterdruck von selbst!

Mit der Flasche füttern

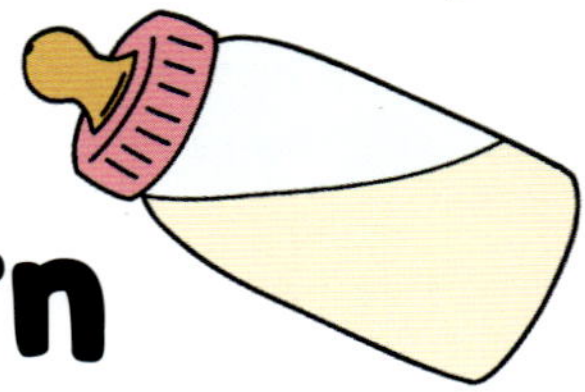

Wenn du entscheidest, deinem Baby das Fläschchen zu geben, solltest du deine Optionen kennen und es für dich und dein Baby so schön machen wie nur möglich.

Dem Baby Milchnahrung zu geben, ist eine gute Alternative, wenn man nicht stillen kann oder möchte. Allerdings ist Milchnahrung nicht der Muttermilch gleichwertig, da sie keine »lebende« Substanz ist. Die Wahl der richtigen Säuglingsnahrung ist daher entscheidend für einen guten Start ins Leben.

Die Wahl der richtigen Nahrung

Ob Milchnahrung auf Kuhmilchbasis, hypoallergene Milchnahrung oder Spezialnahrung – Kinderarzt oder -ärztin helfen dir bei der Entscheidung. Auch wenn Milchnahrung für manche Mütter die beste Wahl ist, fördert sie die Darmflora nicht so wie Muttermilch. Wie lässt sich das kompensieren? Hier erfährst du, wie du Milchnahrung auswählst, die das Wachstum deines Babys und seine gesunden Bakterien unterstützt.

- Wähle Milchnahrung, die mit DHA und ARA angereichert ist.
- Die Milchnahrung sollte sowohl Probiotika als auch prebiotische Ballaststoffe enthalten. Mische alternativ selbst welche bei.
- Wähle möglichst biologische Anfangsnahrung, der kein zusätzlicher Zucker zugesetzt wurde.

Das Fläschchen zubereiten

- Bereite das Milchpulver vor.
- Wasch dir die Hände und nimm eine sterilisierte Flasche und einen sterilisierten Sauger.
- Verwende abgekochtes Wasser.
- Achte auf das richtige Verhältnis von Wassermenge und Milchpulver und rühre die Milch an, statt sie nur zu schütteln.
- Prüfe die Temperatur der Milch, bevor du dein Baby fütterst.

Kostbares Kolostrum

Wenn es dir gelingt, dein Baby in den ersten Tagen mit Kolostrum zu versorgen, ist das fantastisch! Das oft »flüssiges Gold« genannte Kolostrum ist die erste Milch, die dein Körper nach der Geburt produziert. Es ist reich an Antikörpern und Nährstoffen, die dein Baby schützen und seinen Darm auskleiden. Selbst wenn du deinem Baby die Flasche geben willst, sind diese frühen Kolostrum-Mahlzeiten ein wertvolles Geschenk für dein Baby.

Ob du dich dann ausschließlich für Milchnahrung, für eine Kombination aus Stillen und Milchnahrung oder anfängliches Stillen und spätere Milchnahrung entscheidest - am wichtigsten ist, dass dein Baby genährt und geliebt wird und gut gedeiht und dass ihr beide gesund und glücklich seid!

Unterbrochene Fütterung

Bei der unterbrochenen Fütterung mit der Flasche bestimmt das Baby sein Trinktempo selbst. Der Milchfluss in den Sauger wird verlangsamt, sodass das Baby auch langsamer saugt und bei Bedarf pausiert. Das imitiert das Trinken des Babys an der Brust.

- Bringe das Baby in eine eher aufrechte Position.
- Achte auf Hautkontakt, um eure Bindung zu stärken.
- Halte die Flasche waagerecht.
- Lass dein Baby an den Sauger andocken. Zwinge es nicht.
- Hat das Baby 20-30 Sekunden getrunken, senke die Flasche oder nimm sie ihm aus dem Mund, um den Milchfluss zu stoppen.

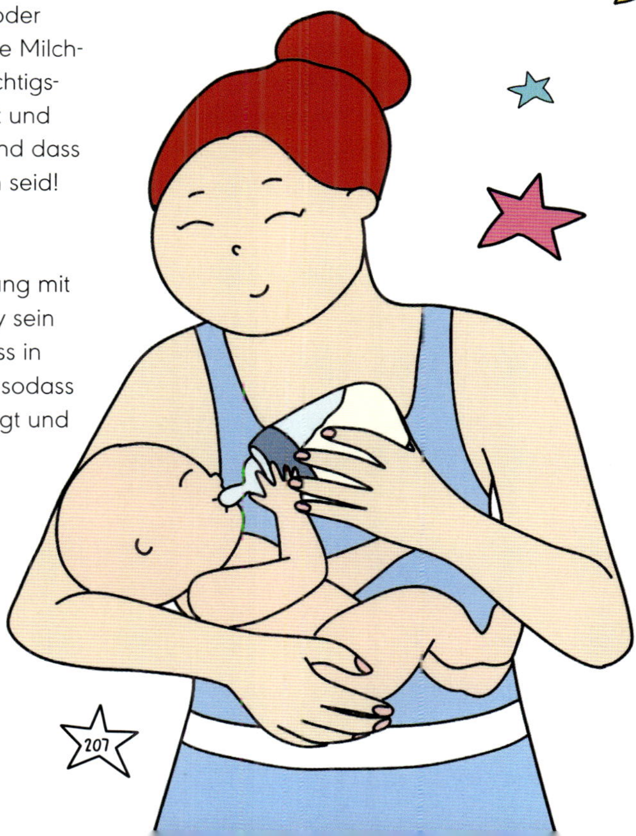

Kolik und Co.

Das Wort Kolik wird häufig im Zusammenhang mit Neugeborenen verwendet, aber was bedeutet es, und was kann man dagegen tun?

Selbst heute wird einem noch häufig gesagt: »Oh, dein Baby hat Koliken ... da kann man nichts machen.« Koliken sind eigentlich ein Symptom für etwas tiefer Liegendes. Bei Neugeborenen äußern sie sich in der Regel durch starkes Weinen und Unruhe, oft am späten Nachmittag oder am Abend.

Anzeichen einer Kolik

1. Starkes Schreien Babys mit Koliken schreien oft über einen längeren Zeitraum, manchmal drei Stunden oder mehr am Tag, mehrmals pro Woche.
2. Vorhersehbarer Zeitpunkt Koliken treten oft nach einem festen Muster auf, sodass die Schreiattacken jeden Tag etwa zur gleichen Zeit erfolgen.
3. Geballte Fäuste und Hohlkreuz Während einer Kolik ballen Säuglinge oft die Fäuste, biegen den Rücken durch und spannen die Bauchmuskeln an.
4. Schwer zu beruhigen Kolikbabys sind oft schwer zu trösten, die üblichen Beruhigungstechniken funktionieren möglicherweise nicht.
5. Keine eindeutige Ursache Das Schreien scheint nicht durch Hunger, eine volle Windel oder andere offensichtliche Ursachen verursacht zu sein. Es kann sowohl für das Baby als auch für die Betreuungsperson frustrierend sein.

Das ist nicht nur für das Baby sehr stressig, sondern versetzt auch jede frischgebackene Mutter in helle Aufregung! Wenn man einfach Ruhe bewahrt und abwartet, wie es in der Regel empfohlen wird, bessern sich die Koliken in der Regel, wenn das Baby drei bis vier Monate alt ist. Koliken können jedoch Ausdruck verschiedener Ursachen sein. Infrage kommen:

Eine Kolik ist oft Symptom von tiefer liegenden Beschwerden.

1. Nahrungsallergie oder -sensibilität Manche Babys reagieren allergisch oder empfindlich auf Bestandteile der Muttermilch oder der Milchnahrung, etwa Kuhmilchprotein oder Soja. Das kann zu Magen-Darm-Beschwerden und übermäßigem Schreien führen. Unser Körper ist nicht darauf ausgelegt, Kuhmilch zu verarbeiten, weshalb manche Babys Verdauungsprobleme haben.

2. Gastroösophagealer Reflux (GERD) Bei Säuglingen mit GERD fließt Magensäure in die Speiseröhre zurück und bereitet Beschwerden. Ihr Schreien wird als Kolik missverstanden.

3. Laktoseintoleranz Bei einer Laktoseintoleranz hat das Baby Probleme, Laktose (Milchzucker) zu verdauen. Dies kann zu Blähungen, Völlegefühl und Unruhe führen.

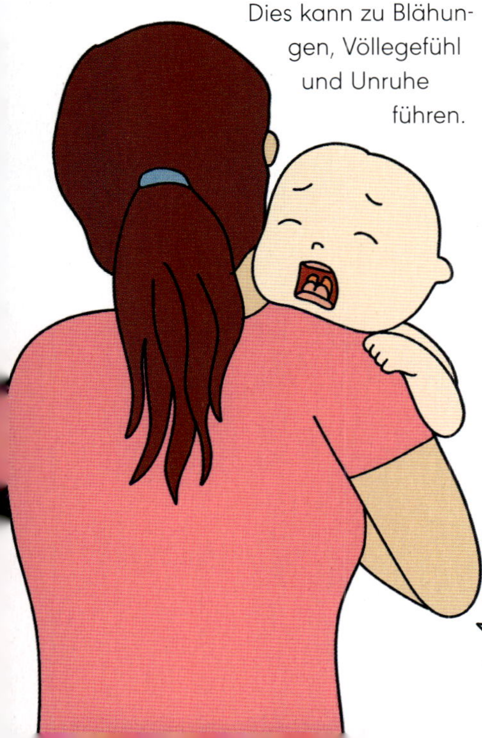

4. Unreifer Verdauungstrakt Bei manchen Säuglingen ist der Verdauungstrakt noch nicht ausgereift, sodass sie nach dem Füttern Beschwerden haben.

5. Reizüberflutung oder sensorische Empfindlichkeiten Manche Babys reagieren empfindlich auf Umweltreize und sind überreizt. Eine ruhige Umgebung kann diese Symptome lindern.

6. Ernährung der Mutter Bei gestillten Säuglingen kann die Ernährung der Mutter eine Rolle spielen. Bestimmte Lebensmittel oder Stoffe können dem Baby Beschwerden bereiten, wenn sie über die Muttermilch aufgenommen werden.

7. Familiengeschichte Koliken können auch genetisch verursacht sein, d. h., Koliken oder Magen-Darm-Probleme in der Familie könnten ein Faktor sein.

Es ist wichtig, dass du deinem Instinkt vertraust und deine Sorgen wegen der Koliken äußerst. Bemühe dich mit ärztlicher Hilfe, eine Lösung für die Koliken deines Babys zu finden. Das kann eine Ernährungsumstellung (beim Baby oder der stillenden Mutter) sein, Hilfe bei Reflux oder ein anderer Ansatz, der die individuelle Situation deines Säuglings berücksichtigt. Durch ein solches ganzheitliches Vorgehen lässt sich die Ursache für die Koliken finden und die Situation für dich und dein Baby verbessern.

BABY & DU Merke dir

Muttermagie

Du hast es geschafft und bist jetzt Mutter! Nutze die Zeit, um dich auszuruhen, die Bindung zum Baby aufzubauen und zu heilen. Du darfst Besucher ablehnen, dich ins Bett kuscheln und dir in diesen schönen ersten Wochen für dich Zeit nehmen.

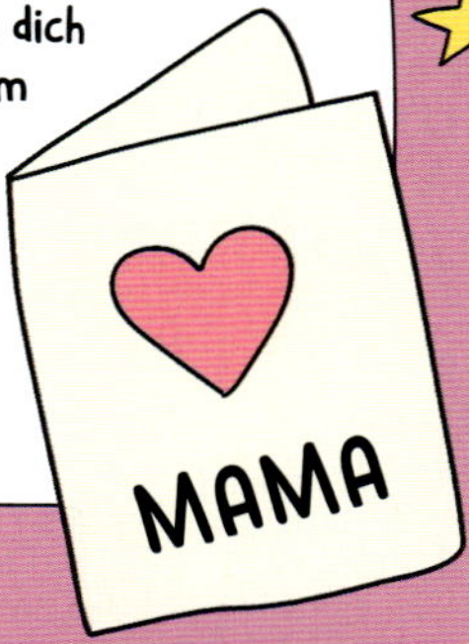

Baby-Hacks

Nun, da du ein Neugeborenes hast, fragst du vielleicht: Und jetzt? Keine frischgebackene Mutter weiß auf Anhieb, wie man Windeln wechselt oder worauf man achten muss. Auf den Instinkt zu hören, ist wichtig, aber ein paar Tipps erleichtern vieles und nehmen Ängste. Niemand kennt dein Baby besser als du; baue darauf dein Selbstvertrauen auf.

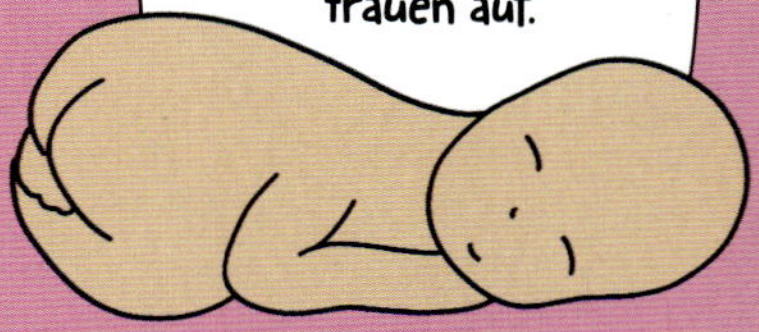

Von Kopf bis Fuß verändert

Eine Geburt ist wunderbar, verändert dich aber körperlich und emotional. Die Hormone spielen verrückt. Vielleicht hast du Nachwehen, Haarausfall, Blutungen und mehr, das gehört dazu. In dir ist ein Mensch herangereift! Befolge die Tipps und sei nett zu dir.

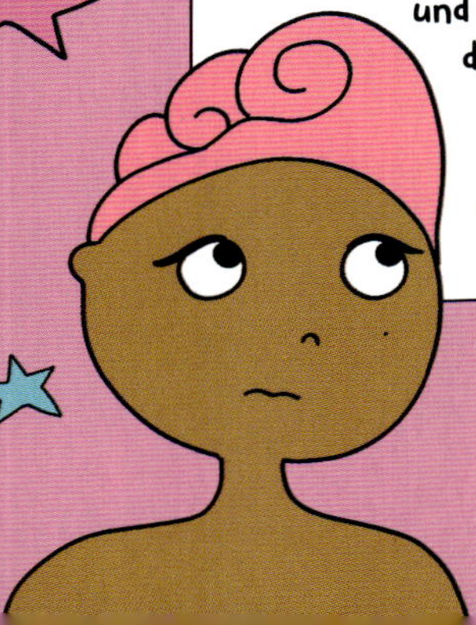

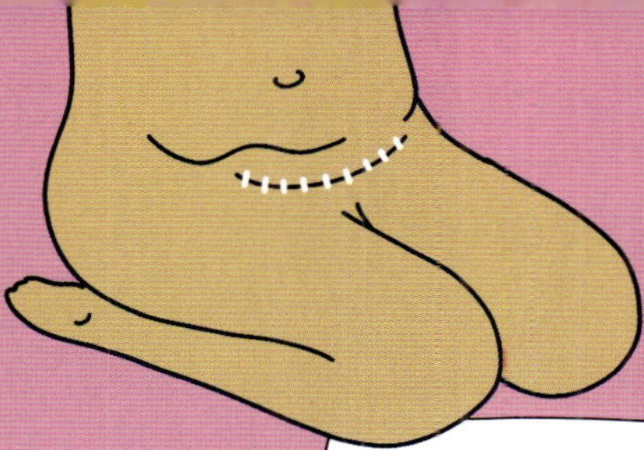

Kaiserschnitt-Mama

Du hast gerade eine große Operation hinter dir – ruh dich aus, entspanne, tue nichts! Das kann eine schwierige Zeit sein, wenn du nicht gerne untätig bist, aber du musst es langsam angehen lassen und bei deinem Baby sein.

Füttern

Bei manchen klappt das Stillen sofort, für andere ist es eine Herausforderung. Das Stillen hat viele gesundheitliche Vorteile für das Baby und dich. Hole dir Hilfe, wenn es nicht gleich hinhaut. Andernfalls ist Flaschennahrung eine gute Alternative, und dein Partner kann sich am Füttern beteiligen!

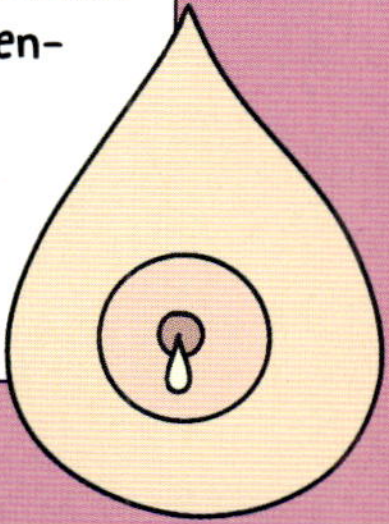

Geburtstrauma und Emotionen

Jede Mutter bewältigt ein Geburtstrauma und die postpartalen Emotionen auf ihre Weise. Sprich mit deinen Geburtshelfern, schreibe Tagebuch und suche dir Hilfe. Mach das nicht allein durch. Die Emotionen können etwa sechs Wochen lang sehr stark sein, bis hin zum Babyblues. Sprich mit anderen Müttern, geh raus in die Natur, stärke die Bindung zu dem Baby und nimm die Freuden und Herausforderungen an.

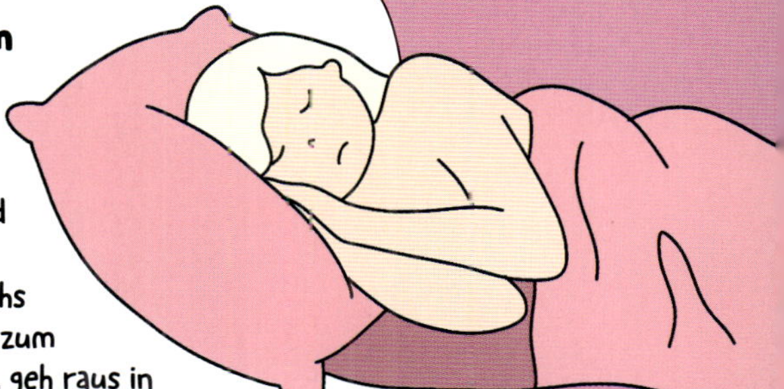

Bibliografie

S. 19 Bremner JD. Traumatic stress: effects on the brain. Dialogues Clin Neurosci. 2006 Dec. https://www.ncbi.nlm.nih.gov/pmc/articles/PMC3181836/

S. 19 Kim EJ, Pellman B, Kim JJ. Stress effects on the hippocampus: a critical review. Learning and Memory. 2015, Aug. https://www.ncbi.nlm.nih.gov/pmc/articles/PMC4561403/

S. 24 Hevesi K, Horvath Z, Sal D, Miklos E, Rowland DL. Faking orgasm: relationship to orgasmic problems and relationship type in heterosexual women. Sexual Medicine. 2021 Oct. https://www.ncbi.nlm.nih.gov/pmc/articles/PMC8498965/

S. 24 Wigert H, Nilsson C, Dencker A, Begley C, Jangsten E, Sparud-Lundin C, Mollberg M, Patel H. Women's experiences of fear of childbirth: a metasynthesis of qualitative studies. Int J Qual Stud Health Well-being. 2020 Dec. https://www.ncbi.nlm.nih.gov/pmc/articles/PMC6968519/

S. 28 Uddin LQ, Nomi JS, Hébert-Seropian B, Ghaziri J, Boucher O. Structure and function of the human insula. J Clin Neurophysiol. 2017 Jul.

https://www.ncbi.nlm.nih.gov/pmc/articles/PMC6032992/

S. 29 Rubin Rachael D, Watson Patrick D, Duff Melissa C, Cohen Neal J. The role of the hippocampus in flexible cognition and social behavior. Frontiers in Human Neuroscience. 2014 Sept. https://www.frontiersin.org/articles/10.3389/fnhum.2014.00742/full

S. 29 Scatliffe N, Casavant S, Vittner D, Cong X. Oxytocin and early parent-infant interactions: a systematic review. Int J Nurs Sci. 2019 Sept.

https://www.ncbi.nlm.nih.gov/pmc/articles/PMC6838998/

S. 29 Cerritelli F, Frasch MG, Antonelli MC, Viglione C, Vecchi S, Chiera M, Manzotti A. A review on the vagusnerve and autonomic nervous system during fetal development: searching for critical windows. Front Neurosci. 2021 Sep. https://www.ncbi.nlm.nih.gov/pmc/articles/PMC8488382/

S. 30 Ahmad AH, Abdul Aziz CB. The brain in pain. Malays J Med Sci. 2014 Dec. https://www.ncbi.nlm.nih.gov/pmc/articles/PMC4405805/

S. 31 Rúger-Navarrete A, Vázquez-Lara JM, Antúnez-Calvente I, Rodríguez-Díaz L, Riesco-González FJ, Palomo-Gómez R, Gómez-Salgado J, Fernández-Carrasco FJ. Antenatal fear of childbirth as a risk factor for a bad childbirth experience. Healthcare (Basel). 2023 Jan. https://www.ncbi.nlm.nih.gov/pmc/articles/PMC9914781/

S. 32–33 Jepma, M, Koban, L, van Doorn, J et al. Behavioural and neural evidence for self-reinforcing expectancy effects on pain. Nat Hum Behav. 2018 Oct. https://www.nature.com/articles/s41562-018-0455-8

S. 33 Olza I, Leahy-Warren P, Benyamini Y, Kazmierczak M, Karlsdottir SI, Spyridou A, Crespo-Mirasol E, Takács L, Hall PJ, Murphy M, Jonsdottir SS, Downe S, Nieuwenhuijze MJ. Women's psychological experiences of physiological childbirth: a meta-synthesis. BMJ Open. 2018 Oct. https://www.ncbi.nlm.nih.gov/pmc/articles/PMC6196808/

S. 33 Çalik, KY, Karabulutlu, Ö & Yavuz, C. First do no harm - interventions during labour and maternal satisfaction: a descriptive cross-sectional study. BMC Pregnancy Childbirth. 2018 Oct. https://bmcpregnancychildbirth.biomedcentral.com/articles/10.1186/s12884-018-2054-0

S. 33 Nancy K Lowe. Maternal confidence in coping with labour: A self-efficacy concept. Journal of Obstetric, Gynecologic & Neonatal Nursing, Volume 20, Issue 6, 1991. https://www.sciencedirect.com/science/article/abs/pii/S0884217515329427

S. 33 Sobczak A, Taylor L, Solomon S, Ho J, Kemper S, Phillips B, Jacobson K, Castellano C, Ring A, Castellano B, Jacobs RJ. The effect of doulas on maternal and birth outcomes: a scoping review. Cureus. 2023 May. https://www.ncbi.nlm.nih.gov/pmc/articles/PMC10292163/

S. 33 Deherder E, Delbaere I, Macedo A, Nieuwenhuijze MJ, Van Laere S, Beeckman K. Women's view on shared decision making and autonomy in childbirth: cohort study of Belgian women. BMC Pregnancy Childbirth. 2022 July.

https://www.ncbi.nlm.nih.gov/pmc/articles/PMC9264300/

S. 33 Ondeck M. Healthy birth practice #2: walk, move around, and change positions throughout labour. J Perinat Educ. 2014 Fall. https://www.ncbi.nlm.nih.gov/pmc/articles/PMC4235058/

S. 33 Smith CA, Levett KM, Collins CT, Armour M, Dahlen HG, Suganuma M. Relaxation techniques for pain management in labour. Cochrane Database Syst Rev. 2018 Mar. https://www.ncbi.nlm.nih.gov/pmc/articles/PMC6494625/

S. 34 https://markandrealexander.com/2015/08/03/the-secret-of-the-reticular-activating-system/

S. 35 https://www.verywellmind.com/what-is-a-confirmation-bias-2795024

S. 35 https://www.webmd.com/balance/what-is-confirmation-bias

S. 36 Hermann A, Bieber A, Keck T, Vaitl D, Stark R. Brain structural basis of cognitive reappraisal and expressive suppression. Soc Cogn Affect Neurosci. 2014 Sep. https://www.ncbi.nlm.nih.gov/pmc/articles/PMC4158380/

S. 36 https://www.sciencedirect.com/topics/psychology/cognitive-reappraisal

S. 38 https://www.ncbi.nlm.nih.gov/pmc/articles/PMC2265099/

S. 48 Mendelson CR, Montalbano AP, Gao L. Fetal-to-maternal signaling in the timing of birth. J Steroid Biochem Mol Biol. 2017 Jun.

https://www.ncbi.nlm.nih.gov/pmc/articles/PMC5346347/

S. 48 https://www.sciencedaily.com/releases/2004/03/040323070708.htm

S. 48 https://nationalpartnership.org/wp-content/uploads/2023/02/hormonal-physiology-of-childbearing.pdf

S. 49 Sprouse-Blum AS, Smith G, Sugai D, Parsa FD. Understanding endorphins and their importance in pain management. Hawaii Med J. 2010 Mar. https://www.ncbi.nlm.nih.gov/pmc/articles/PMC3104618

S. 51 Swingler MM, Perry NB, Calkins SD, Bell MA. Maternal behaviour predicts infant neurophysiological and behavioural attention processes in the first year. Dev Psychol. 2017 Jan. https://www.ncbi.nlm.nih.gov/pmc/articles/PMC5191916/

S. 51 https://www.ncbi.nlm.nih.gov/books/NBK148970/#:~:text=FIGURE%205-,Oxytocin.,to%20get%20the%20milk%20easily.

S. 72 https://www.sarawickham.com/articles-2/the-folly-of-fully-dilated/

S. 75 Elizabeth C Aviv, Sofia I Cardenás, Gabriel León, Yael H Waizman, Cassin Gonzales, Genesis Flores, Magdalena Martínez-García, Darby E Saxbe. Prenatal prolactin predicts postnatal parenting attitudes and brain structure remodeling in first-time fathers. Psychoneuroendocrinology, Volume 156, 2023. https://www.sciencedirect.com/science/article/abs/pii/S0306453023003104

S. 75 https://nationalpartnership.org/childbirthconnection/maternity-care/role-of-hormones/

S. 75 https://www.aims.org.uk/journal/item/undisturbed-birth

S. 77 Algoe SB, Kurtz LE, Grewen K. Oxytocin

and social bonds: the role of oxytocin in perceptions of romantic partners' bonding behaviour. Psychol Sci. 2017 Dec. https://www.ncbi.nlm.nih.gov/pmc/articles/PMC5734372/

S. 77 https://www.mindfulmamma.co.uk/the-power-of-love-birth-and-oxytocin/

S. 77 Ito E, Shima R, Yoshioka T. A novel role of oxytocin: oxytocin-induced well-being in humans. Biophys Physicobiol. 2019 Aug. https://www.ncbi.nlm.nih.gov/pmc/articles/PMC6784812/

S. 79 T Postel. Childbirth climax: the revealing of obstetrical orgasm. Sexologies, Volume 22, Issue 4. 2013. https://www.sciencedirect.com/science/article/abs/pii/S1158136013000467?via%3Dihub

S. 79 https://www.britishjournalofmidwifery.com/content/literature-review/pain-and-pleasure-in-the-birthing-room-understanding-the-phenomenon-of-orgasmic-birth/

S. 79 Beverly Whipple & Barry R Komisaruk (1988) Analgesia produced in women by genital self-stimulation, The Journal of Sex Research. 1986 Jun. https://www.tandfonline.com/doi/abs/10.1080/00224498809551403

S. 82 Shojaei B, Loripoor M, Sheikhfathollahi M, Aminzadeh F. The effect of walking during late pregnancy on the outcomes of labour and delivery: A randomized clinical trial. J Educ Health Promot. 2021 Jul. https://www.ncbi.nlm.nih.gov/pmc/articles/PMC8395880/

S. 83 Bowman, R, Taylor, J, Muggleton, S et al. Biophysical effects, safety and efficacy of raspberry leaf use in pregnancy: a systematic integrative review. BMC Complement Med Ther. 2021 Feb. https://bmccomplementmedtherapies.biomedcentral.com/articles/10.1186/s12906-021-03230-4

S. 83 Al-Kuran O, Al-Mehaisen L, Bawadi H, Beitawi S, Amarin Z. The effect of late pregnancy consumption of date fruit on labour and delivery. J Obstet Gynaecol. 2011. https://pubmed.ncbi.nlm.nih.gov/21280989/

S. 85 Abdolahian S, Ghavi F, Abdollahifard S, Sheikhan F. Effect of dance labour on the management of active phase labour pain and clients' satisfaction: a randomized controlled trial study. Glob J Health Sci. 2014 Mar. https://pubmed.ncbi.nlm.nih.gov/24762366/

S. 86 Santiváñez-Acosta R, Tapia-López ELN, Santero M. Music therapy in pain and anxiety management during labour: a systematic review and meta-analysis. Medicina (Kaunas). 2020 Oct. https://www.ncbi.nlm.nih.gov/pmc/articles/PMC7599829/

S. 88 https://www.yourhormones.info/hormones/relaxin/

S. 90 https://mamastefit.com/opening-the-top-of-the-pelvis/

S. 90 https://www.spinningbabies.com/pregnancy-birth/techniques/birth-balls

S. 90 https://www.spinningbabies.com/pregnancy-birth/techniques/side-lying-release/

S. 90 https://bodyreadymethod.com/pelvic-opening-during-pregnancy/

S. 91 https://www.spinningbabies.com/pregnancy- birth/techniques/other-techniques/lunge/

S. 91 https://macarthurmc.com/5-labour-positions-to-help-your-baby-come-out/

S. 91 https://www.spinningbabies.com/optimal- maternal-postions-at-the-levels-of-the-pelvis/

S. 92 DiFranco JT, Curl M. Healthy birth practice #5: avoid giving birth on your back and follow your body's urge to push. J Perinat Educ. 2014 Fall. https://www.ncbi.nlm.nih.gov/pmc/articles/PMC4235063/

S. 94 https://n2physicaltherapy.com/pelvic-floor-and-the-jaw-whats-the-connection/

S. 94 https://drlaurenkeller.com/

S. 96 Issac A, Nayak SG, T P, Balakrishnan D, Halemani K, Mishra P, P I, Vr V, Jacob J, Stephen S. Effectiveness of breathing exercise on the duration of labour: A systematic review and meta-analysis. J Glob Health. 2023 Mar.

https://www.ncbi.nlm.nih.gov/pmc/articles/PMC9999308/

S. 100 https://www.health.harvard.edu/mind-and-mood/endorphins-the-brains-natural-pain-reliever

S. 102 Basu M, Smith D. Long-term outcomes of the Stop Traumatic OASI Morbidity Project (STOMP). Int J Gynaecol Obstet. 2018 Sep .https://pubmed.ncbi.nlm.nih.gov/29885253/

S. 104 https://www.sciencedirect.com/topics/neuroscience/ferguson-reflex

S. 104 Ahmadi Z, Torkzahrani S, Roosta F, Shakeri N, Mhmoodi Z. Effect of breathing technique of blowing on the extent of damage to the perineum at the moment of delivery: a randomized clinical trial. Iran J Nurs Midwifery Res. 2017 Jan–Feb. https://www.ncbi.nlm.nih.gov/pmc/articles/PMC5364755/

S. 104 Joana Nunes Neta, Melania Maria Amorim, Julianna Guendler, Alexandre Delgado, Andréa Lemos, Leila Katz. Vocalization during the second stage of labour to prevent perineal trauma: a randomized controlled trial. European Journal of Obstetrics & Gynecology and Reproductive Biology, Volume 275, 2022. https://www.sciencedirect.com/science/article/abs/pii/S0301211522003839

S. 104 https://www.ncbi.nlm.nih.gov/books/NBK539710/

S. 116 Reitsma et al. Maternal outcomes and birth interventions among women who begin labour intending to give birth at home compared to women of low obstetrical risk who intend to give birth in hospital: a systematic review and meta-analyses. eClinical Medicine. 2020 Apr. https://www.thelancet.com/journals/eclinm/article/PIIS2589-5370(20)30063-8/fulltext

S. 119 Burns E, Feeley C, Hall PJ, et al.

Systematic review and meta-analysis to examine intrapartum interventions, and maternal and neonatal outcomes following immersion in water during labour and waterbirth. BMJ Open 2022. https://bmjopen.bmj.com/content/12/7/e056517

S. 119 https://www.sarawickham.com/research-updates/more-benefits-of-water-for-birth/

S. 120 Reitsma et al (ibid).

S. 122 Brigstocke S. MIDIRS Midwifery Digest, vol 24, no 2, 2014, pp 157–160

S. 128 https://midwifethinking.com/2017/01/11/pre-labour-rupture-of-membranes-impatience-and-risk

S. 130 Dahlen HG, Thornton C, Downe S, de Jonge A, Seijmonsbergen-Schermers A, Tracy S, Tracy M, Bisits A, Peters L. Intrapartum interventions and outcomes for women and children following induction of labour at term in uncomplicated pregnancies: a 16-year population-based linked data study. BMJ Open. 2021 May. https://pubmed.ncbi.nlm.nih.gov/34059509/

S. 143 Tabatabaeichehr M, Mortazavi H. The effectiveness of aromatherapy in the management of labour pain and anxiety: a systematic review. Ethiop J Health Sci. 2020. https://www.ncbi.nlm.nih.gov/pmc/articles/PMC7445940/

S. 145 https://www.ncbi.nlm.nih.gov/books/NBK542219/

S. 145 Hiroaki Tanaka, Chizuko Kamiya, Shinji Katsuragi, Kayo Tanaka, Jun Yoshimatsu, Tomoaki Ikeda. Effect of epidural anesthesia in labour; pregnancy with cardiovascular disease. Taiwanese Journal of Obstetrics and Gynecology. Volume 57, Issue 2. 2018. https://www.sciencedirect.com/science/article/pii/S1028455918300226

S. 145 https://www.aims.org.uk/journal/item/epidurals-dead-from-the-waist-down

S. 147 Kordi M, Irani M, Tara F, Esmaily H. The diagnostic accuracy of purple line in prediction of labour progress in Omolbanin Hospital, Iran. Iran Red Crescent Med J. 2014 Nov. https://www.ncbi.nlm.nih.gov/pmc/articles/PMC4329935/

S. 152 Rabe H, Mercer J, Erickson-Owens D. What does the evidence tell us? Revisiting optimal cord management at the time of birth. Eur J Pediatr. 2022 May. https://www.ncbi.nlm.nih.gov/pmc/articles/PMC9056455/

S. 153 https://midwifethinking.com/2015/03/11/an-actively-managed-placental-birth-might-be-the-best-option-for-most-women/

S. 160 https://www.tommys.org/pregnancy-information/im-pregnant/early-pregnancy/how-common-miscarriage

S. 160 https://www.tommys.org/baby-loss-support/pregnancy-loss-statistics

S. 161 Pritchard S, Bianchi DW. Fetal cell microchimerism in the maternal heart: baby gives back. Circ Res. 2012 Jan 6. https://pubmed.ncbi.nlm.nih.gov/22223204/

S. 161 Lim, G. Do fetal cells repair maternal hearts?. Nat Rev Cardiol 9, 67 (2012). https://doi.org/10.1038/nrcardio.2011.197

S. 182 Beck CT, Watson S, Gable RK. Traumatic childbirth and its aftermath: is there anything positive? J Perinat Educ. 2018 Jun. https://pubmed.ncbi.nlm.nih.gov/30364308/

S. 182 Hollander MH, van Hastenberg E, van Dillen J, van Pampus MG, de Miranda E, Stramrood CAI. Preventing traumatic childbirth experiences: 2192 women's perceptions and views. Arch Womens Ment Health. 2017 Aug. https://www.ncbi.nlm.nih.gov/pmc/articles/PMC5509770/

S. 185 Prevost M, Zelkowitz P, Tulandi T, Hayton B, Feeley N, Carter CS, Joseph L, Pournajafi-Nazarloo H, Yong Ping E, Abenhaim H, Gold I. Oxytocin in pregnancy and the postpartum: relations to labour and its management. Front Public Health. 2014 Jan. https://www.ncbi.nlm.nih.gov/pmc/articles/PMC3902863/

S. 196 https://www.lullabytrust.org.uk/safer-sleep-advice/co-sleeping

Weitere Literatur

Bücher

Die friedliche Geburt. Dein Baby selbstbestimmt und angstfrei zur Welt bringen, Kristin Graf (Piper, 2022)

Die selbstbestimmte Geburt, Ina May Gaskin (Kösel, 2021)

Das Geburtsbuch. Gut vorbereitet dein Baby zur Welt bringen, Nora Imlau (Beltz, 2023)

Hypnobirthing: Für eine natürliche und sanfte Geburt, Anthonissa Moger (Dorling Kindersley, 2021)

Yoga in der Schwangerschaft, Francoise Barbira Freedman (Dorling Kindersley, 2019)

artgerecht, Das andere Babybuch, Nicola Schmidt (Kösel, 2021)

Mein kompetentes Baby, Nora Imlau (Kösel, 2016)

Mama Selfcare, Dr. Caroline Boyd (Dorling Kindersley, 2022)

Was alle Eltern wissen wollen, Margot Sunderland (Dorling Kindersley, 2024)

Webseiten

Mother Hood
https://mother-hood.de/

Geburts-TENS
https://www.geburts-tens.de/meine-rechte-geburt-kreisssaal/

Selbstbestimmt gebären
https://www.eltern.de/schwangerschaft/geburt/selbstbestimmte-geburt-traut-es-euch-zu

Geburtspositionen
https://hebammen.at/eltern/geburt/geburt-bewegt/

Natürliche Geburt in der Klinik
https://www.gesundheitsforschung-bmbf.de/de/naturliche-geburt-in-der-klinik-ganz-ohne-arzt-hebammenkreisssale-machen-es-moglich-2738.php

Doulas in Deutschland e.V.
https://www.doulas-in-deutschland.de/

Spinning Babies®
www.spinningbabies.com

Weltgesundheitsorganisation
www.who.int

Podcasts

JoyfulMama Podcast
https://joyfulmama.de/

Hebammensalon Podcast
https://hebammensalon.de/

HalloHebamme
https://hallohebamme.de/podcast/

Die Friedliche Geburt
https://die-friedliche-geburt.de/hypnobirthing-podcast/

Von der Autorin

The Naked Birth App

The Naked Doula: Flashcards for Birth

The Visual Hypnobirth Programme

The Caesarean Birth Course

Register

M

N

O

Dank

Danke, Mum, dass du immer an mich und daran geglaubt hast, dass ich alles tun und sein kann, was ich will. Dafür, dass du mich unterstützt hast, auch als ich ziemlich außer Rand und Band war. Ich wünschte, du könntest mich jetzt sehen, ich weiß, wie stolz du auf mich wärst.

Dank an meine Leserinnen und Followerinnen. Ihr erlaubt mir, meine Arbeit mit euch zu teilen und Teil eurer Geschichte zu sein. Dank eurer Unterstützung konnte ich mit der Welt noch mehr teilen und werde dies weiterhin tun. Jede Einzelne von euch hat Anteil an meinem Werdegang, und ich rechne das allen von euch hoch an. Mein besonderer Dank gilt denjenigen, die ihre Geschichten zu diesem Buch beigesteuert haben.

Danke an Megan, meine Agentin, dafür dass du auf mich zugegangen bist und mir das Selbstvertrauen für dieses Projekt gabst. Für deine Unterstützung für meinen Buchvertrag und all unsere Gespräche. Du bist großartig! Ich kann mich immer darauf verlassen, dass du alle meine Entscheidungen unterstützt und unerschütterliches Vertrauen in mich und meine Arbeit setzt. Ich danke auch Izzy und Jordan – was soll ich sagen? Danke, dass ihr mich immer wieder herausgefordert habt. Ihr wisst, dass ich mir in meiner Arbeit und allem drumherum sehr sicher bin, und ich danke euch, dass ihr euch so dafür eingesetzt habt, dass meine Arbeit und mein Buch authentisch sind, mit meiner Stimme und ohne Angst. Manchmal überkommt mich die Begeisterung, und ihr habt mich dann immer fürsorglich und vertrauensvoll an die Hand genommen. Danke auch an Bess und Satu und an alle von DK für eure Unterstützung.

Danke an Dad, dass du dich während meiner Arbeit an diesem Buch viel um den kleinen George gekümmert hast. An Adam, meinen größten Unterstützer, und meine beiden Jungs, die mich jeden Tag verzücken; an Lisa, meine Mentorin, die mich in der Spur hält; an Faye, meine wunderbare Freundin, und schließlich an meinen Grundschul-Englischlehrer Alan Dapre, der mich dazu inspiriert hat, Autorin zu werden!

Der DK Verlag dankt Dr. Rachel Reed und Liadan Gunter für die medizinische Beratung, Emma Ashworth für ihre Mitwirkung, Lisa Footitt für die Erstellung der Registers, Izzy Poulson für ihren Beitrag zur Gestaltung und Pushpak Tyagi für die technische Unterstützung.

Über die Autorin

Emma Armstrong, vielen als *The Naked Doula* bekannt, ist zertifizierte Doula, Hypnobirthing-Coachin und Influencerin. Aus ihrem Talent und ihrer Erfahrung als Berufstätige und Mutter schöpfend, gründete sie The Naked Doula, ein Zentrum für Geburtsinformation, das auf humorvolle Weise auf die Geburt vorbereitet und die Angst davor nimmt. Mit Online-Kursen, Lernkarten, visuellen Geburtsplänen, der Naked-Birth-App und Unterstützung während der Geburt hilft sie zahlreichen Frauen. Darüber hinaus ist sie Unternehmerin, Autorin und Illustratorin. *Angstfreie Geburt* ist ihr erstes Buch.

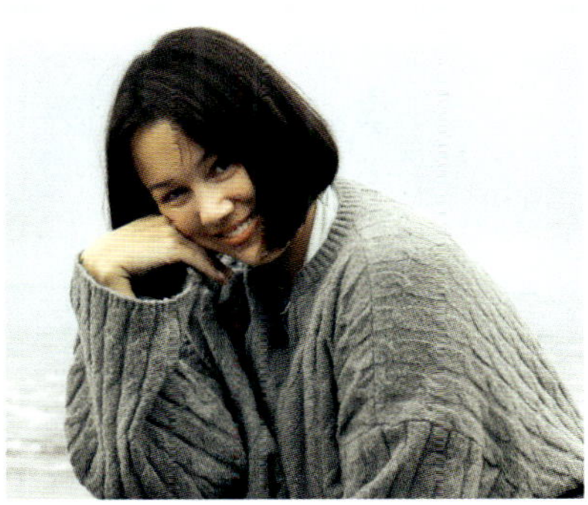

DK | Penguin Random House

DK London
Lektorat Katie Cowan, Elizabeth Neep, Becky Alecander, Ruth O'Rourke, Izzy Holton, Satu Fox
Gestaltung und Bildredaktion Maxine Pedliham, Jordan Lambley, Bess Daly
Herstellung David Almond, Stephanie McConnell

Für die deutsche Ausgabe:
Projektbetreuung Caren Kinscherf
Herstellungskoordination Claudia Rode
Herstellung Sabine Hüttenkofer

Titel der englischen Originalausgabe:
The Fearless Birth Book. Find your power, influence your birth

Übersetzung Anke Wellner-Kempf
Lektorat Karin Hofmann

ISBN 978-3-8310-5017-8
5902-340507-23696-01

Druck und Bindung Leo Paper Products Ltd

FSC
www.fsc.org
MIX
Papier | Fördert gute Waldnutzung
FSC® C018179

www.dk-verlag.de

Hinweis:
Die Informationen und Ratschläge in diesem Buch sind von den Autoren und vom Verlag sorgfältig erwogen und geprüft, dennoch kann eine Garantie nicht übernommen werden. Der Verlag ist nicht in der Lage, eine individuelle medizinische Betreuung vorzunehmen. Das Buch kann den Rat und die Behandlung von Arzt oder Hebamme nicht ersetzen. Eine Haftung der Autoren bzw. des Verlags und seiner Beauftragten für Personen-, Sach- und Vermögensschäden ist ausgeschlossen.